临床检验学与中医诊疗

王艳　张淑英　谢永霞　姚宣　赵静　危新俊◎主编

图书在版编目（CIP）数据

临床检验学与中医诊疗 / 王艳，等主编. -- 长春：
吉林科学技术出版社，2022.4
ISBN 978-7-5578-9253-1

Ⅰ．①临… Ⅱ．①王… Ⅲ．①临床医学－医学检验②
中医诊断学③中医治疗学 Ⅳ．①R446.1②R24

中国版本图书馆 CIP 数据核字(2022)第 091573 号

临床检验学与中医诊疗

主　　编　王　艳等
出 版 人　宛　霞
责任编辑　李　征
封面设计　济南皓麒信息技术有限公司
制　　版　济南皓麒信息技术有限公司
幅面尺寸　185mm×260mm
字　　数　302 千字
印　　张　13
印　　数　1-1500 册
版　　次　2022年4月第1版
印　　次　2023年3月第1次印刷

出　　版　吉林科学技术出版社
发　　行　吉林科学技术出版社
地　　址　长春市福祉大路5788号
邮　　编　130118
发行部电话/传真　0431-81629529 81629530 81629531
　　　　　　　　　 81629532 81629533 81629534
储运部电话　0431-86059116
编辑部电话　0431-81629518
印　　刷　三河市嵩川印刷有限公司

书　　号　ISBN 978-7-5578-9253-1
定　　价　98.00元

编　委　会

目　　录

第一章　细胞和组织的适应、损伤与修复

第一节　细胞和组织的适应

适应是机体对细胞、组织或器官因内、外环境的变化而发生形态结构和功能代谢的改变进行协调的过程。适应在形态学上表现为萎缩、肥大、增生和化生。

一、萎缩

萎缩是指已经发育正常的细胞、组织或器官的体积缩小。器官或组织的萎缩主要由实质细胞体积缩小引起,常伴有实质细胞的数目减少。

(一)原因和分类

萎缩可分为生理性萎缩和病理性萎缩。

1.生理性萎缩

正常生命进程中必然发生的萎缩,如青春期后胸腺萎缩等。

2.病理性萎缩

按其发生原因分为以下五种。

(1)营养不良性萎缩:器官和组织由于营养供给不足而引起的萎缩。全身营养不良性萎缩常见于恶性肿瘤晚期、慢性消耗性疾病、消化道梗阻等。局部营养不良性萎缩常见于局部缺血,如冠状动脉狭窄引起的心肌萎缩。

(2)压迫性萎缩:组织与器官长期受压引起的萎缩。如肾盂积水引起肾实质萎缩。

(3)失用性萎缩:器官组织长期负荷降低引起的萎缩,如四肢骨折后长期卧床,引起肌肉萎缩。

(4)神经性萎缩:运动神经元或神经干损伤引起效应器官的萎缩。如脑或脊髓神经损伤引起肌肉萎缩。

(5)内分泌性萎缩:由于内分泌腺功能下降引起靶器官萎缩,如垂体功能低下引起的肾上腺、甲状腺及性腺萎缩。

(二)病理变化

肉眼观察:萎缩的器官体积变小,重量减轻,质地变硬,颜色变深,包膜皱缩。镜下观察:实质细胞体积缩小和数目减少,胞质浓染,可出现脂褐素。

(三)影响和后果

萎缩的细胞、组织或器官功能下降。萎缩是可逆性改变,但病因持续存在时,萎缩的细胞

不断缩小,甚至消失。

二、肥大

肥大是指细胞、组织和器官的体积增大。组织、器官肥大时,除了实质细胞体积增大外,也可伴有细胞数目的增加。

肥大有生理性肥大和病理性肥大。生理性肥大如妊娠期子宫、哺乳期乳腺肥大等。病理性肥大可分为代偿性肥大和内分泌性肥大。前者由相应器官的功能负荷加重所致。如高血压时,左心室后负荷加重,心肌发生肥大。后者由内分泌激素增多而使靶细胞肥大,如甲状腺素分泌增多引起甲状腺滤泡上皮细胞肥大。适度肥大的组织、器官的实质细胞功能增强,过度肥大导致器官功能失代偿。

三、增生

细胞有丝分裂活跃而致组织或器官内细胞数量增多的现象,称为增生,常导致组织或器官的体积增大和功能活跃。增生根据其性质,可分为生理性增生和病理性增生两种。

(一)生理性增生

肝部分切除后,剩余的肝细胞即可增生,肝脏恢复正常的体积,此为代偿性增生。妊娠期子宫和乳腺的增生则为内分泌性增生。

(二)病理性增生

最常见的原因是激素过多或生长因子过多。如雌激素绝对或相对增加,可引起子宫内膜腺体增生过长,导致功能性子宫出血。病理性增生同样可发生在炎症和修复的过程中,成纤维细胞、毛细血管内皮细胞和实质细胞的增生是炎症愈合、创伤修复的重要环节。

增生与肥大是两个不同的病理过程,但由于发生机制互有交叉,因此常合并发生。如雌激素导致的子宫增大,既有子宫平滑肌细胞增大,又有细胞数量的增加。在去除刺激因素后,增生均可停止,这与肿瘤性增生有本质的区别。但某些病理性增生若持续存在则可发展为肿瘤。

四、化生

化生是指一种分化成熟的细胞类型被另一种分化成熟的细胞类型所取代的过程。化生并不是由原来的已分化的细胞直接转变为另一种细胞,而是由具有分裂增殖和多向分化能力的未分化细胞或干细胞分化的结果。化生通常只发生在同源性细胞之间,即上皮细胞之间或间叶细胞之间。

(一)上皮组织的化生

1.鳞状上皮化生

鳞状上皮化生最为常见,如长期吸烟者的支气管假复层纤毛柱状上皮发生的鳞状上皮化生。此为一种适应性反应,通常仍为可复性的。鳞状上皮化生可增强局部抵御外界刺激的能力,但也失去了原有上皮的功能。如果鳞状上皮化生持续存在,则可能在此基础上发展为鳞状细胞癌。

2.肠上皮化生

常见于胃体和(或)胃窦部,根据化生的形态及所产生的黏液可分为小肠型和大肠型肠上皮化生。肠上皮化生常见于慢性萎缩性胃炎、胃溃疡及胃黏膜糜烂后黏膜再生时。

(二)间叶组织的化生

在两种间叶组织之间也可发生化生,多为纤维结缔组织化生,一般为骨、软骨或脂肪组织。如骨化性肌炎时,由于外伤而致皮下肌间纤维组织增生并化生为骨组织。

第二节　细胞和组织的损伤

损伤是指细胞、组织遭受不能耐受的有害因子刺激后,引起细胞、细胞间质的异常代谢、功能和形态变化。轻度可逆性损伤,称为变性;严重不可逆性损伤,称为细胞死亡。

一、变性

变性是指细胞或细胞间质受损伤后因代谢发生障碍,导致细胞质内或细胞间质内有各种异常物质或正常物质蓄积。伴有功能下降,某些为可逆性形态学变化。

(一)细胞水肿

细胞水肿是指细胞轻度损伤后,导致实质细胞的胞质内水分增加,又称为水变性。早期病变,常发生于肝、心、肾等,主要原因是缺氧、感染和中毒。发病机制为缺氧时线粒体受损伤,使ATP生成减少,细胞膜 Na^+-K^+ 泵功能因而发生障碍,导致细胞质内钠、水增多。

病理变化镜下观察:弥散性细胞胀大,细胞质淡染、清亮,细胞核可稍大,重度水肿的细胞,称为气球样变(见于病毒性肝炎)。肉眼观察:细胞水肿的肝、肾等体积增大、颜色变淡。去除病因后,水肿的细胞可恢复正常。

(二)脂肪变

脂肪变是指非脂肪细胞的细胞质内甘油三酯(中性脂肪)的蓄积。原因是营养障碍、感染、中毒和缺氧等。多发生于肝细胞、心肌纤维等。肝细胞是脂代谢的部位,弥散性肝脂肪变,称为脂肪肝。

病理变化肉眼观察:肝体积增大、边缘钝、色淡黄、较软,切面油腻感。镜下观察:于苏木精-伊红(HE)染片,脂肪变的肝细胞,其细胞核被细胞质内蓄积的脂滴压向一侧,形似脂肪细胞,脂滴表现为大小不等的近圆形空泡(因脂肪被制片时的有机溶剂溶解所致)。应用冰冻切片,苏丹Ⅲ、苏丹Ⅳ等特殊染色,可区别于脂肪和其他物质。轻度肝细胞脂肪变通常不引起肝功能障碍。重度脂肪变的肝细胞可坏死,并可继发肝硬化。去除病因后,蓄积于细胞质内的脂肪可消失。

心肌脂肪变常累及左心室的内膜下和乳头肌。肉眼观察:表现为大致横行的黄色条纹,与未脂肪变的暗红色心肌相间,形似虎皮斑纹,称为"虎斑心"。

心外膜处显著增多的脂肪组织,可沿心肌层的间质向着心腔方向伸入,心肌因受伸入脂肪组织的挤压而萎缩并显薄弱,称为心肌脂肪浸润,并非脂肪变性。重度心肌脂肪浸润时,浸润于心肌内的脂肪组织可接近(甚至达于)心内膜下方,可导致心肌破裂、出血,引起猝死。

(三)玻璃样变

玻璃样变又称为玻璃样变性或透明变性,泛指细胞内、纤维结缔组织或细动脉壁等,在HE染片中呈现均质、粉染至红染、磨玻璃样半透明的蛋白质蓄积。

1.细胞内玻璃样变

蓄积于细胞内的异常蛋白质形成均质、红染的近圆形小体,通常位于细胞质内。例如,肾小管上皮细胞的玻璃样小滴变性(蛋白尿时由原尿中重吸收的蛋白质)、浆细胞质内罗素小体(蓄积的免疫球蛋白)和酒精性肝病时肝细胞胞质中的马洛里小体等。

2.纤维结缔组织玻璃样变

纤维结缔组织玻璃样变是胶原纤维老化的表现,见于纤维结缔组织,如瘢痕、动脉粥样硬化斑块、肾小球纤维化、硅肺、血栓或坏死组织的机化等。镜下观察:增生的胶原纤维变粗、融合,形成均质、粉色或淡红染的索、片状结构,其中很少有纤维细胞和血管。肉眼观察:大范围透明变性的纤维结缔组织(如大块瘢痕)呈灰白色、均质半透明,较硬韧。胶原纤维透明变性可能是由于胶原蛋白交联增多,使胶原纤维大量融合、多量糖蛋白蓄积其间;也可能是胶原蛋白变性、融合的结果。

3.细动脉壁玻璃样变

细动脉壁玻璃样变又称为细动脉硬化,常见于缓进型高血压和糖尿病患者,弥漫地累及肾、脑、脾和视网膜等处的细小动脉壁。玻璃样变的细小动脉壁因有蛋白质蓄积而显增厚、均质性红染,管腔狭窄,可导致血管变硬,血液循环外周阻力增加和局部缺血;管壁弹性减弱、脆性增加,因而继发扩张,导致破裂出血。

(四)淀粉样变

淀粉样变是在细胞外的间质内,特别是小血管基底膜处,有蛋白质-黏多糖复合物蓄积,并显示淀粉样呈色反应,即遇碘液后呈棕褐色,再遇稀硫酸时由棕褐色变为深蓝色。这种淀粉样物质在HE染片中呈均质性粉色至淡红色,类似玻璃样变,被刚果红染成红色、甲基紫染成紫红色。局部性淀粉样变发生于皮肤、眼结膜、舌、喉、气管和肺、膀胱、胰腺(糖尿病时)等。全身性淀粉样变,如慢性空洞性肺结核病、慢性化脓性骨髓炎等部位,引发相关的临床表现。

(五)黏液样变性

是指间质内有黏多糖(透明质酸等)和蛋白质蓄积。常见于间叶组织肿瘤、风湿病、动脉粥样硬化和营养不良时的骨髓等。镜下观察:间质疏松,有许多突起的星芒状纤维细胞散在于灰蓝色黏液样基质中。甲状腺功能低下时,由于甲状腺素减少所致透明质酸酶活性减弱,使含有透明质酸的黏液样物质及水分蓄积于皮肤及皮下间质中,形成黏液性水肿。

(六)病理性色素沉着

有色物质(色素)在细胞内、外的异常蓄积,称为病理性色素沉着。沉着的色素主要是由体内生成(内源性色素),包括含铁血黄素、脂褐素、胆红素、黑色素等(表1-1)。随空气吸入肺内的灰尘和纹身等(外源性色素)沉着。

表 1-1 病理性色素沉着对比

项目	含铁血黄素	脂褐素	黑色素
来源	组织内出血时,从血管中逸出的红细胞被巨噬细胞摄入并由其溶酶体降解	自噬溶酶体内未被消化的细胞器碎片残体	腺垂体分泌的促肾上腺皮质激素（ACTH）和黑素细胞刺激素（MSH）促进下,黑素细胞的细胞质中的酪氨酸在酪氨酸酶作用下,经多巴反应生成黑色素
形态	光镜下见棕黄色、较粗大的折光颗粒	光镜下见细胞质内黄褐色微细颗粒	光镜下见黑褐色微细颗粒
特殊染色	含铁血黄素因含 Fe^{3+} 被普鲁蓝染成蓝色	—	—
生理意义	生理情况下,红细胞在肝、脾内破坏,少量含铁血黄素形成	附睾管上皮细胞、睾丸间质细胞和神经节细胞的细胞质内含脂褐素	—
病理意义	局部性含铁血黄素病理性沉着,提示陈旧性出血。全身性含铁血黄素沉积,提示发生溶血性贫血,主要见于肝、脾、淋巴结和骨髓等器官	老年人及一些慢性消耗性疾病患者的心肌细胞、肝细胞、肾上腺皮质网状带细胞等萎缩	局部性黑色素增多见于色素痣、恶性黑色素瘤等。全身性皮肤、黏膜的黑色素沉着见于肾上腺皮质功能低下的艾迪生病

(七)病理性钙化

病理性钙化是指在骨和牙齿外的软组织内有固体性钙盐(主要是磷酸钙和碳酸钙)沉积。在 HE 染色时,光镜下可见钙盐呈蓝色颗粒状或片块状。继发于局部变性、坏死组织或其他异物(如血栓、死亡的寄生虫卵)内钙化,称为营养不良性钙化。

二、细胞死亡

当细胞受到严重损伤时,可出现代谢停止、结构破坏和功能丧失,引起细胞不可逆性损伤,即细胞死亡。体内的细胞死亡主要分为坏死和凋亡。

(一)坏死

活体内局部组织、细胞的死亡称为坏死。大多数坏死是由可逆性损伤发展而来,也可因严重的致病因子引发不可逆的损伤直接导致。坏死的组织和细胞代谢停止、功能丧失,细胞内的物质漏出到细胞外,引起周围组织的炎症反应。其基本表现是细胞肿胀、细胞器崩解和蛋白质变性。

组织坏死后外观上可表现为:①色泽污秽,无光泽;②失去正常组织的弹性;③无正常的血液供应而致温度降低,摸不到血管搏动;④失去正常感觉(皮肤痛、触痛)及运动功能(肠管蠕动)。这样的组织临床上常称失活组织。

1.坏死的基本病变

细胞核的变化是细胞坏死的主要形态学标志,主要有 3 种形式:①核固缩:细胞核染色质DNA 浓聚、皱缩,核体积减小,嗜碱性增加。②核碎裂:由于核染色质崩解和核膜破裂,使细胞核发生碎裂,核物质分散于胞质中,也可由核固缩裂解成碎片而来。③核溶解:染色质中的DNA 在 DNA 酶的作用下分解,核染色变浅,最后核的轮廓完全消失。

除细胞核的改变外,细胞质和间质也有变化。胞质内核糖体逐渐减少、变性蛋白质增多、糖原颗粒减少等,致胞质嗜酸性增强。间质的变化主要是在各种溶解酶的作用下,基质崩解,胶原纤维肿胀、断裂、液化。最终,坏死的细胞与崩解的间质融合成一片模糊的颗粒状、无结构的红染物质。

由于坏死时细胞膜通透性增加,细胞内具有组织特异性的乳酸脱氢酶、肌酸激酶、谷草转氨酶、谷丙转氨酶、淀粉酶及其同工酶等被释放入血,造成细胞内相应酶活性降低和血清中相应酶含量增高。由此,可分别作为临床诊断某些细胞(如肝、心肌、胰)坏死的参考指标。由于细胞内和血清中酶活性的变化在坏死初始时即可检出,所以有助于细胞损伤的早期诊断。

2.坏死的类型

坏死通常分为凝固性坏死、液化性坏死和纤维素样坏死 3 个基本类型。此外,还有干酪样坏死、脂肪坏死和坏疽等一些特殊类型的坏死。

(1)凝固性坏死:坏死组织失水变干,蛋白质发生凝固且溶酶体酶水解作用较弱时,坏死区呈灰黄或灰白色、干燥、质实,称为凝固性坏死。凝固性坏死最为常见,多见于心、肝、肾和脾等实质器官,常因缺血缺氧、细菌毒素、化学腐蚀剂作用引起。肉眼观察:坏死灶呈灰白或灰黄色,质地较硬,与健康组织间形成一条暗红色充血、出血带。镜下:坏死灶内的细胞出现核固缩、核碎裂、核溶解,胞质红染,但组织结构的轮廓依然存在。

(2)液化性坏死:组织细胞坏死后,经酶解作用转变为液体状态,并可形成坏死囊腔,称为液化性坏死。液化性坏死主要发生在含蛋白少,脂质多(如脑)或产生蛋白酶多(如胰腺)的组织。发生在脑组织的液化性坏死又称脑软化。化脓性炎症时,渗出的中性粒细胞可产生大量蛋白水解酶,溶解坏死组织而发生液化性坏死。

(3)纤维素样坏死:纤维素样坏死又称纤维素样变性,是结缔组织和小血管壁常见的坏死形式。病变部位正常组织结构消失,形成边界不清的细丝状、颗粒状或小条块状、无结构的红染物质,由于与纤维素染色性质相似,故称为纤维素样坏死。此种坏死见于某些变态反应性疾病,如风湿病、结节性多动脉炎、新月体性肾小球肾炎,及急进性高血压和胃溃疡底部小血管等。目前认为,其发生机制与抗原-抗体复合物引发的胶原纤维肿胀崩解、结缔组织免疫球蛋白沉积或血浆纤维蛋白渗出变性有关。

(4)干酪样坏死:在结核病时,因病灶中含脂质较多,坏死区呈淡黄色,切面均匀、细腻,状似奶酪,称为干酪样坏死。镜下为无结构红染颗粒状物质,不见坏死部位原有组织结构的残影。干酪样坏死是凝固性坏死的特殊类型,也偶见于某些梗死、肿瘤和结核样麻风等。

(5)脂肪坏死:急性胰腺炎时细胞释放胰酶分解脂肪酸,乳房创伤时脂肪细胞破裂,可分别引起酶解性或创伤性脂肪坏死,也属于液化性坏死范畴。脂肪坏死后,释出的脂肪酸和钙离子结合,形成肉眼可见的灰白色钙皂。

（6）坏疽：坏疽是指大块组织坏死并继发腐败菌感染，病变处呈现黑色、暗绿色等特殊形态改变。腐败菌分解坏死组织产生硫化氢，后者与血红蛋白中分解出来的铁结合形成硫化铁，而使坏死组织呈黑色。坏疽分为干性、湿性和气性 3 种类型，前两者多为继发于血管阻塞引起的缺血性坏死。

干性坏疽常见于动脉粥样硬化、血栓闭塞性脉管炎及冻伤等疾患的肢体末端。此时，动脉阻塞但静脉回流尚通畅，坏死组织水分较少，同时体表水分易于蒸发，致使坏死区干燥皱缩，呈黑色，与正常组织边界清楚。由于坏死组织比较干燥，故腐败菌感染一般较轻。

湿性坏疽多发生于与外界相通的内脏，如肺、肠、阑尾、胆囊、子宫等。也可发生于动脉阻塞及静脉回流受阻的肢体。由于坏死区水分较多，腐败菌感染较重，故肿胀明显，呈暗绿色或污黑色，与正常组织边界不清。病变发展较快，炎症比较弥散，可引起全身中毒症状，甚至发生中毒性休克而死亡。

气性坏疽属湿性坏疽的一种特殊类型，为深达肌肉的开放性创伤合并产气荚膜杆菌等厌氧菌感染所致。细菌分解坏死组织的同时产生大量气体，使坏死组织内含有大量气泡，按之有"捻发"音。气性坏疽病变发展迅速，全身中毒症状明显，后果严重，需紧急处理。

3.坏死的结局

（1）溶解吸收：组织坏死后，坏死细胞及中性粒细胞释放水解酶使坏死组织溶解液化，由淋巴管或血管吸收。不能吸收的组织碎片则由巨噬细胞吞噬而清除。小的坏死灶溶解吸收后可由周围组织进行修复，坏死液化范围较大则可形成囊腔。

（2）分离排出：坏死灶范围较大时，不易被完全溶解吸收，则通过水解酶溶解坏死灶周围组织，使之与健康组织分离开。坏死灶如位于皮肤或黏膜，脱落后形成缺损。局限在皮肤、黏膜浅表的组织缺损称为糜烂；深达皮下或黏膜下的缺损称为溃疡。肺、肾等内脏器官坏死组织液化后，可经支气管、输尿管等自然管道排出体外，所残留的空腔称为空洞。深部组织坏死后形成开口于皮肤或黏膜的盲性管道，称为窦道。体表与空腔器官之间或空腔器官与空腔器官之间两端开口的病理性通道，称为瘘管。

（3）机化与包裹：新生肉芽组织长入并取代坏死组织、血栓、脓液、异物等的过程，称为机化。如坏死组织等较大，肉芽组织难以向中心部位完全长入或吸收，则由周围增生的肉芽组织将其包围，称为包裹。机化和包裹的肉芽组织最终都可形成瘢痕组织。

（4）钙化：坏死细胞和细胞碎片若未被及时清除，则日后易吸引钙盐和其他矿物质沉积，引起营养不良性钙化，如干酪样坏死的钙化。

（二）凋亡

凋亡是活体内局部组织中单个细胞程序性细胞死亡的表现形式，是由体内外因素触发细胞内预存的死亡程序而导致的细胞主动性死亡方式。凋亡在生物胚胎发生发育、成熟细胞新陈代谢、激素依赖性生理退化、萎缩、老化、炎症以及自身免疫病和肿瘤发生进展中，都发挥了不可替代的重要作用，并非仅是细胞损伤的产物。

1.凋亡的形态学和生物化学特征

电镜下，凋亡的形态学特征如下：①细胞体积缩小，胞质浓缩，核糖体、线粒体等聚集；②染色质浓集成致密团块或集结排列于核膜内面，之后胞核裂解成碎片；③胞膜内陷或胞质生出芽突并脱落,形成含核碎片和(或)细胞器成分的膜包被的凋亡小体,其是细胞凋亡的重要形态学标志;④凋亡小体可被巨噬细胞和相邻其他实质细胞吞噬、降解;⑤凋亡细胞因其质膜完整,阻止了与其他细胞分子间的识别,故既不引起周围炎症反应,也不诱发周围细胞的增生修复。光镜下,凋亡一般仅累及单个或几个细胞,凋亡细胞呈圆形,胞质红染,核染色质聚集成团块状。病毒性肝炎时,嗜酸性小体形成即是细胞凋亡。

凋亡过程的生化特征是含半胱氨酸的天冬氨酸蛋白酶(凋亡蛋白酶)、Ca^{2+}/Mg^{2+} 依赖的内切核酸酶及需钙蛋白酶等的活化。凋亡蛋白酶活化后可裂解很多重要的细胞蛋白,破坏细胞骨架和核骨架;继而激活限制性内切核酸酶,早期出现 $180\sim200$bp 的 DNA 降解片段,琼脂凝胶电泳呈现相对特征性的梯状带。

2.凋亡与坏死的区别

凋亡与坏死有着许多方面的不同(表1-2),可表现在发生机制、诱导因素、形态特征和生化特征等方面。

表 1-2 凋亡与坏死的区别

	凋亡	坏死
机制	基因调控的程序化主动死亡	意外事件导致的非基因调控的被动死亡
诱因	生理性或轻微病理性刺激	重度的病理性刺激
死亡范围	多为散在的单个细胞	常为集聚的多个细胞
形态特征	细胞固缩,核染色质边集,细胞质膜和细胞器膜完整,细胞膜生芽形成凋亡小体	细胞肿胀,核染色质结絮或边集,细胞质膜和细胞器膜溶解破裂,溶酶体酶释放,细胞自溶
生化特征	耗能的主动过程,依赖 ATP,有新蛋白合成,凋亡早期 DNA 规律降解为 $180\sim200$bp 片段,琼脂凝胶电泳呈特征性梯状带	不耗能的被动过程,不依赖 ATP,无新蛋白合成,DNA 降解不规律,片段大小不一,琼脂凝胶电泳通常不呈梯状带
周围反应	不引起周围组织的炎症反应和修复性再生。凋亡小体被巨噬细胞或相邻实质细胞吞噬	引起周围组织的炎症反应或修复性再生

第三节 损伤的修复

一、再生

再生是指在生理状态下或组织受损后,通过同种细胞的增生实现自我更新或恢复组织原有结构和功能。

(一)再生的类型
再生可分为生理性再生和病理性再生。

1.生理性再生
在生理情况下,一些细胞和组织不断老化、凋亡,由新生的同种细胞不断补充,以保持原有结构和功能,维持组织、器官的完整和稳定。如表皮的复层扁平细胞不断角化脱落,通过基底细胞不断增生、分化,加以补充;月经期子宫内膜脱落后,又有新生的子宫内膜再生等。

2.病理性再生

在病理状态下,细胞和组织坏死或缺损后,如果损伤程度较轻,损伤的细胞又有较强的再生能力,则损伤周围的同种细胞发生增生、分化,形成病理性再生。病理性再生可单独进行,也可与纤维性修复同时进行。如胃黏膜轻度糜烂后,仅通过胃腺底部残留的基底细胞再生即可达到完全修复受损胃黏膜的目的。

(二)细胞周期和不同类型细胞的再生潜能

细胞周期由 G_1 期(DNA 合成前期)、S 期(DNA 合成期)、G_2 期(DNA 合成后期)及 M 期(分裂期)所构成,G_1 期、S 期和 G_2 期又合称为间期。不同种类的细胞,其细胞周期的时程长短不同,在单位时间内进入细胞周期进行增殖的细胞数也不同,因此不同种类的细胞具有不同的再生能力。一般情况下,低等动物比高等动物的细胞或组织再生能力强;幼稚组织比高分化组织再生能力强;平时易受损伤的组织和生理状态下经常更新的组织有较强的再生能力。人体细胞按再生能力的强弱可分为三类。

1.不稳定细胞

不稳定细胞是一类再生能力很强的细胞。在生理情况下,这类细胞就像新陈代谢一样周期性更换。病理性损伤时,往往表现为再生性修复。属于此类细胞的有表皮细胞、呼吸道和消化道黏膜被覆细胞、男性及女性生殖器官管腔的被覆细胞、淋巴及造血细胞、间皮细胞等。由这些细胞组成的组织中,通常有超过 1.5% 的细胞处于分裂期。

2.稳定细胞

稳定细胞是一类具有较强潜在再生能力的细胞。在生理情况下,这类细胞增殖现象不明显,在细胞增殖周期中处于 G_0 期。但受到组织损伤的刺激时,则进入到 G_1 期,表现出较强的再生能力。这类细胞包括各种腺体和腺样器官的实质细胞,如胰、肝、涎腺、内分泌腺、汗腺、皮脂腺和肾小管的上皮细胞等。此外,还包括原始间叶细胞及其分化而来的各种细胞,如血管内皮细胞、成纤维细胞、平滑肌细胞、成骨细胞等。

3.永久性细胞

永久性细胞又称非分裂细胞。其再生能力很弱或不具有再生能力,属于这类细胞的有神经细胞、骨骼肌细胞及心肌细胞。这类细胞在出生后即脱离细胞周期,永久停止有丝分裂。因此一旦受损,只能依靠纤维性修复,而成为永久性损伤。

附:干细胞是个体发育过程中产生的具有无限或较长时间自我更新和多向分化能力的一类细胞。干细胞的复制通常表现为不对称复制,当一个干细胞分裂为两个细胞时,其中一个保留了自我更新的能力,而另一个则成为定向祖细胞,最终分化为成熟细胞。当机体受到损伤时也可表现为对称复制,即一个干细胞分裂为两个子代干细胞或两个定向祖细胞,通过这种方式分裂可对干细胞数量进行调节。根据来源和个体发育过程中出现顺序的不同,分为胚胎干细胞和成体干细胞。

胚胎干细胞是指在受精后 5~7d,胚胎发育早期的囊胚中未分化的细胞(内细胞群)。这些未分化细胞具有发育的全能性,可进一步分裂、分化,形成人体的任何组织和器官,包括生殖细胞。胚胎干细胞研究的意义在于阐明人类正常胚胎的发生发育、组织细胞生长分化的复杂调控机制；用来修复甚至替换丧失功能的组织和器官，促进再生医学的发展。

成体干细胞是一类广泛存在于人体组织器官中，具有自我更新和一定分化潜能的原始细胞，可分裂并分化形成特定类型的成熟细胞，实现再生，从而维持新陈代谢和进行修复。某些成体干细胞还具有转分化的能力，可分化成其他类型的细胞或组织。转分化是指一种类型的细胞或组织失去其特有的表型和特征，获得了新的表型和内部功能，而转化为另一种细胞或组织的过程。

成体干细胞包括骨髓干细胞和组织干细胞。骨髓干细胞在损伤发生后可迁移至各种组织，并可分裂、分化形成多个类型的终末细胞；位于其他部位的成体干细胞通常并不发生迁移，而在特定的组织中分化形成具有特定类型的细胞，具有组织特异性。但一些组织干细胞分化方向可发生改变，即具有转分化能力。

（三）各种组织的再生过程

1.上皮组织的再生

被覆体表的鳞状上皮受损后，如损伤未破坏表皮基底膜和毛球，可以由此处的干细胞再生，向缺损部位伸展，先形成单层上皮覆盖创面，再增生分化为复层鳞状上皮。被覆黏膜的柱状上皮受损后，由邻近的基底层细胞增生来修复。新生的细胞开始为立方形，随后分化为柱状上皮细胞。

腺上皮再生是否完全，主要取决于腺体基底膜是否受损。腺体的上皮损伤后，若损伤仅限于腺上皮而基底膜完整，由残留的上皮细胞分化补充，完全恢复原有结构。若基底膜破坏则难以完全再生，往往依靠纤维性修复。

2.纤维组织的再生

损伤处的成纤维细胞可进行分裂、增生，形成纤维组织。成纤维细胞可由局部静止状态的纤维细胞活化而来或由周围幼稚间叶细胞分化而来。成纤维细胞停止分裂后，开始合成并分泌前胶原蛋白。前胶原蛋白在间质中形成胶原纤维，成纤维细胞则成熟为纤维细胞。

3.血管的再生

毛细血管的再生过程又称为血管形成，是以生芽方式来完成的。首先，在蛋白分解酶作用下基底膜分解，该处内皮细胞分裂增生形成突起的幼芽。随着增生的内皮细胞向前移动及后续细胞的不断增生，形成一条实性细胞索，在血流的冲击下很快出现管腔，形成新的毛细血管，彼此吻合后形成毛细血管网。增生的内皮细胞分化成熟时还分泌Ⅳ型胶原、层粘连蛋白和纤维连接蛋白，构成基底膜的基板。周边的成纤维细胞分泌Ⅲ型胶原及基质，组成基底膜的网板，本身则成为血管外膜细胞，至此完成毛细血管的构筑。新生毛细血管基底膜不完整，内皮细胞间隙较大，通透性较高。为了适应功能的需要，这些毛细血管会不断改建，有些可转变为小动脉和小静脉，其平滑肌等成分可能由血管外未分化间叶细胞分化而来。

大血管断裂后需手术进行吻合，吻合处两侧内皮细胞增生分裂覆盖断裂处，恢复原来内膜结构。但离断的肌层不易完全再生，由结缔组织增生连接，形成瘢痕修复。

4.软骨组织和骨组织的再生

软骨再生起始于软骨膜的增生，这些增生的幼稚细胞形似成纤维细胞，以后逐渐变为软骨母细胞,并形成软骨基质,细胞被埋在软骨陷窝内而变为静止的软骨细胞。软骨再生能力弱,软骨组织缺损较大时由纤维组织参与修补。骨组织再生能力强,在有骨膜存在的条件下,常可再生修复。即由骨膜上的细胞增生形成骨母细胞,也可由原始间叶细胞和成纤维细胞分化为骨母细胞,形成类骨组织并逐步改建,完成修复。

5.肌组织的再生

肌组织的再生能力很弱。横纹肌的再生依肌膜是否存在和肌纤维是否完全断裂而有所不同。损伤较轻且肌膜未受损时,肌原纤维仅部分发生坏死,残存部分肌细胞分裂,产生肌浆和肌原纤维,可恢复正常横纹肌的结构。若肌纤维完全离断时,断端肌浆增多,也可有肌原纤维的新生,使断端膨大如花蕾样,但这时肌纤维断端不能直接连接,而靠纤维瘢痕愈合。如果整个肌纤维均被破坏,则形成瘢痕修复。平滑肌细胞也有一定的分裂再生能力,但是断开的肠管或较大血管经手术吻合后,断处的平滑肌主要是通过纤维瘢痕连接。心肌再生能力极弱,破坏后一般都是瘢痕修复。

6.神经组织的再生

脑和脊髓内的神经细胞缺乏再生能力,破坏后不能再生,由神经胶质细胞及其纤维修补,形成胶质瘢痕。外周神经损伤时,如果与其相连的神经细胞仍然存活,则可完全再生。若离断两端相隔太远或两端之间有瘢痕或其他组织等阻隔或因截肢失去远端,再生轴突不能到达远端,而与周围增生的结缔组织混杂成团,形成创伤性神经瘤,可产生顽固性疼痛。

二、纤维性修复

纤维性修复是由肉芽组织填补组织缺损,以后逐渐转化成以胶原纤维为主的瘢痕组织,故又称为瘢痕修复。

(一)肉芽组织

肉芽组织是由新生的毛细血管及增生的成纤维细胞构成的一种幼稚的纤维结缔组织。它常伴有各种炎细胞的浸润。

1.肉芽组织的形态

①肉眼观察:肉芽组织呈鲜红色,颗粒状,质地柔软,湿润,形似鲜嫩的肉芽,触之易出血,但无痛觉。②镜下观察:可见大量由内皮细胞增生形成的新生毛细血管,多与创面垂直生长,并在近表面处互相吻合形成弓状突起。毛细血管间有许多增生的成纤维细胞及多少不等的巨噬细胞、中性粒细胞及淋巴细胞等。

2.肉芽组织的功能

①抗感染和保护创面:巨噬细胞和中性粒细胞不仅能吞噬细菌及组织碎片,而且可释放出各种蛋白水解酶,将坏死组织溶解吸收,故肉芽组织能消除感染,清除异物,保护伤口洁净,以利愈合;②机化坏死组织、血栓、炎性渗出物及其他异物;③填补伤口及其他组织缺损。肉芽组织成熟变为纤维结缔组织,并逐渐老化为瘢痕组织。

(二)瘢痕组织

瘢痕组织是指肉芽组织经改建成熟形成的纤维结缔组织。

1.瘢痕组织的形态

大量胶原纤维束平行或交错排列,纤维细胞少,毛细血管闭合、退化、消失。肉眼观察:呈苍白色或灰白色、半透明,质地坚韧,缺乏弹性。

2.对机体的影响

①对机体有利的一面:可长期填补缺损并牢固地连接组织,使组织器官保持其完整性和坚固性;②对机体不利的一面:瘢痕收缩可引起有腔器官管腔狭窄、关节挛缩、活动受限、瘢痕性粘连、器官硬化等;由于瘢痕组织缺乏弹性,若局部承受过大的压力,可使瘢痕组织向外膨出,如腹壁瘢痕可形成腹壁疝;瘢痕组织增生过度,形成突出于皮肤表面的大而不规则的硬块,称为瘢痕疙瘩,具有这种现象者,称为瘢痕体质。

三、创伤愈合

创伤愈合是指机体遭受外力作用,皮肤等组织出现离断或缺损后的愈合过程,包括各种组织的再生和肉芽组织增生、瘢痕形成的复杂组合,表现为各种过程协同作用。

(一)皮肤创伤愈合

1.创伤愈合的基本过程

最轻度的创伤仅限于皮肤表皮层,可通过上皮再生愈合。稍重者有皮肤和皮下组织断裂,并出现伤口;严重的创伤可有肌肉、肌腱、神经的断裂及骨折。以下以皮肤手术切口为例叙述创伤愈合的基本过程。

(1)伤口早期变化:伤口局部有不同程度组织坏死和血管断裂出血,数小时内便出现炎症反应,表现为充血、浆液渗出及白细胞游出,故局部红肿。早期白细胞浸润以中性粒细胞为主,3d后则以巨噬细胞为主。伤口中的血液和渗出液中的纤维蛋白原很快凝固形成凝块,凝块表面干燥形成痂皮,起着保护伤口的作用。

(2)伤口收缩:2~3d后边缘整层皮肤及皮下组织向中心移动,伤口缩小,直到14d左右停止。伤口收缩是由伤口边缘新生肌纤维母细胞的牵拉作用引起的。

(3)肉芽组织增生和瘢痕形成:大约从第3d开始,从伤口底部及边缘长出肉芽组织填平伤口。第5~6d起成纤维细胞产生胶原纤维,1周后胶原纤维形成活跃。随着胶原纤维越来越多,出现瘢痕形成过程,大约1个月后瘢痕完全形成。

(4)表皮及其他组织再生:创伤发生24h内,伤口边缘的基底细胞开始增生,在凝块下面向伤口中心迁移,形成单层上皮,覆盖于肉芽组织表面。这些细胞彼此相遇时,则停止迁移,并增生、分化成鳞状上皮。如肉芽组织长时间不能将伤口填平,并形成瘢痕,则上皮再生将延缓。若伤口过大(一般认为直径超过20cm时),则再生表皮很难将伤口完全覆盖,需要植皮。

皮肤附属器(毛囊、汗腺及皮脂腺)如遭完全破坏,则不能完全再生,而出现瘢痕修复。肌腱断裂后,初期也是瘢痕修复,随着功能锻炼会不断改建。

2.创伤愈合的类型

根据损伤程度及有无感染,创伤愈合可分为三种类型。

(1)一期愈合:见于组织缺损少、创缘整齐、无感染、创面对合严密的伤口,如手术切口。炎症反应轻微,表皮再生在24~48h内可将伤口覆盖。肉芽组织在第3d就可从伤口边缘长出并很快将伤口填满,5~6d胶原纤维形成,2~3周完全愈合,留下一条线状瘢痕。愈合时间短,形成瘢痕少。

(2)二期愈合:见于组织缺损较大、创缘不整、无法整齐对合并伴有感染的伤口。与一期愈合不同:①坏死组织多或由于感染,炎症反应明显;②伤口大,伤口收缩明显,从伤口底部及边缘长出多量的肉芽组织将伤口填平;③愈合时间较长,形成瘢痕较大。

(3)痂下愈合:见于表浅皮肤创伤,伤口表面的血液、渗出液及坏死物质凝固、干燥后结成硬痂,在痂下进行一期或二期愈合,表皮再生完成后,痂皮脱落。痂下愈合所需时间一般较长。痂皮对伤口有保护作用。

(二)骨折愈合

骨折愈合的基本过程:骨折愈合的好坏、所需时间与骨折部位、性质、错位程度、年龄以及引起骨折的原因等有关。经良好复位后的单纯性外伤性骨折,数月内便可完全愈合,恢复正常结构和功能。骨折愈合过程分为以下四个阶段。

1.血肿形成

在骨折两端及其周围伴有出血,形成血肿,数小时后血肿发生凝固。与此同时常出现轻度的炎症反应。由于骨折伴有血管断裂,在骨折早期,常可见到骨髓组织的坏死,骨皮质也可发生坏死。如果坏死灶较小,可被破骨细胞吸收;如果坏死灶较大,可形成游离的死骨片。

2.纤维性骨痂形成

骨折后2~3d,血肿开始由肉芽组织取代而机化,继而发生纤维化形成纤维性骨痂或称为暂时性骨痂。肉眼及X线检查见骨折局部呈梭形肿胀。1周左右,上述增生的肉芽组织及纤维组织可进一步分化,形成透明软骨。透明软骨的形成一般多见于骨外膜的骨痂区,骨髓内骨痂区则少见。

3.骨性骨痂形成

纤维性骨痂逐渐分化出骨母细胞,形成类骨组织,而后出现钙盐沉积,类骨组织转变为编织骨。纤维性骨痂中的软骨组织也经软骨化骨过程演变为骨组织,至此形成骨性骨痂。骨折断端牢固地结合在一起,具有负重功能,在骨折后2~3个月。

4.骨痂改建或再塑

编织骨由于结构不够致密,骨小梁排列紊乱,仍达不到正常功能需要。为了适应骨活动时所受应力,编织骨经过进一步改建成为成熟的板层骨,皮质骨和髓腔的正常关系以及骨小梁正常的排列结构也重新恢复。改建是在破骨细胞的骨质吸收及骨母细胞新骨质形成的协调作用下完成的。需几个月甚至1~2年完成。

(三)影响创伤愈合的因素

包括全身和局部两个方面。

1.全身因素

(1)年龄:青少年的组织再生能力强、愈合快。老年人组织再生力差、愈合慢,与老年人血管硬化、血液供应减少有关。

(2)营养:严重蛋白质缺乏,尤其是含硫氨基酸(如甲硫氨酸、胱氨酸)缺乏时,肉芽组织及胶原形成不良,伤口愈合延缓。维生素中以维生素 C 对愈合最重要。维生素 C 缺乏时前胶原分子难以形成,从而影响胶原纤维形成。在微量元素中锌对创伤愈合有重要作用,手术后伤口愈合迟缓的患者,皮肤中锌的含量大多比愈合良好的患者低,因此补锌能促进愈合。其作用机制可能与锌是细胞内一些氧化酶的成分有关。

2.局部因素

(1)感染与异物:是影响创伤愈合的主要因素。许多化脓菌产生一些毒素和酶,能引起组织坏死,溶解基质或胶原纤维,加重局部组织损伤,妨碍创伤愈合;伤口感染时,渗出物很多,可增加局部伤口的张力,使愈合伤口或已缝合伤口裂开或者导致感染扩散加重损伤;坏死组织及其他异物,也妨碍愈合并易于感染。临床上对创面较大、已被细菌污染伤口,施行清创术以清除坏死组织、异物和细菌,有可能使二期愈合伤口达到一期愈合。

(2)局部血液循环:局部血液供应良好时,再生修复较理想。相反,如下肢有动脉粥样硬化或静脉曲张等,局部血液循环不良时,则伤口愈合迟缓。

(3)神经支配:如麻风引起的溃疡不易愈合,是因神经受累致使局部神经性营养不良的缘故。自主神经损伤时,使局部血液供应发生变化,明显影响再生。

(4)电离辐射:能破坏细胞、损伤小血管、抑制组织再生,影响创伤愈合。

第二章　局部血液循环障碍

第一节　充血和淤血

充血和淤血都是指机体局部组织或器官的血管内血液含量增多的现象。

一、充血

动脉性充血简称充血,它是指由于动脉血输入量增多,引起局部组织或器官的血管内血液含量增多而发生的充血。充血是一个主动的过程,发生快,易于消退。

(一)原因和类型

凡能引起细小动脉扩张的任何原因,都可引起充血。细小动脉扩张是由于神经、体液因素作用于血管,导致血管舒张神经兴奋性增高或血管收缩神经兴奋性降低、血管扩张活性物质增多的结果。常见的类型有:

1.生理性充血

为适应器官和组织生理活动的需要和代谢增强而发生的充血,称为生理性充血。如进食后的胃肠黏膜充血、机体运动时的骨骼肌充血、妊娠时的子宫充血以及情绪激动时的面颈部充血等。

2.病理性充血

病理性充血是指机体在各种病理状态下发生的充血。常见的类型有:

(1)减压后充血:是在组织、器官长期受到外力压迫时,如绷带包扎肢体、肿瘤压迫局部脏器或腹水压迫腹腔内器官等,一旦压力突然解除,受压组织器官内的细小动脉就会发生反射性地扩张而导致局部充血。

(2)炎症性充血:在炎症的早期,由于致炎因子的作用引起神经轴突反射和血管活性物质增多引起细小动脉扩张而导致局部充血。

(3)侧支性充血:是由于局部组织缺血、缺氧时周围吻合支动脉扩张引起的充血。这种充血常具有代偿意义,可不同程度地改善局部组织的血液供应。

(二)病理变化

肉眼观察,充血的组织或器官体积轻度增大,因动脉血量增多,组织呈鲜红色,因代谢增强使局部温度升高,触之可有搏动感。镜下可见充血的组织或器官内细小动脉和毛细血管扩张,充满血液。

(三)后果

充血是短暂的动脉血管反应,原因解除后,局部组织即恢复正常。因充血时局部血液循环加快,氧和营养物质增多,促进物质代谢,使组织器官的功能增强,因此,在多数情况下对机体是有利的。透热疗法在临床上的治疗作用即在于此。但是,在患有高血压、动脉粥样硬化和脑血管畸形等疾病的基础上,如情绪过于激动等引起脑血管充血,则可以导致脑血管破裂、出血,甚至引起严重后果。

二、淤 血

由于静脉血液回流受阻,引起局部组织或器官的血管内血液含量增多的状态称为淤血。

淤血是一个被动过程。淤血远较充血多见,具有重要的临床和病理意义。它可发生于局部,也可发生于全身。

(一)原因

1.静脉受压

妊娠子宫压迫髂静脉可引起下肢淤血;肿瘤、炎症包块等压迫局部静脉可引起相应器官或组织的淤血;肠套叠、肠扭转和肠疝时肠系膜静脉受压可引起局部肠壁淤血。

2.静脉管腔阻塞

静脉管腔阻塞常见于静脉内血栓形成或栓塞。但由于静脉的分支多,只有当静脉管腔阻塞而血流又不能充分地通过侧支回流时,才发生淤血。

3.心力衰竭

二尖瓣瓣膜病和高血压病引起左心衰竭时,导致肺淤血;肺源性心脏病引起右心衰竭时,导致体循环淤血。

(二)病理变化

淤血的组织和器官,由于血液的淤积而肿胀;发生于体表的淤血,由于局部的血液灌流减少,脱氧血红蛋白增多,局部皮肤呈紫蓝色,称发绀;又由于局部血流淤滞,毛细血管扩张,使得散热增加,该处体表的温度下降。镜下见局部组织内细小静脉和毛细血管扩张,充满血液,可伴有组织水肿和出血。

(三)后果

淤血的后果取决于淤血发生的部位、淤血的程度、速度、持续时间以及侧支循环建立的状况等因素。长期淤血的后果主要如下。

1.组织水肿及积液

淤血时,由于毛细血管流体静压增高以及组织缺氧,使毛细血管壁受损,其通透性增大,导致血管内液体过多地漏至组织间隙,形成组织水肿或积液。如慢性充血性心力衰竭患者发生的下肢水肿及胸腔积液、腹水、心包腔积液。

2.出血

淤血严重时,毛细血管壁由于严重的缺氧受损,红细胞也可漏出,称为淤血性出血。如肺淤血发生肺水肿时,肺泡腔内可出现红细胞。

3.器官实质细胞损伤

长期淤血时由于氧和营养物质供应不足及局部酸性代谢产物积聚,可导致实质细胞发生萎缩、变性、坏死。

4.间质纤维组织增生

组织、器官慢性淤血时,间质纤维组织增生,加上组织内网状纤维胶原化,使组织、器官质地变硬,称淤血性硬化。如长期肝淤血可导致肝硬化。

(四)重要器官淤血

1.肺淤血

左心衰竭时,因肺静脉回流受阻,发生肺淤血。①肉眼观察:肺体积增大,重量增加,呈暗红色,质地稍变实,切面可有红色泡沫状液体流出;②镜下所见:肺细小静脉及肺泡壁毛细血管高度扩张、淤血,肺泡腔内可有水肿液,其中含有少量的红细胞和巨噬细胞。红细胞被巨噬细胞吞噬后,血红蛋白被分解为棕黄色的含铁血黄素颗粒,这种吞噬有含铁血黄素颗粒的巨噬细胞,常在心力衰竭时出现,故称心力衰竭细胞;③长期的肺淤血,可引起肺间质的纤维组织增生,肺质地变硬,加上含铁血黄素的沉积,肺肉眼呈棕褐色,称为肺褐色硬化;④临床上患者可出现呼吸困难、发绀、咳粉红色泡沫痰,双肺听诊可闻及湿性啰音。

2.肝淤血

肝淤血见于右心衰竭时,因肝静脉回流受阻所致。①肉眼观察:肝体积增大,重量增加,质较实,呈暗红色,表面及切面可见红(淤血)、黄(脂肪变性)相间花纹状结构,似槟榔的切面,故称槟榔肝;②镜下所见:肝小叶的中央静脉及其邻近的肝窦高度扩张、淤血,肝小叶中央的肝细胞发生萎缩甚至消失,肝小叶周边部的肝细胞可发生脂肪变性;③长期肝淤血时,可形成淤血性肝硬化。

第二节　出血

出血是指血液(主要指红细胞)由心脏、血管内逸出的过程。血液进入组织间隙或体腔,称为内出血;血液流出体外,称为外出血。

一、原因与类型

根据原因的不同可分为生理性出血和病理性出血。前者如正常月经等,后者多由创伤、血管病变、炎症及出血性疾病等引起。病理性出血按血液逸出的机制分为两种类型。

(一)破裂性出血

可以发生在心脏、动脉、静脉和毛细血管的任何部分。常见原因:①机械性损伤,如割伤、刺伤、枪弹伤等;②心脏和血管壁本身的病变,如心肌梗死灶、动脉瘤或微小动脉瘤破裂、肝硬化时食管下段静脉曲张破裂等;③局部组织病变,如消化性溃疡、结核性病变和肿瘤等。

(二)漏出性出血

漏出性出血是指因毛细血管通透性增加,血液经扩大的内皮细胞间隙和受损的基膜漏出于血管外。常见原因:①微血管壁的损伤,如缺氧、感染、中毒、超敏反应、维生素 C 缺乏等;②血小板数量减少和(或)功能异常,见于再生障碍性贫血、白血病、弥散性血管内凝血(DIC)、脾功能亢进等疾病;③凝血因子缺乏,如血友病凝血因子Ⅷ的缺乏,肝硬化时凝血因子合成减少,DIC 时凝血因子的消耗过多等。

二、病理变化

(一)内出血

血液积聚于体腔内称体腔积血,如腹腔积血、心包积血。在局部组织内局限性大量出血,称为血肿,如硬脑膜下血肿、皮下血肿等。皮肤、黏膜、浆膜的少量出血,在局部形成较小(直径 1~2mm)的出血点,称为瘀点;而稍微大(直径 3~5mm)的出血称为紫癜;直径超过 1~2cm 的皮下出血灶称为瘀斑。这些局部出血灶的红细胞被降解,由巨噬细胞吞噬,血红蛋白呈红蓝色,然后被酶解转变为胆红素呈蓝绿色,最后变成棕黄色的含铁血黄素,成为出血灶的特征性颜色改变。在有广泛性出血的患者,由于大量的红细胞崩解,胆红素释出,有时发展为黄疸。

(二)外出血

鼻黏膜出血排出体外称为鼻衄;呼吸道出血由口腔咳出称为咯血;消化道出血经口腔排出称为呕血,经肛门排出称为便血;泌尿道出血经尿道排出称为血尿。

三、后果

出血的后果取决于出血量、出血速度和出血部位。漏出性出血过程比较缓慢,出血量较少,不会引起严重后果。但如漏出性出血广泛时,如肝硬化时因门静脉高压发生的广泛性胃肠黏膜漏出性出血,可因一时的多量出血导致出血性休克。破裂性出血的出血过程迅速,如在短时间内丧失循环血量的 20%~25%时,即可发生出血性休克。发生在重要器官的出血,即使出血量不多,亦可致命,如心脏破裂引起心包内积血,由于心包填塞,可导致急性心功能不全;脑出血,尤其是脑干出血,因重要神经中枢受压可致死亡。局部组织或器官的出血,可导致相应的功能障碍,如脑内囊出血引起对侧肢体偏瘫;视网膜出血引起视力减退或失明。慢性反复性出血还可引起缺铁性贫血。

第三节　血栓形成

活体心血管内血液发生凝固或血液中的有形成分析出,凝集成固体质块的过程称为血栓形成。所形成的固体质块称为血栓。血栓是在血液流动的状态下形成的,血凝块是血流停止后形成的。

血液中同时存在凝血系统和抗凝血系统(纤维蛋白溶解系统)。在生理状态下,凝血因子不断地被激活,形成微量的纤维蛋白,但又不断地被激活的纤维蛋白溶解系统所溶解,这样既保证了血液潜在的可凝固性,又保证了血液的流体状态。如果上述动态平衡被破坏,触发了凝血过程,便可形成血栓。

一、血栓形成的条件和机制

(一)心血管内膜受损

心血管内膜的内皮细胞具有抗凝和促凝两种特性。

1.在生理情况下,以抗凝作用为主

内皮细胞可以把血液中的血小板、凝血因子与内皮下的胶原纤维相分隔,起到机械性屏障作用;还可以合成一些抗凝、抗血小板黏集的因子,从而起到抗凝作用。

2.在病理情况下,以促凝作用为主

内皮细胞损伤后:①胶原纤维暴露,引起血小板黏附、聚集,聚集的血小板被激活,释放腺苷二磷酸、血栓素 A_2,使更多的血小板聚集;②暴露的胶原纤维可激活Ⅻ因子,启动了内源性凝血系统;③损伤的内皮细胞释放组织因子,激活外源性凝血系统。通过上述机制,导致血栓形成。

心血管内膜的损伤,是血栓形成的最重要和最常见的原因。临床上多见于动脉粥样硬化、心肌梗死、反复静脉穿刺以及缺氧、休克、细菌内毒素引起全身广泛的内皮损伤等。

(二)血流缓慢、涡流形成

正常血液流动的状态分轴流和边流。有形成分(红细胞、白细胞、血小板)在中央流动,称轴流;血浆成分靠壁,则称边流。这样血浆可以阻止血小板与内皮的接触。并且由于血流速度较快,少量被激活的凝血因子,在局部不能达到凝血所需要的浓度。

当血流缓慢、涡流形成时:①轴流变宽,边流消失,增加了血小板与内膜接触的机会;②被激活的凝血因子在局部易达到凝血所需的浓度;③血流缓慢引起内皮细胞缺氧而损伤。上述原因均易导致血栓形成。

由于静脉较动脉壁薄,血流慢,静脉瓣多,易形成涡流,血液黏性有所增加,所以静脉血栓比动脉血栓多见,下肢血栓较上肢多见。临床上久病卧床、心力衰竭、大手术后、静脉曲张的患者,以及在二尖瓣狭窄时的左心房内、动脉瘤内易并发血栓形成。

(三)血液凝固性增高

血小板和凝血因子数量增多、活性增强,纤维蛋白溶解系统活性降低,均可使血液凝固性增高。多见于严重烧伤、创伤及产后大出血,血液浓缩,血中凝血因子浓度相对增高,以及血中补充大量幼稚的血小板,黏性增大,使血液呈高凝状态。此外,还可见于肥胖、吸烟、高脂血症及胎盘早剥等。

上述三个条件往往先后发生,共同作用,但常以某一条件为主。

二、血栓形成的过程和类型

(一)形成过程

血栓形成的基本过程是血小板的黏附、聚集和血液凝固。

首先,在内皮细胞损伤的部位,血小板黏附、聚集形成小丘,并释放腺苷二磷酸、血栓素 A_2,使更多的血小板聚集,这时的血小板堆是可逆的,可以散开,但内皮的损伤,又启动了凝血系统,将纤维蛋白原变成了纤维蛋白,使血小板堆牢牢固定于血管内膜,形成血栓的头部;在它的下方,有涡流形成,受涡流作用,在另一处又形成新的血小板丘,堆积的血小板越来越多,然后形成小梁,小梁之间的纤维素形成网状结构,网罗了红细胞、白细胞,这就形成血栓体部;最后,下游血流停滞,血液凝固,形成凝血块,这就是血栓尾部。这样在静脉内就形成了由头、体、尾构成的延续性、长柱状血栓。

(二)类型和形态

1.白色血栓

主要由血小板和少量纤维蛋白构成。肉眼观呈灰白色,质地实,与心血管内膜紧密粘连。常见于心瓣膜、动脉内和静脉血栓的起始部,故称血栓头。心瓣膜上的白色血栓呈疣状,与瓣膜粘连紧密,不易脱落,易机化。

2.混合血栓

主要由血小板梁及表面附着的白细胞和纤维素网及网罗的红细胞构成。肉眼观呈灰白与红褐色相间的波纹状。多见于静脉血栓的中间,故称血栓体。此外,二尖狭窄时扩大的左心房内、动脉瘤内的血栓、心肌梗死时形成的附壁血栓多为混合血栓。

3.红色血栓

主要由纤维素和红细胞构成。肉眼观呈暗红色,新鲜血栓光滑湿润,有弹性;久之,血栓中水分被吸收,变得干燥易碎,脱落时形成栓子,多见于静脉血栓的后部,故称血栓尾。

4.透明血栓

透明血栓是一种特殊类型的血栓。发生于微循环血管内,只能在显微镜下观察察到,又称微血栓。主要由纤维素构成,故又称纤维素性血栓。多见于弥散性血管内凝血(DIC)。

三、血栓的结局

(一)软化、溶解、吸收或形成血栓栓子引起栓塞

血栓内的纤维蛋白溶解酶的激活以及白细胞崩解后,释放蛋白溶酶,使血栓开始发生软化并逐渐被溶解,小而新鲜的血栓可被完全溶解吸收,大的血栓多为部分软化、溶解,在血流冲击下可形成碎片状或整体脱落形成血栓栓子,随血流运行引起血栓栓塞。

(二)机化、再通

血栓形成后,若纤维蛋白溶解系统活性不足,仅使血栓部分软化,1～2d后血管内皮细胞和成纤维细胞向血栓内长入,形成新生的肉芽组织,逐渐取代血栓成分,血栓被肉芽组织逐渐取代的过程,称为血栓的机化。机化的血栓和血管壁紧密相连,不易脱落。在血栓机化的过程中,血栓内的水分逐渐被血管壁吸收,使其干燥、收缩,血栓与血管壁之间出现裂隙,由内皮细胞被覆后形成新生的血管并可使血流重新通过,使已阻塞血管的血流完全或部分重新恢复的过程,称为再通。

(三)钙化

血栓未溶解吸收或机化时,钙盐可在血栓内沉积,使血栓部分或全部钙化成坚硬的质块,在静脉内称为"静脉石",在动脉内称为"动脉石"。

四、血栓对机体的影响

血栓形成对机体的影响取决于阻塞血管的大小、阻塞的程度、阻塞的部位、阻塞发生的速度以及侧支循环能否有效地建立等。

（一）阻塞血管

动脉内的血栓形成，未完全阻塞管腔时，可引起局部器官或组织缺血，导致组织细胞萎缩、变性；若完全阻塞管腔而又无有效的侧支循环时，则引起局部器官或组织的缺血性坏死，如冠状动脉血栓形成引起的心肌梗死。静脉内的血栓形成，若侧支循环不能有效建立，可引起组织、器官淤血、水肿，甚至出血、坏死。

（二）栓塞

在血栓与血管壁黏着不牢固时，整个或部分血栓软化脱落，形成血栓栓子，随血流运行引起远方器官的栓塞。

（三）心脏瓣膜病

心瓣膜上的血栓，机化后引起瓣膜增厚、皱缩、粘连、变硬，形成慢性心瓣膜病。

（四）出血

常见于弥散性血管内凝血时，微循环内广泛的血栓形成，消耗大量的凝血因子和血小板，血液呈低凝状态，引起全身广泛性出血。

第四节　栓塞

在循环血液中出现不溶于血液的异常物质，随血流运行阻塞血管腔的现象，称为栓塞。阻塞血管腔的异常物质，称为栓子。栓子可以是固体、液体或气体。其中最常见的是血栓栓子，此外，脂肪滴、羊水、气体、肿瘤细胞团等亦可作为栓子引起栓塞。

一、栓子的运行途径

栓子的运行途径一般随血流方向运行。

（一）左心和体循环动脉内的栓子

来自左心和体循环动脉内的栓子，最终栓塞于口径与其相当的动脉分支。

（二）体循环静脉和右心内的栓子

来自体循环静脉和右心内的栓子，栓塞于肺动脉主干或其分支。

（三）门静脉系统栓子

肠系膜静脉或脾静脉等门静脉系统的栓子引起肝内门静脉分支的栓塞。

（四）交叉性栓塞

有房间隔或室间隔缺损者，心腔内栓子偶尔可由压力高的一侧通过缺损进入另一侧心腔，再随动脉血流栓塞于相应的分支，这种栓塞称为交叉性栓塞。

（五）逆行性栓塞

在罕见的情况下，会发生逆行性栓塞，如下腔静脉内的栓子，在剧烈咳嗽、呕吐等胸、腹腔内压力增加时,可能逆血流方向运行,栓塞下腔静脉的所属分支。

二、栓塞的类型与对机体的影响

栓塞对机体的影响与栓子的种类、大小、多少,栓塞部位以及侧支循环建立情况有关。常见的栓塞类型如下。

(一)血栓栓子栓塞

血栓栓子栓塞是指由血栓或血栓的一部分脱落引起的栓塞,约占所有栓塞的99%。

1.肺动脉栓塞

栓子大多数来自下肢深部静脉,特别是腘静脉、股静脉或髂静脉,少数来自盆腔静脉及右心的附壁血栓。对机体的影响为:①栓子较小且数量少时,常栓塞到肺下叶的肺动脉小分支。因肺具有肺动脉和支气管动脉双重的血液供应,一般不会引起严重后果;如果在肺动脉小分支栓塞前,已有严重的肺淤血,微循环内压增高,使支气管动脉供血受阻,则会引起肺组织的出血性梗死。②血栓栓子较大,栓塞肺动脉主干或大分支(较长的栓子可栓塞左右肺动脉干,称为肺动脉栓塞症),患者可突然出现呼吸困难、发绀、休克,甚至猝死。

肺动脉栓塞引起猝死的机制可能与肺动脉机械性阻塞,血栓刺激动脉内膜引起的神经反射和血栓释出的血栓素 A_2(TXA$_2$)和5-羟色胺(5-HT),导致肺动脉、支气管动脉和冠状动脉广泛痉挛以及支气管痉挛,引起急性肺动脉高压、右侧心力衰竭和窒息等有关。

2.体循环动脉栓塞

栓子大多数来自左心,如亚急性细菌性心内膜炎时心瓣膜赘生物、二尖瓣狭窄时左心房的附壁血栓等,栓子随动脉血流运行至小动脉分支,引起栓塞。动脉系统栓塞以下肢、脑、肾和脾的栓塞较常见。其后果取决于栓子的大小、栓塞部位、局部侧支循环建立情况以及组织对缺血的耐受性,可引起局部组织梗死。

(二)脂肪栓塞

循环血流中出现脂肪滴阻塞血管,称为脂肪栓塞。常见于长骨粉碎性骨折或严重脂肪组织挫伤时,骨髓或脂肪组织的脂肪细胞破裂释出脂滴,脂滴通过破裂的静脉进入血流,引起脂肪栓塞。

脂肪栓塞常见于肺、脑等器官,少量脂滴入血,可被吞噬细胞吞噬,不会产生严重后果。部分脂肪滴进入肺血管,可损伤肺微血管内皮细胞,使血管壁通透性增高,引起肺水肿、肺出血。直径小于 $20\mu m$ 的脂滴可通过肺毛细血管或肺内动静脉短路进入体循环,引起脑、肾、皮肤等处栓塞。栓塞在大脑,可引起脑水肿、出血和梗死,患者可出现烦躁不安、头痛、幻觉,甚至昏迷等。

(三)气体栓塞

气体栓塞是指大量空气迅速进入血液循环或原溶解于血液中的气体迅速游离出来形成气泡,阻塞血管或心腔的现象。气体栓塞可分为空气栓塞和氮气栓塞。

1.空气栓塞

空气栓塞多由于静脉损伤破裂,外界空气由破裂口处进入静脉而引起。临床常见于头、颈、胸壁和肺的创伤或手术损伤锁骨下静脉和颈静脉时,因吸气时这些静脉内是负压,大量空气可迅速被吸入静脉,随血流到达右心,引起栓塞;另外,加压输液、输血、输卵管通气、人工气胸或气腹损伤静脉时,也可引起空气栓塞。

空气栓塞的后果取决于进入血液中气体量的多少和速度。少量空气入血可被溶解于血液中,不会引起严重后果。若大量空气(超过100mL)迅速进入静脉,随血流进入右心后,因心脏搏动,空气和血液经搅拌形成可压缩的血气泡沫充满心腔,阻碍静脉血回流和向肺动脉的输出,则会导致严重的循环障碍而引发猝死。

2.氮气栓塞

氮气栓塞是指人体从高气压环境急速转入常压或低气压环境时,溶解于血液、组织液和脂肪组织中的气体(主要是氮气)迅速游离形成气泡引起的气体栓塞。氮气栓塞主要见于潜水员从深海迅速浮出水面或飞行员从地面快速升空而机舱密封不严时,因此又称为减压病或潜水员病。本病是由于在体外气压骤然降低的情况下,原来溶解于血液、组织液中的气体很快游离出来形成气泡所致,其中氧气和二氧化碳很快又被溶解吸收,而氮气溶解较慢,可在血液或组织中形成小气泡或互相融合成大气泡,于是在血管内形成氮气栓塞,可引起缺血和梗死。

(四)羊水栓塞

羊水栓塞是分娩过程中一种罕见而严重的并发症,病死率大于80%。在分娩过程中如胎盘早期剥离,又有羊膜破裂,尤其有胎儿阻塞产道时,子宫强烈收缩,宫腔内压增高,羊水被挤入裂开的静脉窦内,然后随血流进入母体右心,经血液循环进入肺动脉分支及肺泡壁毛细血管内引起栓塞。镜下观察:肺动脉小分支及毛细血管中有纤维蛋白性血栓及角化的鳞状上皮细胞、胎毛、胎脂、胎便等。本病发病急,后果严重,临床上表现为产妇突然出现呼吸困难、发绀、休克,甚至在分娩过程中或分娩后突然死亡。猝死的机制:①羊水中胎儿的代谢产物入血引起母体发生过敏性休克;②羊水栓子阻塞肺动脉分支及羊水内含有的血管活性物质引起血管反射性痉挛;③羊水具有凝血致活酶的作用引起DIC。

(五)其他栓塞

①细菌及寄生虫栓子栓塞:含有大量细菌的血栓侵入血管或淋巴管后,引起管腔阻塞,导致炎症扩散;②瘤细胞栓塞:恶性肿瘤细胞侵入血管时,栓塞血管,造成肿瘤的转移。

第三章　炎症

第一节　炎症的概念和原因

一、炎症的概念

炎症是具有血管系统的活体组织对各种致炎因子引起的局部组织损伤所发生的防御反应。炎症局部组织的基本病理变化有变质、渗出和增生。临床局部表现为红、肿、热、痛和功能障碍，并伴有不同程度的全身反应，如发热、外周血白细胞计数改变、单核吞噬细胞系统增生等。

炎症是一种十分常见且重要的病理过程，人类的许多疾病，如肺炎、风湿病、各种传染病等都属于炎症性疾病。血管反应是炎症过程的中心环节，主要特征是液体渗出和白细胞渗出。炎症是机体的防御性反应。炎症时机体的变化，有利于局限、消除致炎因子，清除坏死组织，修复组织损伤。但炎症过程中发生的一些反应有时也会引起组织和细胞的损伤，给机体带来不同程度的危害，如心包炎时，心包腔内纤维素性渗出物机化可引起缩窄性心包炎而影响心功能；脑膜炎时，可因蛛网膜下隙大量渗出物积聚引起颅内压升高，甚至形成脑疝。医务工作者在临床实践中正确认识炎症有着重要意义。

二、炎症的原因

(一)原因

任何能引起组织损伤的因素均可成为炎症的原因，即致炎因子。致炎因子种类繁多，可归纳为以下几类。

1.生物性因素

如细菌、病毒、立克次体、螺旋体、支原体、真菌和寄生虫等，这是最常见、最重要的致炎因子。由生物病原体引起的炎症又称为感染，其中病原生物体经一定的途径可以在易感人群中传播，甚至发生广泛流行的疾病称为传染病。

2.物理性因素

如高温(烧伤、烫伤)、低温(冻伤)、放射线、紫外线和机械性创伤等。

3.化学性因素

如强酸、强碱等腐蚀性物质、组织坏死产生的分解产物和某些病理情况下蓄积于体内的代谢产物如尿酸、尿素等。

　　4.免疫反应

　　免疫反应异常时所造成的组织损伤可形成炎症,如过敏性鼻炎、荨麻疹和某些类型的肾小球肾炎等。

　　致炎因子作用于机体是否发生炎症以及炎症反应的强弱不仅与致炎因子的性质、强度和作用时间等有关,还与机体本身的防御功能状态和对致炎因子的敏感性有关。

第二节　炎症的基本病理变化

　　炎症的基本病理变化包括变质、渗出、增生三种改变。一般来说,炎症早期和急性炎症通常以变质和渗出为主,炎症后期和慢性炎症通常以增生为主。

一、变质

　　变质是指炎症局部组织发生的变性和坏死。变质既可以发生于实质细胞,又可以发生于间质,实质细胞表现为:细胞水肿、脂肪变性、凝固性坏死或液化性坏死等改变;间质表现为:结缔组织发生黏液样变性、玻璃样变性、纤维素样坏死等。变质是由致炎因子直接作用或由血液循环障碍和炎症反应产物(炎症介质)的间接作用引起的,因此变质的轻重取决于致炎因子的种类、数量、毒力和机体反应性两个方面。变质的组织不仅形态结构发生改变,同时伴有代谢和功能障碍。如分解代谢增强,继而发生局部酸中毒、组织渗透压升高及炎症介质释放等一系列代谢变化,也为炎性渗出过程提供了重要的条件。

二、渗出

　　渗出是指炎症局部血管内的液体、纤维素、蛋白质和各种炎症细胞等成分通过血管壁进入组织间隙、体腔、体表及黏膜表面的过程。渗出的液体和细胞成分,称为渗出物。渗出包括血管反应、液体渗出和白细胞渗出。

(一)血管反应

　　致炎因子作用于局部组织后,很快发生局部微循环的血流动力学变化,一般按下列顺序发生。

　　1.细动脉短暂痉挛收缩

　　机体受到致炎因子作用后,立即出现局部细动脉的短暂痉挛收缩,仅持续数秒,是通过神经反射使肾上腺素能神经纤维兴奋所致。

　　2.细动脉和毛细血管扩张

　　细动脉短暂痉挛后,通过神经轴突反射和炎症介质的释放,使细动脉和毛细血管扩张,局部血流量增多、血流速度加快,形成动脉性充血,即炎性充血,是局部发红和发热的原因。可持续数秒至数小时不等。

　　3.血流速度减慢

　　随着炎症的继续发展,逐渐出现毛细血管静脉端、小静脉的扩张以及毛细血管床的大量开放,血流逐渐缓慢,甚至停滞。炎症区血流由快变慢的原因:①细静脉、毛细血管网广泛开放;②炎症介质的释放使血管壁的通透性升高、血液中的液体不断渗出,使血液浓缩、黏稠度增加;③炎症区局部酸中毒,使血管内皮细胞肿胀、白细胞附壁致血流阻力增加;④炎性渗出物对静脉的压迫。血流动力学改变是炎症反应的中心环节,为白细胞渗出提供了条件。

(二)液体渗出

液体渗出是在炎性充血和淤血的基础上,血管内富含蛋白的液体成分通过细静脉和毛细血管壁渗出到血管外的过程。渗出的液体称为渗出液。渗出的液体聚积于组织间隙引起局部组织肿胀,称为炎性水肿。渗出的液体聚积于体腔内,称为体腔积液。致炎因子的种类或血管壁受损的程度不同,渗出液的成分也不同。血管损伤轻时,渗出液主要为水、盐类和分子较小的白蛋白;血管壁受损严重时,分子较大的纤维蛋白原也可渗出到血管外,渗出的纤维蛋白原在坏死组织释放的组织因子作用下,可形成丝状的纤维蛋白,即纤维素。

渗出液与非炎症(如淤血)时形成的漏出液都可造成组织水肿和体腔积液,两者的成分和性质不同,区别渗出液和漏出液,对一些疾病的诊断及治疗有一定帮助(表 3-1)。

表 3-1　渗出液与漏出液的区别

项目	渗出液	漏出液
原因	炎症	非炎症
蛋白质	$>25g/L$	$<20g/L$
细胞数	$>0.5×10^9/L$	$<0.1×10^9/L$
比重	>1.018	<1.018
蛋白定性试验	阳性	阴性
透明度	混浊	澄清
凝固性	能自凝	不能自凝

1.液体渗出机制

液体渗出机制是血管壁通透性升高、血管内流体静压升高以及组织渗透压升高三者共同作用的结果。

(1)血管壁通透性升高:主要发生在微静脉和毛细血管静脉端。其发病机制与以下因素有关。①内皮细胞收缩,炎症介质作用于内皮细胞受体,使内皮细胞迅速收缩。②内皮细胞损伤,严重烧伤、化脓菌感染、释放蛋白水解酶等可直接损伤血管内皮细胞。③穿胞作用增强,在内皮细胞连接处附近有相互连接的囊泡构成的囊泡体,形成穿胞通道,富含蛋白的液体通过穿胞通道到达血管外,称为穿胞作用。炎症时,某些炎症介质或致炎因子使穿胞通道的数目和大小增加,从而增加血管壁的通透性。④新生毛细血管壁的高通透性,炎症修复过程中,新生毛细血管内皮细胞分化不成熟,具有较高通透性。

(2)血管内流体静压升高:炎症局部微循环的血管反应,出现了毛细血管和细静脉扩张、淤血,使毛细血管内流体静压升高,促使液体从血管内渗出。

(3)组织渗透压升高:炎症灶局部分解代谢增强、坏死组织崩解,大分子物质被分解为小分子物质,使组织胶体渗透压升高,血管内的液体渗出到血管外,进入局部组织或体腔。

2.液体渗出对机体的影响

(1)对机体有利方面：①渗出的液体可以稀释毒素、减轻毒素对局部组织的损伤。②渗出的液体为局部组织细胞带来氧和营养物质,并带走代谢产物。③渗出物内含有抗体、补体等物质,有利于消灭病原体。④渗出物中纤维素互相交织成丝网状,可限制病原微生物扩散,并使病灶局限化;同时也有利于吞噬细胞游走而发挥吞噬作用;在炎症后期纤维素网架还可以成为修复的支架,有利于成纤维细胞产生胶原纤维。⑤渗出物中的病原微生物和毒素随淋巴液至局部淋巴结,可刺激机体发生体液免疫和细胞免疫反应。

(2)对机体不利方面：①组织内渗出液过多时可导致血管受压,常常加重局部的血液循环障碍;②渗出液过多,如心包腔积液和胸腔积液可压迫心脏和肺组织,急性喉头水肿可导致窒息等;③渗出液内纤维素吸收不良可发生粘连、机化,如心包粘连等,影响器官功能;④渗出液中的毒素及病原微生物被吸收,能引起机体全身中毒症状及炎症的扩散。

(三)白细胞渗出

白细胞渗出是各种白细胞通过血管壁主动到达血管外的过程。渗出到血管外的这些白细胞称为炎细胞。炎细胞聚集到组织间隙的现象,称为炎细胞浸润,是炎症反应的重要形态学标志。炎症最重要的功能是将炎细胞输送到炎症灶,炎细胞的吞噬作用是炎症防御的主要环节。

1.渗出过程

白细胞的渗出是一个极其复杂的连续过程,经历边集、附壁与黏着、游出和趋化作用等阶段,才能到达炎症区域发挥吞噬作用。

(1)边集:当血管扩张、血流速度减慢,甚至停滞时,轴流变宽,白细胞从轴流逐渐进入边流,接近血管壁,称为白细胞边集或靠边。

(2)附壁与黏着:靠边的白细胞开始沿着内皮细胞表面缓慢向前滚动,以后停留并贴附在内皮细胞表面,称为白细胞附壁或黏着。

(3)白细胞的游出:黏附的白细胞通过血管壁进入周围组织间隙的过程,称为白细胞游出。黏附于内皮细胞表面的白细胞首先沿着内皮细胞表面缓慢移动,在内皮细胞连接处伸出伪足,整个胞体以阿米巴样运动的方式逐渐从内皮细胞之间挤出,到达内皮细胞和基膜之间,停留片刻,再以同样的方式穿过基膜到达血管外。

白细胞的游出是主动过程,一个白细胞游出需要 2~12min。白细胞游出后,血管内皮细胞的连接和基底膜恢复正常。游出到血管外的白细胞,就不能再回到血管内。游出的白细胞开始围绕在血管周围,以后沿组织间隙向病灶中心游动集中。中性粒细胞、单核细胞、嗜酸性粒细胞、嗜碱性粒细胞和淋巴细胞都以同样的方式游出血管壁。中性粒细胞运动能力最强,游走速度最快;淋巴细胞运动能力最弱,游走速度最慢。

2.趋化作用

是指白细胞离开血管后,向着炎症区域化学刺激物所在部位做单一定向的移动。使白细胞定向移动的化学刺激物称为趋化因子。趋化因子可以是外源性的细菌产物,也可以是内源性的补体成分、白细胞三烯、细胞因子等炎症介质。趋化因子的作用具有特异性,化脓菌对中性粒细胞有趋化作用,病毒对淋巴细胞有趋化作用;过敏反应和寄生虫对嗜酸性粒细胞有趋化作用。不同细胞对趋化因子的反应性也不同,中性粒细胞对趋化因子反应敏捷,单核细胞次之,而淋巴细胞则反应迟缓。

3.吞噬作用

吞噬作用是指白细胞在炎症灶内吞噬、杀灭、消化病原体和组织碎片的过程。吞噬细胞有两种,一种是中性粒细胞,另一种是单核细胞。白细胞的吞噬作用是一个极其复杂的过程,包括识别黏着、吞入、杀伤降解三个阶段。

(1)识别黏着:异物或病原体必须被调理素包裹才能被吞噬细胞识别。调理素是存在于血清中能增强吞噬细胞吞噬功能的蛋白质,包括抗体 Fc 段和补体 C3b 等,吞噬细胞表面有相应的受体,通过抗体或补体与相应受体结合,异物或病原体黏着在吞噬细胞的表面。

(2)吞入:异物或病原体黏着在吞噬细胞表面后,吞噬细胞相应部位出现凹陷,两端胞膜伸出伪足将异物或病原体包围,伪足相互融合,形成由吞噬细胞膜包围异物或病原体的泡状小体,即吞噬体。吞噬体逐渐脱离细胞膜进入吞噬细胞内部,并与初级溶酶体融合,形成吞噬溶酶体,异物或病原体在吞噬溶酶体中被杀伤降解。

(3)杀伤降解:进入吞噬溶酶体的异物或病原体主要是被溶酶体酶和具有活性的氧代谢产物杀伤的。病原体被杀死后,可被溶酶体内酸性水解酶降解。

4.炎细胞的种类和功能

(1)中性粒细胞:小吞噬细胞,具有较强的运动能力,游出早而且快,故常出现在急性炎症、炎症早期及化脓性炎症时。中性粒细胞具有比较强的吞噬能力,能吞噬多种球菌、坏死组织碎片以及抗原抗体复合物,依靠其细胞内的酸性水解酶、中性蛋白酶和溶菌酶等发挥杀伤、降解作用。

中性粒细胞完成吞噬作用后很快死亡,死亡崩解后释放出各种蛋白水解酶,溶解坏死组织和纤维素等渗出物。

(2)嗜酸性粒细胞:运动能力弱,有一定的吞噬能力,可吞噬抗原抗体复合物。主要见于炎症的后期、寄生虫感染及某些超敏反应性疾病(如哮喘、过敏性鼻炎等)。

(3)单核细胞和巨噬细胞:又称为大吞噬细胞。大多来自血液的单核细胞,也有一部分来自组织内,具有很强的吞噬能力,可以吞噬中性粒细胞不能吞噬的较大病原体、坏死组织碎片、异物、抗原抗体复合物等。同时,还参与机体的免疫反应,处理抗原信息。巨噬细胞可因吞噬物的不同而发生演变,可演变为上皮样细胞(吞噬结核杆菌)、泡沫细胞(吞噬脂类物质)、风湿细胞(吞噬黏液样变和纤维素样坏死物)、伤寒细胞(吞噬伤寒杆菌、细胞碎片和受损红细胞)等;当遇到吞噬物体积太大而吞噬有困难时,巨噬细胞可以通过细胞融合形成多核巨噬细胞(可达几十或上百个核),即朗汉斯巨细胞或异物巨细胞。

巨噬细胞寿命较长,可生存数周,甚至数月,常出现在急性炎症后期、慢性炎症、非化脓性炎症以及病毒和原虫感染时,如被吞噬的细菌毒力较强,不能被消化时则可在吞噬细胞内继续繁殖,并能随吞噬细胞游走造成病原微生物在患者体内广泛播散。

(4)淋巴细胞和浆细胞:淋巴细胞运动能力最弱,无趋化性,也无吞噬作用,是参与免疫反应的主要细胞。常出现在病毒感染和慢性炎症中。浆细胞无趋化性和吞噬作用,能产生和释放抗体,参与体液免疫反应,主要见于慢性炎症。

(5)嗜碱性粒细胞和肥大细胞:嗜碱性粒细胞来自血液,肥大细胞主要分布在全身结缔组织内的血管周围,这两种细胞在形态和功能上有很多相似之处,细胞质中均含有粗大的嗜碱性颗粒。脱颗粒后,释放出肝素、组胺等,肥大细胞可释出 5-羟色胺,多见于超敏反应性炎症。

三、增生

增生是指在致炎因子、组织崩解产物或某些生长因子的作用下,炎症局部实质细胞和间质的细胞可发生增生。实质细胞增生如鼻黏膜上皮细胞和腺体的增生,慢性肝炎中肝细胞的增生。间质细胞的增生主要有巨噬细胞、血管内皮细胞和成纤维细胞的增生,增生的成纤维细胞可产生大量的胶原纤维,具有修复的作用。炎症增生具有限制炎症扩散和修复作用,但过度或异常的增生可破坏原有组织器官的结构和功能,如慢性肝炎后引起肝硬化。一般在炎症后期或慢性炎症时增生现象较显著。但某些炎症性疾病的早期,就可有明显的细胞增生,如急性弥散性增生性肾小球肾炎时肾小球的毛细血管内皮细胞和系膜细胞明显增生,伤寒时全身单核巨噬细胞系统的增生。

综上所述,任何炎症都具有变质、渗出、增生三种基本病理变化。渗出是炎症的特征性病变,通过一系列复杂的血管反应和炎症介质的作用,所渗出的成分共同完成机体对损伤的防御反应,变质是损伤因子和渗出反应所致的组织损伤病变,增生是对损伤的修复。但由于致炎因子的不同,机体反应性的不同,炎症的部位和发展阶段的不同,有的炎症以变质为主,有的以渗出为主,有的则以增生为主。

第三节 炎症介质与炎症的临床类型

一、炎症介质

(一)概述

炎症反应中除早期有神经介导作用外,化学物质的介导非常重要。炎症的血管反应和白细胞反应都是通过一系列化学因子的作用实现的。参与或介导炎症发生的化学因子称炎症介质,又称化学介质,其特点是:生物活性作用强,种类多,相互间有一定联系,有的介质能激活或放大另一介质的作用或通过靶细胞释出新的介质,对原介质起协同或拮抗作用。

炎症介质可来自血浆和细胞。来源于血浆的炎症介质主要在肝脏合成,是以前体形式存在,经一系列蛋白酶水解而具有生物活性;来源于细胞的炎症介质通常存在于细胞内颗粒中,经刺激而分泌或代谢后发挥生物活性作用。多数炎症介质通过与靶细胞表面的受体结合发挥其生物活性作用,作用于靶细胞后可进一步引起靶细胞产生次级炎症介质,使初级炎症介质的作用放大或改变。介质可作用于一种或多种靶细胞,作用于不同的细胞、组织发挥不同的效应。炎症介质一经激活或释放到细胞外,半衰期很短,迅速被酶降解灭活或被拮抗分子抑制或清除,从而达到新的平衡。

(二)分类

1.细胞释放的炎症介质

(1)血管活性胺:包括组胺和 5-羟色胺(5-HT)。前者主要存在于肥大细胞和嗜碱性粒细胞的颗粒中,也存在于血小板,可使细动脉扩张和细静脉通透性增加。5-HT主要存在于血小板和内皮细胞,引起血管收缩。

(2)花生四烯酸代谢产物:包括前列腺素(PG)和白细胞三烯(LT),参与炎症和凝血反应。

(3)血小板激活因子(PAF):是磷脂类炎症介质,具有激活血小板、增加血管通透性及支气管收缩等作用。

(4)细胞因子:是由多种细胞产生的多肽类物质,主要由激活的淋巴细胞和单核巨噬细胞产生,也可来自内皮细胞和结缔组织,参与免疫反应和炎症反应。

(5)白细胞溶酶体酶:存在于中性粒细胞和单核细胞溶酶体颗粒内的酶,可以杀伤和降解吞噬的微生物,造成组织损伤。

(6)一氧化氮(NO):由内皮细胞、巨噬细胞和脑内某些神经细胞产生,可杀伤病原微生物,是宿主抗感染的炎症介质。

(7)神经肽:如P物质,是小分子蛋白,可传导疼痛,引起血管扩张和血管通透性增加。

2.血浆中的炎症介质

(1)激肽系统:激肽系统的激活最终产生缓激肽,可以使细动脉扩张、血管通透性增加、支气管平滑肌收缩并可引起疼痛。缓激肽形成的中心环节是Ⅻ因子的激活。

(2)补体系统:是具有酶活性的一组蛋白质,在脾脏、淋巴结和骨髓合成,可通过几种不同途径激活,不仅参与血管反应也可使白细胞激活、黏附及趋化,增强吞噬作用和细菌杀伤作用。

(3)凝血系统:炎症时由于各种刺激,第Ⅻ因子被激活,同时启动凝血和纤维蛋白溶解系统,使凝血酶原转为凝血酶,后者使纤维蛋白原变为纤维蛋白,在此过程中,释放纤维蛋白多肽。

主要炎症介质的种类及其生物学作用归纳(表3-2)。

表3-2 炎症中主要介质及其作用

作用	主要炎症介质
血管扩张	组胺、缓激肽、前列腺素(PGE$_2$、PGD$_2$、PGF$_2$、PGI$_2$)、NO
血管壁通透性升高	组胺、缓激肽、补体(C$_{3a}$、C$_{5a}$)、白细胞三烯(LTC$_4$、LTD$_4$、LTE$_4$)、PAF、活性氧代谢产物、P物质
趋化作用	C$_{5a}$、LTB$_4$、细菌产物、中性粒细胞阳离子蛋白、细胞因子(IL-8、TNF)
发热	细胞因子(IL-1、IL-6、TNF)、PG
疼痛	PGE$_2$、缓激肽
组织损伤	氧自由基、溶酶体酶、NO

二、炎症的临床类型

临床上根据炎症发生的缓急和持续时间的长短,将炎症分为四种类型。

(一)超急性炎症

呈暴发性经过,整个病程仅数小时至数日,炎症反应急剧,短期内就可引起组织器官严重损害,甚至导致机体死亡。多属于超敏反应性损害,如器官移植排斥反应,可在血管接通后数分钟内导致移植组织和器官发生严重破坏。

（二）急性炎症

起病急,病程一般持续数日至1个月。炎症局部常以变质和渗出性改变为主,除少数疾病外,增生性变化不明显,渗出和浸润的炎细胞以中性粒细胞为主。

（三）慢性炎症

发展缓慢,病程持续数月,甚至数年。多由急性炎症迁延而来,也可一开始即为慢性炎症。局部以增生性改变为主,变质和渗出性变化较轻微。渗出和浸润的炎细胞以淋巴细胞、浆细胞和单核细胞为主。当机体抵抗力降低,病原刺激增强或再感染时,可在慢性炎症的基础上发生急性炎症反应,称为慢性炎症急性发作。

（四）亚急性炎症

介于急性炎症和慢性炎症之间,病程为1个月至数月,多由急性炎症转变而来。另外,也与致炎因子有关,如由毒力较弱的草绿色链球菌引起的感染性心内膜炎常呈亚急性经过。

第四节　炎症的局部表现和全身反应

一、局部表现

炎症局部的表现以体表急性炎症最为明显,表现为红、肿、热、痛和功能障碍。

（一）红

炎症早期由于动脉性充血,血液内氧合血红蛋白增多,局部呈鲜红色;后期因静脉性充血,血流缓慢,还原血红蛋白增多,局部呈暗红色。

（二）肿

急性炎症时,局部肿胀主要是由于局部扩张充血,炎性渗出物聚集所致。慢性炎症时,局部肿胀主要与局部细胞增生有关。

（三）热

是指炎症局部组织的温度升高。这是由于炎症局部动脉性充血,血流速度增快,血流量增多,局部组织分解代谢增强,产热增多引起的。

（四）痛

炎症时疼痛的原因:①炎症时组织内产生的炎症介质(前列腺素、缓激肽、5-羟色胺等)的致痛作用;②炎症时局部组织分解代谢增强,钾离子、氢离子浓度升高,刺激神经末梢而引起疼痛;③炎症时局部组织肿胀,组织张力增高,压迫或牵拉神经末梢,引起疼痛。

（五）功能障碍

炎症时功能障碍的原因:①实质细胞变性、坏死,代谢障碍;②渗出物压迫、阻塞;③局部疼痛。

二、全身反应

严重的局部病变,特别是病原生物性因素引起的炎症,因病原微生物在体内蔓延扩散常有显著的全身反应,它们往往是严重感染的指征。

(一)发热

多见于病原微生物所致的炎症。外源性致热原(如革兰氏阴性细菌的内毒素)激活白细胞释放 IL-1、IL-6 和 TNF 等(内源性致热原),后者进入脑内或通过 PGE_2、NO 等释放,作用于下丘脑体温调节中枢使体温升高。一定程度的体温升高使机体代谢增强,加速抗体形成和增强单核巨噬细胞系统的吞噬功能,有效地抑制病原体生长繁殖和活动,并加强肝脏的解毒功能,具有一定的防御意义。但体温过高或长期发热,将影响机体代谢过程,引起各系统特别是中枢神经系统功能紊乱。

(二)外周血中白细胞变化

绝大多数炎症时,由于 IL-1 和 TNF 等细胞因子刺激骨髓,促进白细胞增生和释放,临床上表现为外周血中白细胞计数增加,严重感染时外周血中常出现幼稚的杆状核中性粒细胞(血液涂片中称此为"核左移"现象)。不同原因引起的炎症增多的白细胞种类不同,如急性化脓性炎症以中性粒细胞增多为主;慢性炎症和某些病毒感染以淋巴细胞和单核细胞增多为主;寄生虫感染和过敏反应以嗜酸性粒细胞增多为主。但有些炎症外周血白细胞计数反而减少,如伤寒杆菌、流行性感冒病毒、肝炎病毒、立克次体引起的炎症。当患者抵抗力低下时,白细胞增多可不明显,甚至减少,预后则较差。

第五节 炎症的结局

致炎因子引起的损伤与抗损伤的斗争贯穿炎症全过程,决定着炎症的结局。

一、痊愈

多数情况下,随着机体抵抗力逐渐增强或经过适当治疗,致炎因子被消除,炎性渗出物可逐渐被吸收,坏死组织被溶解、液化,通过淋巴管、血管吸收或排出体外。受损的组织通过周围健康组织细胞再生而修复,病变趋向痊愈。修复后的组织如果形态结构和功能完全恢复,称为完全痊愈;如果伴有瘢痕组织形成或遗留病变,则称为不完全痊愈。

二、炎症迁延

当机体抵抗力低下、治疗不彻底或致炎因子不能被彻底清除而持续作用于机体时,炎症最终由急性转变为慢性。有些慢性炎症病程可长期迁延不愈,如慢性支气管炎,可迁延数十年。

三、炎症播散

当机体抵抗力差、病原微生物数量多、毒力强时,则可在机体内大量生长繁殖并可产生毒素,沿组织间隙、器官的自然管道或沿血管、淋巴管向周围或全身蔓延,造成炎症的蔓延播散。

(一)局部蔓延

炎症区的病原微生物可沿组织间隙或器官的自然管道向周围组织和器官蔓延扩散。如肺结核病,结核杆菌可沿组织间隙和细支气管向周围肺组织蔓延使病灶扩大;肾结核可沿泌尿道下行蔓延,引起输尿管、膀胱和尿道结核。

(二)淋巴道播散

病原微生物侵入淋巴管,可引起淋巴管炎.随淋巴流至局部淋巴结,引起局部淋巴结炎。如足部被毒蛇咬伤后,下肢因浅表淋巴管炎可出现红线,腹股沟淋巴结也因炎症增大,伴有疼痛。

(三)血道播散

炎症病灶内的病原微生物或其产生的毒性产物可经血道、淋巴道进入血液循环,导致全身播散。

1. 菌血症

菌血症是指细菌由炎症灶经淋巴管或血管入血,不产生毒素。患者无全身中毒症状,临床做血培养可查到细菌。常见于炎症早期,如大叶性肺炎、肠伤寒等。

2. 毒血症

毒血症是指细菌产生的毒素或毒性代谢产物入血,而细菌并不入血。临床上常出现高热、寒战、休克等全身中毒症状,同时伴有心、肝、肾等实质细胞的变性或坏死,严重时可出现中毒性休克。血培养查不到细菌。

3. 败血症

败血症是指毒力强的细菌进入血中,大量生长繁殖并产生毒素,引起全身中毒症状。患者除有毒血症的表现外,常出现皮肤和黏膜的出血点以及脾、全身淋巴结增大,严重者可因中毒性休克而死亡。临床上,常见的致病菌为葡萄球菌、脑膜炎双球菌等,血培养常可查到细菌。

4. 脓毒败血症

脓毒败血症是指化脓菌引起的败血症进一步发展可形成脓毒败血症(又称为脓毒血症)。此时不但有败血症的表现,化脓菌还可随血流到达全身各处,栓塞于组织器官的毛细血管,导致局部组织坏死、液化而形成多发性小脓肿,称为栓塞性脓肿,常见于肺、肾等器官。

第四章 肿瘤

第一节 肿瘤的概念

肿瘤是危害人类健康最严重的一类常见病、多发病。近年来的统计资料显示,恶性肿瘤已成为城市居民疾病死亡的首要原因。

肿瘤依其生物学特性及其对机体的危害程度分为良性肿瘤和恶性肿瘤两大类。恶性肿瘤一般俗称为"癌症",癌是指起源于上皮组织的恶性肿瘤,而起源于间叶组织的恶性肿瘤称为肉瘤。我国最常见的恶性肿瘤有:胃癌、肝癌、肺癌、食管癌、大肠癌、白血病、淋巴瘤、子宫颈癌、鼻咽癌、乳腺癌等。由于恶性肿瘤的危害严重,因此肿瘤的早期诊断、治疗和预防仍是生物医学领域十分重要的任务。

肿瘤是机体在各种致瘤因素作用下,局部组织细胞在基因水平上失去对生长的正常调控,导致异常增生而形成的新生物,这种新生物常表现为局部肿块。

肿瘤细胞是由正常细胞转化而形成的,肿瘤形成是机体细胞异常增生的结果。这种导致肿瘤形成的细胞增生方式,称为肿瘤性增生。肿瘤性增生是与机体不协调的异常增殖,和正常细胞的增生即非肿瘤性增生,有明显的区别:①肿瘤细胞生长旺盛,失去控制,具有相对的自主性,即使致瘤因素的作用已不存在,仍能持续性生长;而非肿瘤性增生,增生的原因一旦消除后就不再继续增生。②肿瘤细胞在形态、代谢和功能上不同程度地丧失了分化成熟的能力;而增生的组织细胞能分化成熟,并在一定程度上能够恢复原来正常组织细胞的形态、代谢和功能。③肿瘤细胞的增殖一般是克隆性的。一个肿瘤细胞群,往往是由单个发生了肿瘤性转化的亲代细胞经过反复分裂增殖产生的子代细胞所组成,这一特点称为肿瘤的克隆性。

第二节 肿瘤的特征

一、肿瘤的一般形态与组织结构

(一)肿瘤的大体形态

1.形态

肿瘤的形态多样,可因肿瘤的组织类型、生长部位、生长方式和良、恶性不同而异,如息肉状、乳头状、结节状、分叶状、囊状、浸润性和溃疡状。

2. 体积

肿瘤的体积大小差别很大。有的肿瘤极小,仅在显微镜下才能发现,如原位癌。有些肿瘤可重达数千克甚至数十千克,如卵巢囊腺瘤。肿瘤的体积与其性质、生长时间和生长部位密切相关。良性肿瘤生长时间可以很长,体积可以较大;相反,恶性肿瘤因生长迅速,对机体的危害性大,常在体积较小时已被发现或较早发生转移甚至危及生命,故一般不会长得太大。

3. 颜色

肿瘤的颜色与其起源组织的颜色近似,多数呈灰白或灰红色,但若肿瘤发生继发性出血、坏死等则呈暗红色或黑色。如:纤维组织形成的肿瘤,切面多呈灰白色;脂肪瘤呈淡黄色;血管瘤呈红色;黑色素瘤可呈黑褐色。

4. 质地

各类肿瘤的质地不同,如脂肪瘤质软、平滑肌瘤质韧、骨肿瘤质硬。肿瘤实质成分多或有出血、坏死、囊性变时较软,间质成分多或出现钙化则较硬。因此肿瘤的质地与起源组织、肿瘤实质与间质的比例及有无继发性变化有关。

5. 数目

肿瘤数目不等,通常为一个,称单发性肿瘤,如胃癌;少数肿瘤也可以是多发,称多发性肿瘤,如神经纤维瘤。

(二)组织结构

肿瘤组织分为肿瘤实质和间质两部分。临床上通过观察肿瘤的组织结构,尤其是肿瘤的实质来决定肿瘤的病理诊断。

1. 肿瘤的实质

肿瘤的实质即肿瘤细胞,是肿瘤的主要成分,决定了肿瘤的性质、组织来源及分化程度等。一般来说,一种肿瘤只有一种实质,如平滑肌瘤、肝细胞癌等。少数肿瘤可有两种或两种以上实质成分,如畸胎瘤、乳腺纤维腺瘤等。

2. 肿瘤的间质

肿瘤的间质成分不具有特异性,主要由结缔组织和血管组成,对肿瘤的实质起着支持和营养的作用。肿瘤细胞能刺激血管生成,这是肿瘤能够持续生长的重要因素。肿瘤的间质中可有多少不等的淋巴细胞等浸润,可能与机体对肿瘤组织的免疫反应有关。

二、肿瘤的代谢特点

肿瘤组织比正常组织代谢旺盛,尤其是恶性肿瘤更为明显。其在物质代谢和能量利用方面与正常细胞有明显的差异。

(一)糖代谢

正常组织在大多数情况下通过糖的有氧分解获取能量,只有在缺氧时才进行无氧糖酵解。而肿瘤细胞无论在有氧或缺氧条件下,均以糖酵解增强的方式获取能量。糖酵解过程中生成的能量和形成的中间产物被肿瘤细胞所利用,合成其不断增生所需的物质基础。

(二)蛋白质代谢

肿瘤组织的蛋白质合成及分解代谢都增强,但合成代谢超过分解代谢,甚至与机体正常细胞夺取营养,结果可导致癌症晚期患者处于严重消耗的状态。肿瘤组织还可以合成肿瘤蛋白,引起机体的免疫反应。例如肝细胞癌能合成胎儿肝细胞所产生的甲胎蛋白(AFP);结肠癌、直肠癌等癌细胞可产生癌胚抗原(CEA)。

(三)核酸代谢

肿瘤细胞核酸合成代谢增强,合成 DNA 和 RNA 聚合酶的活性均高于正常细胞,故 DNA 和 RNA 的含量在恶性肿瘤细胞均明显增高。DNA 与细胞的分裂和繁殖有关,RNA 与细胞的蛋白质合成有关。因此,核酸增多为肿瘤细胞迅速生长提供了物质基础。

(四)酶系统改变

一般来说,恶性肿瘤细胞中参与核苷酸、DNA、RNA 和蛋白质合成的酶活性增强。或者,恶性肿瘤还可出现某些酶的含量或酶活性发生改变。例如前列腺癌患者酸性磷酸酶明显增加;骨肉瘤及肝癌患者碱性磷酸酶增加,这些均有助于临床诊断。

三、肿瘤的异型性

肿瘤异型性是肿瘤组织的分化程度在形态学上的表现。分化是指一种幼稚细胞发育成各种具有特殊结构和功能的成熟细胞的过程。肿瘤组织在形态和功能上与某种正常组织的相似之处,也称肿瘤的分化。相似的程度称为肿瘤的分化程度。肿瘤组织结构和细胞形态与相应的正常组织有不同程度的差异,称为肿瘤的异型性。异型性小,表示肿瘤细胞与其来源的正常细胞相似,分化程度高,恶性程度低;而异型性大,表示肿瘤分化程度低,恶性程度高。肿瘤的异型性是诊断肿瘤良、恶性以及判断恶性肿瘤恶性程度的主要组织学依据。

肿瘤的异型性可表现在细胞形态与组织结构两方面。

(一)肿瘤细胞形态的异型性

良性肿瘤细胞分化较好,异型性小,常与其来源的正常细胞相似;恶性肿瘤细胞分化差,异型性大,与其来源的正常细胞形态相差甚远,表现为以下特点:

1.肿瘤细胞的多形性

恶性肿瘤细胞体积通常比起源组织的正常细胞大,且瘤细胞之间的大小和形态不一致,可出现瘤巨细胞;有些表现为原始的小细胞,如肺小细胞癌。

2.肿瘤细胞核的多形性

主要表现为:①肿瘤细胞核的体积多明显增大,胞核与胞质的比例接近 $1:1$(正常为 $1:4\sim1:6$)。②核的大小、形状不一,可出现双核、多核、巨核、扭曲的核、甚至怪异的细胞核。③核深染,染色质呈粗颗粒状,分布不均匀,常堆积在核膜下,使核膜增厚。④核仁明显,体积增大,数目增多可达 $3\sim5$ 个。⑤核分裂象常增多,可出现不对称性、多极性、顿挫性等病理性核分裂象。

3.肿瘤细胞胞质的改变

恶性肿瘤细胞内肿瘤性蛋白质的合成代谢明显增强,使核蛋白体增多而多呈嗜碱性。

(二)肿瘤组织结构的异型性

肿瘤组织结构的异型性是指肿瘤细胞在空间排列方式上与其起源的正常组织的差异。

良、恶性肿瘤都有不同程度的组织结构异型性,良性肿瘤表现为瘤细胞在分布和排列上的不规则,恶性肿瘤的组织结构异型性明显,表现为瘤细胞排列紊乱,失去正常结构、层次或极性。如食管鳞状细胞癌,鳞状上皮细胞排列显著紊乱;胃腺癌中腺上皮形成不规则的腺体。

四、肿瘤的生长

(一)肿瘤的生长方式

肿瘤的生长方式主要有3种。

1.膨胀性生长

膨胀性生长是大多数发生在器官内或深部组织良性肿瘤的生长方式。肿瘤分化较好,瘤细胞生长缓慢,不侵袭周围正常组织,瘤体在组织内如膨胀的气球,逐渐推开或挤压周围组织;肿瘤多呈结节状、分叶状,常有完整的包膜,与周围组织分界清楚,触诊时瘤体活动,易手术摘除,术后很少复发。

2.浸润性生长

浸润性生长是大多数恶性肿瘤的生长方式。肿瘤分化差,瘤细胞生长速度快,如树根长入泥土一样,侵入周围组织间隙、淋巴管或血管内,平面看像蟹足状;肿瘤常无包膜,与周围正常组织紧密连接而无明显边界,触诊时瘤体固定,活动度小,因而手术时不容易切除干净,容易切口附近复发。

3.外生性生长

外生性生长是体表、体腔或管道器官表面肿瘤的生长方式,肿瘤往往向表面突起形成乳头状、息肉状、菜花状肿物。良性肿瘤和恶性肿瘤都可呈外生性生长,但恶性肿瘤往往在外生性生长的同时,其基底部同时向下浸润性生长。

(二)肿瘤的生长特点

不同的肿瘤生长速度差异较大,更主要的是取决于肿瘤细胞分化的程度。一般说来,良性肿瘤生长较缓慢,病程较长;恶性肿瘤生长较快,尤其是分化程度低的恶性肿瘤短期内即可形成明显肿块,由于生长过快,血液和营养不足,易发生出血、坏死、囊性变等继发改变。

影响肿瘤细胞生长速度的主要因素有很多,这里主要介绍生长分数,肿瘤细胞的生成和死亡比例。

1.生长分数

生长分数是指肿瘤细胞群体中处于增殖阶段细胞的比例,每一次分裂增殖过程称为一个细胞周期(G_1、S期、G_2和M四个期)。G_0期的细胞为静止期细胞,停止分裂增殖。

2.肿瘤细胞的生成和死亡比例

一个肿瘤群体内,既有新细胞的不断产生,又有一些细胞会死亡,肿瘤细胞的死亡常常以凋亡的形式发生。肿瘤是否能进行性生长及其生长速度的快慢主要取决于瘤细胞的生成与丢失的程度。因此,肿瘤细胞的生成和死亡比例是影响肿瘤生长速度的一个重要因素。

五、肿瘤的扩散

(一)肿瘤扩散的主要方式

肿瘤的扩散是恶性肿瘤的最重要的生物学特征,恶性肿瘤不仅在原发部位浸润生长,累及邻近器官或组织,而且还可通过多种途径扩散到其他部位。肿瘤的扩散包括浸润和转移。

1.浸润

浸润又称直接蔓延,是指恶性肿瘤细胞连续地沿着组织间隙、淋巴管、血管或神经束蔓延性生长,不断地破坏邻近器官和组织的过程。如晚期子宫颈癌可直接蔓延到子宫旁组织、直肠和膀胱。

2.转移

转移是指恶性肿瘤细胞从原发部位侵入淋巴管、血管或体腔,迁徙到其他部位继续生长,并形成与原发瘤同样组织类型的肿瘤的过程。所形成的肿瘤称为转移瘤。肿瘤的转移通过以下途径:

(1)淋巴转移:淋巴转移是癌转移的重要途径。肿瘤细胞首先侵入毛细淋巴管,随淋巴液进入局部淋巴结,导致整个淋巴结肿大。如外上象限的乳腺癌首先转移到同侧腋窝淋巴结,肺癌首先转移到肺门淋巴结。受累淋巴结常呈无痛性肿大,质地变硬;当瘤细胞侵及淋巴结被膜后可依次累及引流的远处各组淋巴结,也可发生逆行转移或跳跃式转移,最后经胸导管入血,晚期继发血行转移。

(2)血行转移:血行转移是肉瘤转移的重要途径。血行转移的途径通常与血流方向一致,恶性肿瘤细胞侵入血管后随血流到达远处器官可继续生长,形成转移瘤。肺和肝是肿瘤血行转移最常累及的靶器官。血行转移形成的转移瘤的特点是多个、球形、境界清楚、多分散在器官的表面,由于结节中央可因出血坏死而下陷,形成"癌脐"。

肿瘤的血行转移具有一定的器官选择性,如肺癌易转移到肾上腺和脑,甲状腺癌和前列腺癌常转移到骨,乳腺癌常转移到肺、肝、骨、卵巢等。

(3)种植性转移:种植性转移又称体腔转移。是指发生于胸腹腔等体腔内器官的恶性肿瘤蔓延到器官表面时,瘤细胞脱落并像播种一样种植在体腔内的浆膜或各个器官表面,形成密集无数的转移瘤。这种转移方式,称为种植性转移。

(二)肿瘤的演进和异质性

在恶性肿瘤的生长过程中,其侵袭性增加的现象称为肿瘤的演进,它包括肿瘤细胞的生长速度加快、侵袭能力加强。肿瘤的异质性是恶性肿瘤的特征之一,是指由单克隆起源的肿瘤细胞在生长过程中,经过多次分裂增殖后,形成不同的细胞亚型,并具有不同的侵袭能力、生长速度、药物敏感性等生物学行为。肿瘤的演进与它获得的异质性有关。

(三)肿瘤细胞的侵袭机制

目前认为,肿瘤细胞对细胞外基质的侵袭是一个主动过程,大致分为以下四个步骤:①肿瘤细胞彼此分离:肿瘤细胞的上皮钙黏蛋白表达下调、连环蛋白基因突变,使得肿瘤细胞表面的黏附分子减少,肿瘤细胞彼此分离。②肿瘤细胞与基底膜黏着增强:正常细胞与基底膜的附着是通过上皮细胞基底面的一些分子介导的,如层黏连蛋白受体,癌细胞表面有很多层黏连蛋白受体,使得肿瘤细胞与基底膜黏附增强。③细胞外基质被降解:与细胞外基质黏附的肿瘤细胞可分泌蛋白降解酶(如Ⅳ型胶原酶等)或诱导宿主细胞合成蛋白酶,溶解细胞外基质,使得基底膜或基质产生缺损,为肿瘤细胞的侵袭、出入血管或淋巴管创造了条件。④肿瘤细胞迁移:肿瘤细胞能自分泌一些移动因子(如胸腺素 β_{15}、肝细胞生长因子等)和基质降解产物(如胶原、纤连蛋白等),可以介导肿瘤细胞的游走。细胞外基质的破坏不仅为肿瘤细胞侵袭建立了通道,同时,基质降解产物还具有促进肿瘤细胞生长、血管增生和趋化活性的功能,促进肿瘤细胞向疏松的细胞外基质迁移。

六、恶性肿瘤的分级与分期

肿瘤的分级一般用于恶性肿瘤的描述。肿瘤的分级是根据肿瘤分化程度、异型性及核分裂象的多少来确定的。传统上,肿瘤多采用简单易掌握的三级分级法,即Ⅰ级为高分化,分化良好,属低度恶性;Ⅱ级为中分化,分化程度中等,属中度恶性;Ⅲ级为低分化,分化程度低,属高度恶性。肿瘤的分级是肿瘤恶性程度的重要指标,对肿瘤临床治疗方案的选择和预后的估计具有重要意义。

所谓肿瘤分期,指的是肿瘤在体内的生长范围和播散程度,分期的主要原则是根据原发肿瘤的大小,侵袭的深度和范围,远处淋巴结有无转移,有无其他远处转移等来确定。目前国际上广泛使用的是国际抗癌联盟(IUAC)TNM 分期系统的标准。T 指肿瘤原发灶的情况,随着肿瘤体积的增加和邻近组织受累范围的增加,依次用 $T_1 \sim T_4$ 来表示。N 指区域淋巴结受累情况。淋巴结未受累时,用 N_0 表示。随着淋巴结受累程度和范围的增加,依次用 $N_1 \sim N_3$ 表示。M 指远处转移,没有远处转移者用 M_0 表示,有远处转移者用 M_1 表示。

第三节　肿瘤对机体的影响

一、良性肿瘤对机体的影响

良性肿瘤由于瘤细胞分化成熟、生长缓慢,很少发生浸润和转移,一般对机体的影响较小。主要有以下表现。

(一)局部压迫和阻塞

局部压迫和阻塞是良性肿瘤对机体的主要影响,如呼吸道良性肿瘤(支气管壁的平滑肌瘤)可引起通气障碍,出现呼吸困难;颅内良性肿瘤(脑膜瘤)压迫脑组织可引起神经系统症状。

(二)继发性改变

对机体造成不同程度的影响,如肠乳头状腺瘤、膀胱乳头状瘤等,表面可发生溃疡而引起出血和感染;支气管壁良性肿瘤阻塞气道后引起分泌物潴留导致肺部感染。

(三)内分泌功能亢进

良性肿瘤因其瘤细胞分化成熟,使某种激素分泌增多而对全身产生影响,如垂体前叶腺瘤可分泌大量生长激素,儿童可引起巨人症,成人可引起肢端肥大症;胰岛细胞瘤可使胰岛素分泌过多,引起阵发性低血糖;甲状旁腺瘤产生过多甲状旁腺激素,使骨钙被大量吸收导致纤维囊性骨病等。

二、恶性肿瘤对机体的影响

恶性肿瘤除有良性肿瘤的局部压迫和阻塞等影响外,还可引起以下严重后果。

（一）出血、坏死

常并发出血、坏死、穿孔、病理性骨折等。出血常引起医师或患者的警觉，例如肺癌的咯血，子宫颈癌的阴道出血，大肠癌的便血，鼻咽癌的鼻出血，肾癌、膀胱癌的无痛性血尿等。

（二）感染、发热

患者机体的免疫功能常下降，全身或局部抗感染能力降低及肿瘤组织坏死，易发生感染和发热，常出现低热。部分肿瘤患者常因严重的肺部感染而致死。

（三）疼痛

肿瘤可压迫、浸润局部神经而引起疼痛。恶性肿瘤晚期瘤细胞侵犯到腹膜、胸膜等感觉神经丰富的组织时，可引起剧烈的顽固性疼痛。

（四）恶病质

恶病质是指肿瘤晚期，机体出现严重的消瘦、贫血、无力和全身衰竭的状态。可能由于进食减少、出血、感染、发热或因肿瘤组织坏死所产生的毒性产物等作用，引起机体的代谢紊乱所致。此外，恶性肿瘤所致的顽固性疼痛，肿瘤快速生长消耗大量营养物质，糖、蛋白质的代谢异常等，也是导致恶病质的重要因素。近年来发现巨噬细胞产生的肿瘤坏死因子（TNF）可降低食欲和增强分解代谢，与恶病质的发生也有一定关系。严重的恶病质可导致患者死亡。

（五）异位内分泌综合征和副肿瘤综合征

非内分泌腺发生的肿瘤产生、分泌激素或激素样物质，引起内分泌紊乱并出现相应的临床症状，称为异位内分泌综合征。此类肿瘤称为异位内分泌肿瘤，大多数为恶性肿瘤，其中以癌多见，如肺小细胞未分化癌，胃、结肠类癌，肝癌，胰腺癌等。这类肿瘤可产生促肾上腺皮质激素（ACTH）、甲状旁腺素（PTH）、胰岛素、抗利尿激素（ADH）、人绒毛膜促性腺激素（HCG）和降钙素等 10 多种激素，引起相应激素过多的临床症状。

由于肿瘤的产物（异位激素）、异常免疫反应（交叉免疫、自身免疫和免疫复合物沉着等）或其他不明原因引起内分泌、神经、消化、造血、骨关节及肾等系统病变，出现相应的临床表现，称为副肿瘤综合征。关于副肿瘤综合征产生的机制可能与瘤细胞内基因异常表达有关。认识此类肿瘤及相应综合征对于肿瘤的早期发现、诊断、治疗有十分重要的临床意义。

第五章 酸碱平衡紊乱

第一节 酸碱的概念及调节

一、酸碱的概念

在化学反应中，凡能释放出 H^+ 的化学物质是酸，如 HCl、H_2SO_4、NH_4^+、H_2CO_3、CH_3COOH 等；凡能接受 H^+ 的化学物质是碱，如 OH^-、HCO_3^-、NH_3、SO_4^{2-}、$CHCOO^-$ 等。

一个化学物质作为酸而释放出 H^+ 时，同时必然有一个碱性物质形成；同样，一个化学物质作为碱接受 H^+ 时，同时必然有一个酸性物质形成。因此，一个酸总是与相应的碱形成一个共轭体系。例如：

$$H_2CO_3 \rightleftharpoons H^+ + HCO_3^-$$
$$NH_4 \rightleftharpoons H^+ + NH_3$$
$$HPr \rightleftharpoons H^+ + Pr^-$$
$$\text{酸} \qquad \text{碱}$$

蛋白质（Pr^-）在体液中与 H^+ 结合成蛋白酸（HPr），而且结合较为牢固，所以 Pr^- 也是一种碱。

二、酸碱平衡的调节

（一）血液的缓冲作用

缓冲系统是由一种弱酸（缓冲酸）及其相应的缓冲碱组成的具有缓冲酸或碱能力的混合溶液，其中以血浆中的 HCO_3^-/H_2CO_3 缓冲系统和红细胞中的 Hb^-/HHb、$HbO_2^-/HHbO_2$ 缓冲系统最为重要，特别是 HCO_3^-/H_2CO_3 的缓冲能力最强。

$$H_2CO_3 \rightleftharpoons H^+ + HCO_3^- \qquad HHb \rightleftharpoons Hb^- + H^+ \qquad HHbO_2 \rightleftharpoons HbO_2^- + H^+$$

当 H^+ 过多时，反应向左移动，使 H^+ 的浓度不至于发生大幅度的增高，同时缓冲碱的浓度降低；当 H^+ 减少时，反应向右移动，使 H^+ 浓度得到部分的恢复，同时缓冲碱的浓度增加。

血浆碳酸氢盐缓冲系统的特点是：①可以缓冲所有的固定酸，不能缓冲挥发酸。②其缓冲能力强，占全血缓冲总量的一半以上。③为开放性缓冲对，可通过肺排出 CO_2 和肾重吸收 HCO_3^- 来维持其含量的相对稳定。

（二）肺的调节作用

肺是通过改变 CO_2 的排出量来调节血浆碳酸的浓度，使血浆中 HCO_3^- 与 H_2CO_3 的比值接近正常。肺的这种调节发生迅速,数分钟即可达高峰,但仅对 CO_2 有调节作用,不能缓冲固定酸。

延髓的中枢化学感受器对 $PaCO_2$ 变动非常敏感。$PaCO_2$ 升高时,使脑脊液 H^+ 浓度升高,刺激中枢化学感受器,使呼吸加深加快,CO_2 排出增多,血中 H_2CO_3 减少;反之,$PaCO_2$ 降低时,呼吸就变浅变慢,CO_2 的排出减少,血中 H_2CO_3 增加。如果 $PaCO_2$ 增加超过 80mmHg 时,呼吸中枢反而受到抑制,产生"CO_2 麻醉"。

呼吸中枢也能由外周化学感受器的刺激而兴奋,当 PaO_2 降低、pH 降低或 $PaCO_2$ 升高时,通过颈动脉体化学感受器反射性引起呼吸加深加快,增加 CO_2 排出量。

(三)肾的调节作用

肾主要调节固定酸,通过排酸或保碱来维持 HCO_3^- 浓度,调节 pH 值使之相对恒定。主要是通过肾小管上皮细胞泌 H^+、泌 NH_4^+ 或泌 K^+,与原尿中 Na^+ 进行交换,而重吸收 HCO_3^-。肾调节作用发生较慢,但作用强而持久。

(四)细胞的调节作用

细胞内、外可进行 H^+ 与 K^+、Na^+ 或 Ca^{2+} 交换,HCO_3 和 Cl 也可通过细胞膜进行交换,从而缓冲细胞外液 H^+ 的变动。如酸中毒时,细胞外液 H^+ 可弥散入细胞内,细胞内 K^+ 则移出细胞外,使细胞外液 H^+ 降低,但常导致高钾血症;碱中毒时则相反,可导致低钾血症。Cl^- 和 HCO_3^- 的交换也很重要,因为 Cl^- 是可以自由交换的阴离子,当 HCO_3^- 升高时,它的排出只能由 Cl^--HCO_3^- 交换来完成,细胞的缓冲能力较强,但常导致血钾异常。

第二节 反映酸碱平衡变化的指标及其含义

一、pH 值

pH 值是酸碱度的指标,用 H^+ 浓度的负对数值来表示。pH 值主要取决于 HCO_3^- 与 HCO_3^- 的比值,正常为 20/1。正常动脉血 pH 值为 7.35~7.45,平均值为 7.40。pH 值降低为失代偿性酸中毒;pH 值升高为失代偿性碱中毒;pH 值在正常范围内,可为酸碱平衡,也可为代偿性酸中毒或碱中毒或者存在混合性酸碱平衡紊乱。pH 值的变化反映了酸碱平衡紊乱的性质和严重程度,但不能区分酸碱平衡紊乱的类型是代谢性还是呼吸性的。

二、动脉血 CO_2 分压($PaCO_2$)

$PaCO_2$ 是指血浆中呈物理溶解状态的 CO_2 分子所产生的张力。它主要反映肺泡通气情况,通气不足则 CO_2 潴留,$PaCO_2$ 升高;通气过度则 CO_2 排出过多,$PaCO_2$ 降低。$PaCO_2$ 是判断呼吸性酸碱平衡紊乱的重要指标,正常值为 33~47mmHg,平均值为 40mmHg。如果 $PaCO_2$ 升高,为呼吸性酸中毒或代偿后的代谢性碱中毒;如果 $PaCO_2$ 降低,则为呼吸性碱中毒或代偿后的代谢性酸中毒。

三、标准碳酸氢盐（SB）和实际碳酸氢盐（AB）

标准碳酸氢盐是指全血在标准条件下，即 $PaCO_2$ 为 40mmHg（1mmHg＝0.133kPa），温度为 38℃，血氧饱和度为 100%，测得的血浆中 HCO-3 的含量。由于标准化后的 HCO_3^- 不受呼吸因素的影响，所以是判断代谢性酸碱平衡紊乱的重要指标，正常值为 22～27mmol/L，平均值为 24mmol/L。SB 在代谢性酸中毒时降低，代谢性碱中毒时升高，但在呼吸性酸中毒或碱中毒时，由于肾脏的调节作用，也可继发性增高或降低。

实际碳酸氢盐是指全血在实际情况下测得的血浆中 HCO_3^- 的含量。因而受代谢和呼吸两方面因素的影响，正常人的 AB＝SB。两者数值均降低表明有代谢性酸中毒；两者数值均升高表明有代谢性碱中毒。AB 与 SB 的差值反映呼吸因素的影响，若 SB 正常，AB＞SB 表明有 CO_2 潴留，可见于呼吸性酸中毒；反之，AB＜SB 表明 CO_2 排出过多，见于呼吸性碱中毒。

四、缓冲碱

缓冲碱（BB）是指血液中一切具有缓冲作用的负离子的总和。包括血浆和红细胞中的 HCO_3^-、Hb^-、HbO_2^-、Pr^- 和 HPO_4^{2-} 等负离子，通常以氧饱和的全血在标准条件下测定，正常值为 45～52mmol/L，平均 48mmol/L。BB 较少受呼吸因素影响，所以是反映代谢因素的指标。代谢性酸中毒时 BB 值减少，而代谢性碱中毒时 BB 升高。

五、碱剩余

碱剩余（BE）是指在标准条件下，用酸或碱滴定全血标本至 pH 7.40 时所需的酸或碱的量。正常值为 0±3mmol/L。如需用酸滴定，则表示被测血液碱过剩，BE 用正值表示，见于代谢性碱中毒；如用碱滴定，表示被测血液碱缺失，BE 用负值表示，见于代谢性酸中毒。

六、阴离子间隙

正常机体血浆中阳离子和阴离子总量相等，均为 151mmol/L，以维持电荷平衡。Na^+ 占全部阳离子的 90%，称为可测定阳离子。HCO_3^- 和 Cl^- 占全部阴离子的 85%，称为可测定阴离子。血浆中还有未测定阳离子（UC，包括 K^+、Ca^{2+} 和 Mg^{2+}）及未测定阴离子（UA，包括 Pr^-、HPO_4^{2-}、SO_4^{2-} 和有机酸）。阴离子间隙（AG）是指血浆中 UA 与 UC 的差值，即 AG＝UA－UC。由于细胞外液阴阳离子总当量数相等，AG 可用血浆中常规可测定的阳离子（Na^+）与可测定的阴离子（HCO_3^- 和 Cl^-）的差来计算，$AG＝Na^+－(HCO_3^-＋Cl^-)＝140－(24＋104)＝12mmol/L$，波动范围是 12±2mmol/L。

AG 可增高也可降低，增高意义较大，可以帮助区分代谢性酸中毒的类型和诊断混合性酸碱平衡紊乱。

第三节　单纯性酸碱平衡紊乱

一、代谢性酸中毒

代谢性酸中毒是指以血浆中 HCO_3^- 原发性减少、pH 值呈降低趋势为特征的酸碱平衡紊乱。

（一）原因与发生机制

1.HCO_3^- 丢失过多

（1）严重腹泻、肠瘘、肠道引流等大量碱性消化液的丢失。

（2）肾小管酸中毒及大量使用碳酸酐酶抑制剂等，HCO_3^- 经尿丢失。

（3）大面积烧伤等经皮肤丢失。

2.体内固定酸过多

（1）固定酸摄入过多：见于长期或大量使用水杨酸类药物、氯化铵、盐酸精氨酸等药物。

（2）固定酸生成过多：①由休克、低氧血症、一氧化碳中毒、心力衰竭等原因引起的缺氧导致葡萄糖无氧酵解增强，乳酸生成过多，产生乳酸性酸中毒；②糖尿病、严重饥饿或禁食、酒精中毒等，由于葡萄糖利用减少或糖原储备不足，使脂肪分解加速，酮体生成增加，引起酮症酸中毒等。

（3）肾排固定酸减少：急、慢性肾功能衰竭导致肾小管泌氢障碍。

3.高钾血症

各种原因引起的细胞外液 K^+ 浓度增高时，细胞内、外 H^+-K^+ 交换，引起细胞外 H^+ 增加，导致代谢性酸中毒。

（二）机体的代偿调节

1.血液的缓冲作用

血液中 H^+ 增加后，立即与 HCO_3^- 和非 HCO_3^- 缓冲碱结合而被缓冲，使血液中 HCO_3^- 不断被消耗。

2.细胞内外离子交换

细胞外液 H^+ 增加时，通过细胞内外 H^+-K^+ 交换，H^+ 进入细胞内，被细胞内缓冲碱缓冲，细胞内 K^+ 逸出，可导致高钾血症。

3.肺的代偿调节

血液中 H^+ 增加，通过刺激颈动脉体和主动脉体化学感受器，反射性引起呼吸加深、加快。深大呼吸，呼出气体有烂苹果味，是代谢性酸中毒的主要临床表现。其代偿意义是：CO_2 呼出量增加，血 H_2CO_3 的浓度下降，使 pH 值趋向正常。

4.肾的代偿调节

除肾功能障碍引起的代谢性酸中毒外，其他代谢性酸中毒通过肾的排酸保碱，增加泌 H^+ 和 NH_4^+ 以及 HCO_3^- 的重吸收，来发挥代偿作用。因而尿液呈酸性。

(三)酸碱平衡常用指标的变化

如果通过上述的代偿调节,HCO_3^- 与 H_2CO_3 的比值接近 20/1,则 pH 值可在正常范围内,为代偿性代谢性酸中毒;如果通过上述的代偿调节,HCO_3^- 与 H_2CO_3 的比值下降,则 pH 值降低,为失代偿性代谢性酸中毒。血气分析指标的变化为:pH 值正常或下降。原发性变化为:AB、SB、BB 均降低,BE 负值增大;继发性变化为 $PaCO_2$ 下降,AB<SB。

(四)对机体的影响

1.心血管系统

(1)心律失常:代谢性酸中毒可引起高钾血症而导致心律失常,严重者可出现心脏传导阻滞甚至心脏停搏。

(2)心肌收缩力减弱:H^+ 浓度增高和高血钾能够引起心肌兴奋-收缩耦联障碍,使心肌收缩力下降,心排血量减少。

(3)血管对儿茶酚胺的反应性降低:H^+ 浓度增高会使微动脉和毛细血管前括约肌对儿茶酚胺的反应性降低,引起血管扩张,导致血压下降,可出现面色潮红,口唇呈樱桃红色。

2.中枢神经系统

代谢性酸中毒时中枢神经系统功能障碍主要表现为抑制效应,可出现疲乏无力、头晕、反应迟钝、嗜睡甚至昏迷。原因如下。

(1)H^+ 增多能使脑内生物氧化酶受抑制,导致能量生成减少,脑组织能量供应不足。

(2)酸中毒使脑内谷氨酸脱羧酶活性增高,抑制性神经递质 γ-氨基丁酸生成增多。

(五)防治原则

1.积极预防和治疗原发病

治疗原发病是代谢性酸中毒的基本防治原则,也是防治的主要措施,如纠正水、电解质代谢紊乱、恢复有效循环血量及改善肾功能等。

2.使用碱性药物

轻症代谢性酸中毒患者可口服碳酸氢钠片,严重的代谢性酸中毒患者,可给予适量的碱性药物。临床上通常使用碳酸氢钠溶液。

二、呼吸性酸中毒

呼吸性酸中毒的特征是血浆 H_2CO_3 原发性增高。

(一)原因和机制

引起呼吸性酸中毒的原因是 CO_2 排出障碍或吸入过多。

1.CO_2 排出障碍

各种原因引起的呼吸中枢抑制、胸廓病变、呼吸肌麻痹、肺部疾患或呼吸机使用不当,导致通气功能障碍,使 CO_2 排出受阻。慢性阻塞性肺疾病(COPD)、支气管哮喘等是慢性呼吸性酸中毒的常见原因。

2.CO_2 吸入过多

比较少见,主要见于空气中 CO_2 浓度过高,使吸入 CO_2 过多。

(二)分类

呼吸性酸中毒按病程分为两类:

1.急性呼吸性酸中毒

常见于急性气道阻塞、急性心源性肺水肿、中枢或呼吸肌麻痹等引起的呼吸骤停。

2.慢性呼吸性酸中毒

一般指 $PaCO_2$ 高浓度潴留持续24h以上者,见于气道与肺部慢性炎症引起的COPD及肺广泛纤维化或肺不张。

(三)机体的代偿调节

呼吸性酸中毒主要是由于 CO_2 排出障碍或吸入过多引起的,因此,肺往往不能发挥代偿调节作用。血浆中增高的是 H_2CO_3,而 HCO_3^- 不能缓冲挥发酸,血浆其他缓冲碱含量较低。所以呼吸性酸中毒主要靠细胞内外离子交换、细胞内缓冲及肾脏来代偿调节。

1.细胞内外离子交换和细胞内缓冲

这是急性呼吸性酸中毒的主要代偿方式。血浆 $[H_2CO_3]$ 升高, H_2CO_3 解离为 H^+ 和 HCO_3^-, H^+ 进入细胞内可被蛋白质等缓冲, K^+ 出细胞以维持电中性, HCO_3^- 则留在细胞外液中。另外,血浆中蓄积的 CO_2 通过弥散进入红细胞,在碳酸酐酶催化下生成 H_2CO_3, H_2CO_3 解离为 H^+ 和 HCO_3^-, H^+ 被血红蛋白缓冲, HCO_3^- 与血浆中的 Cl^- 交换,结果血浆 HCO_3^- 增加, Cl^- 降低。但这种代偿作用十分有限,因为 $PaCO_2$ 每升高 1.3kPa(10mmHg),血浆 $[H_2CO_3]$ 仅增高 1.0mmol/L,难以维持 $[HCO_3^-]/[H_2CO_3]$ 的正常比值,因此急性呼吸性酸中毒往往呈失代偿。

2.肾脏代偿

这是慢性呼吸性酸中毒的主要代偿方式。 $PaCO_2$ 和 H^+ 浓度增高可增强肾小管上皮细胞内碳酸酐酶和谷氨酰胺酶的活性,肾小管上皮细胞排 H^+,泌 NH_4^+ 和重吸收 HCO_3^- 增加。这种代偿作用在呼吸性酸中毒发生 3~5d 后逐渐达到最大。 $PaCO_2$ 每升高 1.3kPa(10mmHg),血浆 $[H_2CO_3]$ 增高约3.5mmol/L, $[HCO_3^-]/[H_2CO_3]$ 的比值可恢复正常,因此慢性呼吸性酸中毒常为代偿性。

如肾脏充分发挥代偿作用后, $[HCO_3^-]/[H_2CO_3]$ 的比值和血浆 pH 仍在正常范围,称为代偿性呼吸性酸中毒。若肾脏尚未充分发挥代偿作用或代偿不足时, $[HCO_3^-]/[H_2CO_3]$ 的比值低于 20:1,血浆 pH 下降,称为失代偿性呼吸性酸中毒。呼吸性酸中毒时,由于 $[H_2CO_3]$ 原发性增高, $PaCO_2$、SB、AB、BB 值都增高,AB>SB,BE 正值加大。

(四)对机体的影响

1.中枢神经系统功能障碍

严重急性呼吸性酸中毒,典型的中枢神经系统功能障碍是肺性脑病,常见于 $PaCO_2$ 超过 10.7kPa(80mmHg)时。患者早期表现为持续头痛、烦躁不安等,进一步发展可出现震颤、精神错乱、嗜睡、抽搐、昏迷等,即 CO_2 麻醉。其机制详见呼吸衰竭。

2.心血管功能改变

呼吸性酸中毒对心血管的影响与代谢性酸中毒相似,同时因伴有缺氧,可使肺小动脉收缩,引起肺动脉高压。$PaCO_2$ 升高和 pH 降低可增强肺小动脉对缺氧的敏感性。

(五)防治的病理生理基础

积极治疗原发病,改善肺泡通气功能,使潴留的 CO_2 尽快排出,慎用碱性药物。因为呼吸性酸中毒时,由于肾脏的排酸保碱代偿作用,HCO_3^- 已经很高。尤其是通气尚未改善前,错误地使用碱性药物,可伴发代谢性碱中毒,并使呼吸性酸中毒病情进一步加重。

三、代谢性碱中毒

代谢性碱中毒的特征是血浆 HCO_3^- 原发性增多。

(一)原因和机制

1.H^+ 丢失过多

(1)经胃丢失:见于剧烈呕吐或胃液引流引起的富含 HCl 的胃液大量丢失。正常情况下,胃黏膜壁细胞中的碳酸酐酶能将 CO_2 和 $H2O$ 催化生成 H_2CO_3,H_2CO_3 解离为 H^+ 和 HCO_3^-。H^+ 与来自血浆的 Cl^- 形成 HCl,进食时分泌至胃腔,而 HCO_3^- 返回血液。酸性胃液进入十二指肠后,刺激十二指肠上皮细胞与胰腺向肠腔分泌大量的 HCO_3^- 与 H^+ 中和。酸性胃液大量丢失时,血液中来自胃黏膜壁细胞的 HCO_3^- 得不到与来自十二指肠上皮细胞与胰腺的 H^+ 中和,导致血浆 $[HCO_3^-]$ 升高,引起代谢性碱中毒。

(2)经肾丢失:①应用利尿药:常见于大量使用噻嗪类或髓袢利尿药(如呋塞米)时,通过抑制髓袢升支对 Cl^- 和 Na^+ 的重吸收,使小管远端尿流速加快、尿液量增多而刺激致密斑,另外利尿使有效循环血量减少而激活肾素-血管紧张素系统,醛固酮分泌增加,所以长期大量使用这类利尿药使肾小管排 H^+、K^+、Cl^- 及重吸收 HCO_3^- 增多,促进代谢性碱中毒的发生;②盐皮质激素过多:见于过多使用盐皮质激素、原发性或继发性醛固酮增多症患者,过多的盐皮质激素增加肾远曲小管排出 K^+ 和 H^+ 及加强 Na^+ 和 HCO_3^- 的重吸收。

2.HCO_3^- 过量负荷

许多有机酸(如乳酸盐、酮体、柠檬酸盐等)在体内易于被代谢产生 HCO_3^-。因此,临床因纠正代谢性酸中毒而输入过多乳酸盐或大量输入含柠檬酸盐抗凝的库血时,如再给以持续静脉输入 HCO_3^-,就会引起严重的代谢性碱中毒。

3.H^+ 向细胞内移动

低钾血症时,细胞内的 K^+ 向细胞外转移,而 H^+ 向细胞内移动;肾小管上皮细胞内缺 K^+ 导致 Na^+-K^+ 交换减弱、H^+-Na^+ 交换增强、排 H^+ 增多及重吸收 HCO_3^- 增加,发生代谢性碱中毒。

(二)分类

通常按给予生理盐水治疗后代谢性碱中毒是否得到纠正而分为盐水反应性碱中毒和盐水抵抗性碱中毒。

1.盐水反应性碱中毒

常见于呕吐、胃液吸引、使用利尿药等情况。由于细胞外液减少、有效循环血量降低及低钾和低氯的存在,影响肾排出 HCO_3^- 的能力而出现碱中毒。给予等张或半张的生理盐水来扩

充细胞外液及补充 Cl^-，能促进 HCO_3^- 经肾排出而纠正碱中毒。

2.盐水抵抗性碱中毒

主要见于全身性水肿、原发性醛固酮增多症、严重低血钾等，由于盐皮质激素的直接作用和低 K^+ 导致碱中毒，给予盐水治疗没有效果。

（三）机体的代偿调节

1.血液的缓冲

代谢性碱中毒时，细胞外液 H^+ 浓度降低，OH 浓度升高，OH^- 可被缓冲系统中的弱酸（H_2CO_3、$HHbO_2$、H_2PO^{-4}、HHb 等）所缓冲，但大多数缓冲系统中碱性成分远多于酸性成分，故缓冲作用有限。

2.肺的代偿调节

呼吸代偿可在 24h 达最大效应。由于细胞外液 H^+ 浓度降低，呼吸中枢受抑制，呼吸变浅变慢，肺通气量减少，血浆 $PaCO_2$ 升高，以维持 $[HCO_3^-]/[H_2CO_3]$ 的比值接近正常，使 pH 有所降低。但是这种代偿是有限的，很少能达到完全的代偿。因为随着肺通气量减少，PaO_2 降低，可反射性地兴奋呼吸中枢，限制 $PaCO_2$ 过度升高。

3.肾的代偿调节

肾的代偿作用发挥较晚，血浆 H^+ 减少和 pH 增高使肾小管上皮细胞的碳酸酐酶和谷氨酰胺酶活性受抑制，肾排 H^+、泌 NH_4^+ 和重吸收 HCO_3^- 均减少，血液 $[HCO_3^-]$ 降低，尿液呈碱性。但是由缺钾、缺氯或醛固酮分泌增多引起的代谢性碱中毒因肾排 H^+ 增多，尿液呈酸性。

4.细胞内外离子交换

代谢性碱中毒时，细胞外液 H^+ 浓度降低，细胞内 H^+ 外移补充，细胞外 K^+ 内移入细胞，使细胞外液低钾，发生低钾血症。

通过以上代偿调节，如 $[HCO_3^-]/[H_2CO_3]$ 的比值维持 20：1，血浆 pH 仍在正常范围，称为代偿性代谢性碱中毒。如代偿后 $[HCO_3^-]/[H_2CO_3]$ 的比值高于 20：1，血浆 pH 升高，称为失代偿性代谢性碱中毒。其他血气指标变化为：SB、AB、BB 值都升高，AB＞SB，BE 正值增加。由于呼吸抑制，$PaCO_2$ 继发性升高。

（四）对机体的影响

轻度代谢性碱中毒患者通常无明显症状。严重代谢性碱中毒可出现许多功能代谢变化。

1.中枢神经系统功能变化

碱中毒时，pH 升高，谷氨酸脱羧酶活性降低，而 γ-氨基丁酸转氨酶活性增高，故 γ-氨基丁酸分解加强而生成减少，对中枢神经系统的抑制作用减弱，出现烦躁不安、精神错乱、谵妄甚至昏迷等中枢神经系统功能紊乱的症状。

2.血红蛋白氧离曲线左移

血液 pH 升高使血红蛋白氧离曲线左移，氧合血红蛋白向组织释放氧减少，导致组织供氧不足，尤其是对缺氧最为敏感的脑组织影响更大。

3.对神经肌肉的影响

碱中毒时，pH 升高，血浆游离钙减少，神经肌肉的应激性增高，可出现腱反射亢进、面部和肢体肌肉的抽动、手足搐搦和惊厥等症状。

4.低钾血症

碱中毒时,细胞外液 H^+ 浓度降低,细胞内 H^+ 与细胞外 K^+ 交换,同时,肾小管上皮细胞排 H^+ 减少, H^+-Na^+ 交换减少而 K^+-Na^+ 交换增加, K^+ 从尿中大量丢失,促使低钾血症的发生。低钾血症可引起神经肌肉症状和心律失常。

(五)防治的病理生理基础

治疗代谢性碱中毒的根本办法是促使血浆中过多的 HCO_3^- 从尿中排出。但即使是肾功能正常的患者也不易完全代偿。所以,治疗代谢性碱中毒应该在进行基础疾病治疗的同时去除代谢性碱中毒的维持因素。

1.盐水反应性碱中毒

以补充 Cl^- 为主,并根据患者的具体情况适当选用 $NaCl$、KCl、稀盐酸(HCl)或盐酸精氨酸等。

2.盐水抵抗性碱中毒

一般以补充钾盐(最好口服)和治疗原发病为主。对伴有全身性水肿或高血压的患者,宜用碳酸酐酶抑制药(乙酰唑胺)利尿;对伴有严重低血钾患者,宜用保钾利尿药(螺内酯或氨苯蝶啶)。

四、呼吸性碱中毒

呼吸性碱中毒的特征是血浆 H_2CO_3 原发性减少。

(一)原因和机制

各种使肺通气过度的因素都能引起呼吸性碱中毒。

1.低氧血症

PaO_2 降低可刺激外周化学感受器而反射性引起通气过度, CO_2 排出过多。

2.肺疾患

肺炎、肺水肿、肺梗死等,在缺氧引起反射性通气过度的同时,还刺激牵张感受器和肺毛细血管旁感受器,反射性引起呼吸增强。

3.呼吸中枢受刺激

中枢神经系统疾病(如脑血管意外、脑炎、脑肿瘤、脑外伤等)、水杨酸中毒、氨中毒、癔病发作、革兰氏阴性杆菌败血症等,都可直接刺激呼吸中枢引起过度通气。

4.人工呼吸机使用不当

因通气量过大而引起呼吸性碱中毒。

(二)分类

呼吸性碱中毒也可按病程分为两类。

1.急性呼吸性碱中毒

常见于人工呼吸机使用不当或低氧血症时, $PaCO_2$ 在 24h 内急剧下降而导致 pH 增大。

2.慢性呼吸性碱中毒

常见于慢性颅脑疾病、肺部疾患、氨中毒等兴奋呼吸中枢引起的 $PaCO_2$ 持续下降而导致

pH 增大。

(三)机体的代偿调节

1.细胞内外离子的交换和细胞内缓冲

急性呼吸性碱中毒时,血浆 H_2CO_3 浓度迅速降低,则 HCO_3^- 浓度相对增高。H^+ 从细胞内移出与细胞外 HCO_3^- 结合生成 H_2CO_3,使血浆 HCO_3^- 浓度下降,H_2CO_3 浓度有所回升。此外,部分血浆 HCO_3^- 进入红细胞,Cl^- 和 CO_2 逸出红细胞,促使血浆 H_2CO_3 回升,HCO_3^- 降低。但这种缓冲作用是有限的,所以急性呼吸性碱中毒往往失代偿。

2.肾脏代偿

这是慢性呼吸性碱中毒的主要代偿方式。慢性呼吸性碱中毒时,$PaCO_2$ 下降使肾小管上皮细胞代偿性排 H^+、排 NH_4^+ 减少,重吸收 HCO_3^- 减少,血浆 HCO_3^- 代偿性减少。

通过以上代偿调节,如 $[HCO_3^-]/[H_2CO_3]$ 的比值维持 20∶1,血浆 pH 仍在正常范围,称为代偿性呼吸性碱中毒。若肾脏尚未充分发挥代偿作用或代偿不足时,$[HCO_3^-]/[H_2CO_3]$ 的比值高于 20∶1,血浆 pH 升高,称为失代偿性呼吸性碱中毒,常见于急性呼吸性碱中毒。其他血气指标变化为:$PaCO_2$、SB、AB、BB 值都下降,AB<SB,BE 负值加大。

(四)对机体的影响

呼吸性碱中毒比代谢性碱中毒更易出现气促、眩晕、四肢及口周感觉异常、意识障碍、抽搐等症状。抽搐与低血 Ca^{2+} 有关。神经系统功能障碍除与碱中毒对脑功能的损伤外,还与严重的低碳酸血症引起脑血管收缩使脑血流量减少有关。

(五)防治的病理生理基础

积极防治原发病并去除引起过度通气的原因。急性呼吸性碱中毒患者可吸入含 5% CO_2 的混合气体或嘱咐患者反复屏气或用塑料袋罩于患者的口鼻使其再吸入呼出的 CO_2 以维持血浆 H_2CO_3 浓度。对癔病患者的精神性通气过度可用镇静剂。

第四节　混合性酸碱平衡紊乱

混合性酸碱平衡紊乱是指同一患者同时存在两种或两种以上酸碱平衡紊乱。临床上常见的混合性酸碱平衡紊乱的主要类型有以下五种。

一、呼吸性酸中毒合并代谢性酸中毒

常见于严重的通气障碍引起的呼吸性酸中毒,因持续缺氧而发生代谢性酸中毒。例如,心脏停搏、呼吸骤停、慢性阻塞性肺疾病合并心力衰竭或休克;糖尿病酮症酸中毒合并肺部感染引起呼吸衰竭等。由于呼吸性和代谢性因素均朝酸性方向发展,以致 HCO_3^- 浓度减少时呼吸不能代偿,$PaCO_2$ 升高时肾不能代偿,而呈严重失代偿状态,pH 明显降低,患者 AB、SB、BB 均降低,AB>SB,AG 增大,血 K^+ 浓度升高。

二、代谢性碱中毒合并呼吸性碱中毒

常见于高热伴呕吐患者,高热时通气过度出现呼吸性碱中毒,又因呕吐丢失大量胃液出现代谢性碱中毒。由于呼吸性和代谢性因素均朝碱性方向发展，$PaCO_2$ 降低，血浆 $[HCO_3^-]$ 升高，两者不能相互代偿，呈严重失代偿状态，预后极差。患者 AB、SB、BB 均升高，AB<SB，pH 明显升高，血 K^+ 浓度降低。

三、呼吸性酸中毒合并代谢性碱中毒

常见于慢性阻塞性肺疾病患者引起的慢性呼吸性酸中毒，又有呕吐或心力衰竭而大量使用排钾利尿剂引起低钾性碱中毒。由于呼吸性和代谢性因素使血 pH 向相反方向移动，故 $PaCO_2$ 和血浆 $[HCO_3^-]$ 均升高而且升高的程度均已超出正常代偿范围，患者 AB、SB、BB 均升高，AB>SB，pH 可正常、略低或略高。

四、代谢性酸中毒合并呼吸性碱中毒

见于糖尿病、肾衰竭或感染性休克等患者伴有发热或机械性通气过度等。由于血浆 $[HCO_3^-]$ 和 $PaCO_2$ 显著降低，且两者的降低程度均超过代偿反应达到的范围，患者 AB、SB、BB 均降低，AB<SB，pH 可正常或轻度变化。

五、代谢性酸中毒合并代谢性碱中毒

见于尿毒症或糖尿病患者因频繁呕吐丢失大量胃液或严重胃肠炎呕吐加严重腹泻并伴有低钾和脱水患者。由于导致血浆 HCO_3^- 浓度升高或降低的原因同时存在，彼此相互抵消，常使血浆 pH、$[HCO_3^-]$、$PaCO_2$ 处于正常范围。

多重性酸碱平衡紊乱情况更为复杂，必须充分了解病史并结合实验室检查进行综合分析才能确定。需要指出的是，无论是单纯性或混合性酸碱平衡紊乱，都不是一成不变的，随着疾病的发展，治疗措施的影响，原有的酸碱平衡紊乱可被纠正，也可能转变或合并其他类型的酸碱平衡紊乱。因此，在诊断和治疗酸碱平衡紊乱时，一定要密切结合患者的病史，观测血 pH、$PaCO_2$ 及 $[HCO_3^-]$ 的动态变化，综合分析病情，及时做出正确诊断和给予适当治疗。

第六章　常见疾病的病理表现

第一节　支气管扩张症

一、定义

支气管扩张症通常是指支气管壁先天发育异常或炎症破坏而导致的局限或广泛管腔持续的扩张状态,常伴有支气管壁和周围肺实质广泛炎症改变。

二、病因

支气管扩张症的原因可分为先天性和后天性。先天性多是支气管壁软骨及支持组织发育缺陷引起。先天性支气管扩张症(气管支气管软化)是一种罕见的结构异常,通常由先天性器官软骨环中软骨成分缺少,其表现为广泛薄壁支气管扩张和囊泡形成,胸透提示为肺过度充气。先天性支气管扩张症与后天性的支气管扩张症在病因和发病机制上都不同,严格意义上讲它应属于单独的一种疾病。

后天性支气管扩张症的原因主要分为阻塞和非阻塞性。阻塞性支气管扩张症是由于肿瘤、异物、外部压迫或支气管环状闭锁等长期阻塞性原因所造成的。阻塞部位可发生在肺内任何地方,常形成局灶性病变。远处肺组织的炎症和感染可引起不可逆的改变,梗阻消退后仍无法复原。大多数的支气管扩张症是炎症后型(非阻塞性),常为多灶性。相关因素有免疫缺陷、免疫异常、支气管黏膜纤毛细胞的纤毛运动障碍等,偶有吸入有害气体或胃液吸入也可导致支气管扩张症。炎症后支气管扩张症可以局限也可以弥散,局限性病变通常发生在肺下叶基底段、右肺中叶和左肺舌叶。阻塞性和非阻塞性支气管扩张症常相互影响,有时互为因果。阻塞的气道壁容易被病原微生物侵犯继发引起宿主反应,分泌物增多、纤毛清除分泌物能力削弱,损害的支气管被病原微生物侵犯产生炎症则进一步加重气道结构的损害,导致恶性循环。

三、临床表现

支气管扩张症的常见表现为频繁的咳嗽、脓痰、咯血和发热。不同原因的支气管扩张症的发病年龄不同,平均诊断年龄为50岁,遗传性疾病如先天性支气管扩张症、囊性纤维化等发病年龄较轻。支气管扩张症影像学表现为气道扩张,纵切面可显示为"双轨征",横切面显示"环形阴影",由于受累肺实质通气不足、萎陷,扩张的气道有聚集现象;管壁增厚主要是由支气管周围的炎症所致。肺功能显示第一秒用力呼气量/用力肺活量比值（FEV1/FVC）下降，气道试验为高反应状态。病变局限可以通过手术治疗，病变弥漫需要控制感染和对症治疗。

四、病理变化

肉眼观察：病变的支气管可局限于一侧肺叶或肺段，也可累及两侧肺。下叶多于上叶，尤以下叶背部更为多见，左肺多于右肺。病变常累及肺段以下支气管和直径大于 2mm 的中小支气管。受累的支气管与细支气管呈节段性扩张，也可连续延伸至胸膜下。受累的支气管数目不等，多者肺切面呈蜂窝状（图 6-1）；部分病例仅累及个别的支气管或少数分支，病变支气管呈圆柱状或囊状扩张。扩张的支气管腔内常含有黏液脓样或黄绿色脓性渗出物，常因继发腐败菌感染而带恶臭味，扩张的支气管周围肺组织常发生不同程度的肺萎陷、纤维化或肺气肿。

镜下观察：支气管壁呈慢性炎症性改变，黏膜上皮可发生萎缩、坏死脱落、增生与鳞状上皮化生，支气管壁增厚，也可发生糜烂与溃疡形成。黏膜下层的血管扩张充血、炎细胞浸润。管壁的平滑肌、弹力纤维和软骨常因反复炎症而被破坏和纤维化。支气管周围的肺组织常有慢性炎症改变或发生纤维化（图 6-2）。

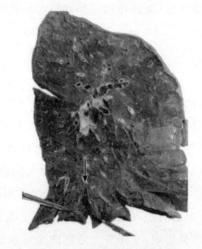

图 6-1 支气管扩张（肉眼观）

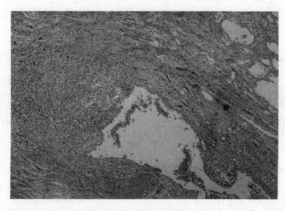

图 6-2 支气管扩张（镜下观）

第二节　肺气肿

一、定义

肺气肿是指终末细支气管远端(呼吸细支气管、肺泡管、肺泡囊和肺泡)的气道弹性减退，过度膨胀、充气和肺容积增大或同时伴有气道壁和肺泡壁的破坏。

二、临床表现

肺气肿早期一般无明显临床症状，严重的肺气肿可有乏力、活动气喘等缺氧症状。肺气肿合并支气管炎可出现咳嗽、咳痰等感染症状，缺氧症状会加重。早期体征不明显，肺气肿严重时可出现胸廓膨隆，前后径增大，叩诊为过清音，并发肺部感染时，两肺干湿啰音明显。CT检查特别是高分辨率CT(HRCT)显示肺过度通气和囊肿形成，病变可以局灶累及肺小叶也可弥漫累及多叶肺，当气体潴留形成大疱(囊肿超过2cm)时，可压迫正常肺。肺功能检查对于诊断也具有一定帮助。

三、病理变化

早期肺气肿标本其切面不似正常肺呈海绵状，而是有一些扩张的小孔，随着病程进展，病变范围扩大，扩张的小孔变大呈囊状。

肺气肿镜下表现是终末细支气管远端的气腔扩张并出现永久性的破坏，可表现为肺泡间隔变窄，肺泡孔扩大，肺泡间隔断裂，扩张的肺泡融合成较大的囊腔。在肺泡组织中看见漂浮状的肺泡间隔碎片，通常是肺组织破坏的明确证据。由于肺气肿的重要原因是气道炎症、气道不完全阻塞，残气储积所致，所以总有小气道的慢性炎症或纤维化(图6-3)伴随。因为肺泡隔的断裂，小气道的弹力纤维附着受影响，常伴有气道弯曲变形和管腔缩窄。肺气肿时肺毛细血管床明显减少，近端肺动脉压增高导致肺小动脉内膜呈纤维性增厚。中央型肺气肿的气肿囊泡为扩张的呼吸细支气管，在近端囊壁上常可见呼吸上皮(柱状或低柱状上皮)及平滑肌束的残迹。

根据肺气肿发生部位分为：①小叶中央型肺气肿(CLE)：即膜性细支气管因慢性炎症而狭窄，使远端终末细支气管和呼吸性细支气管过度充气，囊状扩膨，而边缘肺泡管、肺泡囊、肺泡很少受累。CLE最为常见，多累及上叶。②全小叶型肺气肿：从小叶中央到小叶周边的所有肺泡、肺泡囊、肺泡导管均有肺气肿改变，以肺下叶的病变较重。③局灶性肺气肿：局灶性肺气肿约占肺气肿病例的5％，指的是肺气肿导致的腺泡结构破坏仅仅出现在一处或少数几处，好发于一侧或双侧肺的肺尖部位。局灶性肺气肿，其肺泡破坏达到一定范围，即可形成肺大泡，是年轻人自发性气胸的最常见原因。④瘢痕旁肺气肿/不规则肺气肿：瘢痕旁肺气肿是指肺气肿发生在肺瘢痕旁，肺泡不规则受累，一般是发生在呼吸细支气管远侧端，肺泡囊有时也受累。

这里的瘢痕可能是陈旧性肉芽肿性肺炎、肺梗死修复、机化性肺炎或肺尘埃沉着症修复所造成。瘢痕性肺气肿常由肺尘埃沉着症造成,煤炭工人中多见。⑤间质性肺气肿:指的是由于肺泡壁或细支气壁破裂,气体逸入肺间质内,在小叶间隔与胸膜连接处形成串珠状的小气泡,可呈网状分布于胸膜下。

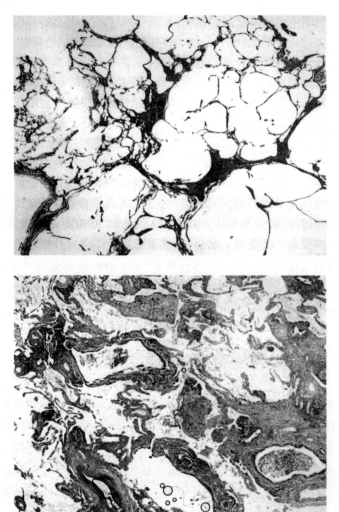

图 6-3　肺气肿

慢性闭塞性小气道炎症伴纤维化,导致小气道周围肺实质肺气肿,扩张的气腔内见漂浮的肺泡隔(A),小气道慢性炎症和纤维化累及周围肺实质,小气道和肺泡腔明显扩张(B)

第三节　肺部感染性疾病

支气管、肺感染性疾病是最为常见的一大类肺部疾病,其发生远远多于肿瘤性等其他原因引起的疾病,这与支气管、肺直接与外部相通、极易受到环境因素影响等密不可分。当机体的免疫力低下或病原体的致病力强大时,一些细菌或病毒可以直接侵入支气管、肺组织,引起各种急慢性炎症。尽管某些急性感染的临床症状来势凶险,但结合实验室检查和影像学检查等往往可以做出明确的诊断。而具有重要的外科病理学意义的则是那些慢性感染,尤其是那些机会性真菌感染,由于这些感染所引起的病变缺乏特异的临床表现且在影像学上常常表现出肿块或占位,仅仅根据它们的临床资料做出明确的诊断和鉴别诊断有时相当困难,往往需要通过活检和病理学观察来明确诊断和指导临床上的治疗。

一、细菌性肺炎

(一)奴卡菌性肺炎

1.定义

奴卡菌性肺炎也称肺奴卡菌病(PN)系由奴卡菌属引起的肺部一种机会性感染性疾病。临床上常表现为亚急性、慢性局限性或播散性化脓性疾病。

2.临床表现

1888 年 Nacard 首次于患慢性鼻疽的病牛体内分离出鼻疽奴卡菌。1890 年 Eppinger 首次描述了表现为肺炎和脑脓肿的人类奴卡菌病。人体奴卡菌病的病原体主要为星形奴卡菌,其他致病菌包括巴西奴卡菌、豚鼠奴卡菌等,可引起局灶性或播散性感染。几乎 90% 的奴卡菌肺部感染是由星形奴卡菌所引起。本病全球散发,几乎没有暴发流行。也无季节差异。在美国 1 年诊断本病 500~1000 例,各个年龄段普遍易感。以成年男性多见。男:女=2:1~3:1,肺奴卡菌病的预后较差,病死率为 41% 左右。播散型奴卡菌病为 64%,一旦累及神经系统,死亡率可高达 100%。

3.发病机制

奴卡菌属于放线菌属,是革兰氏阳性的分枝棒状需氧菌,弱抗酸性,呈分枝状的菌丝,广泛存在于土壤、空气、草丛和腐败的植物中,分类学上属于细菌而非真菌,为条件致病菌。奴卡菌可在空气中形成菌丝体,人吸入菌丝片段是主要的感染途径,亦可经破损皮肤或消化道进入人体引起感染。该病常见于免疫功能低下者,如艾滋病(AIDS)、白血病、器官移植受者;60%~80% 的患者患有肺部基础性病变,有学者通过研究认为慢性阻塞性肺疾病是肺奴卡菌病的高危人群,考虑与使用糖皮质激素有关。细胞介导的免疫反应是机体抵御奴卡菌感染的主要方式,研究证明,特异性 T 淋巴细胞抗原可增强无胸腺裸鼠对奴卡菌感染的致敏性,免疫兔后发现其 T 淋巴细胞可增加巨噬细胞对奴卡菌吞噬及生长抑制作用。因此,宿主免疫防御机制的削弱是该病发生的重要因素。

4.病理变化

奴卡菌性肺炎主要表现为肺脓肿,常为多发性,大小不一,可互相融合,中心坏死明显,脓肿内含有绿色脓液。病变可累及一个或多个肺叶,也可表现为肺叶实变、多发性粟粒状、结节状病变。胸膜增厚,有纤维素渗出。

镜下急性期表现为显著凝固性坏死及中性粒细胞浸润(图 6-4A),渐变为肺脓肿。坏死化脓区可见大量革兰氏染色阳性的分枝状奴卡菌,菌体细长、直径为 $0.5\sim1.0\mu m$,长为 $10\sim20\mu m$,呈串珠状、杆状,主要为直角分支。周围肺泡间质纤维组织增生。慢性期以肉芽肿性炎为主,脓肿周围常见类上皮细胞及多核巨细胞形成的肉芽肿。可形成大脓肿和空洞,淋巴细胞、浆细胞浸润。邻近肺泡腔内可见机化灶(图 6-4B),特殊染色:弱酸染色阳性(图 6-4C),奴卡菌革兰氏染色阳性(图 6-4D),六胺银阳性。

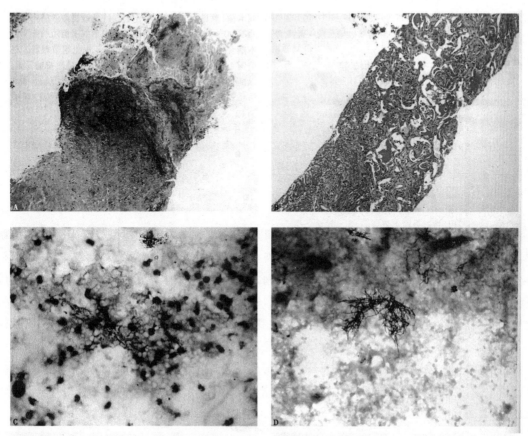

图 6-4　奴卡菌性肺炎

大片坏死及炎性渗出物中有嗜碱性的细菌团(A);肺组织可见肺泡腔有机化灶,间质有炎症细胞浸润(B);弱酸染色显示红染有分支的细长菌丝(C);六胺银染色可见蓝色的菌丝(D)

(二)肺放线菌病

1.定义

肺放线菌病是由放线菌引起的人兽共患的一种渐进性、化脓性、肉芽肿性的亚急性至慢性感染性疾病。该菌为革兰氏阳性厌氧菌或微需氧菌,生长缓慢,菌丝细长盘绕成团,容易断裂成链状。成熟的菌丝较粗,有分支,周围出现典型的由放线菌菌体、坏死组织碎片构成“硫磺样颗粒”,颗粒边缘有膨大的小体,外观似棒槌状,呈放射状排列,故称“放线菌”。肺脏罹患放线菌感染,称为肺放线菌病。

2.临床表现

放线菌病由 Langenbeek 在 1845 年首先叙述,我国 1904 年首次在宜昌发现牛放线菌病。放线菌病在世界各地均有发现,均为散发,属内源性疾病,而非传染病。多发于农村,城市发病率为农村的。肺放线菌病发病率极低,年发病率约为 1/300000。可发生于各个年龄组,以青壮年发病率最高,男女患病比约为 3 : 1。肺放线菌病预后良好且病死率低,治愈率达 90% 以上。

3.发病机制

放线菌常寄生于人体口腔黏膜、牙龈、扁桃体、结肠等处。放线菌是条件致病菌,在正常人体内寄生的放线菌一般不引起疾病。易感因素在感染的发生中起作用,例如口腔卫生差、糖尿病、免疫抑制、营养不良、外科手术、口腔肿瘤或感染、头颈部恶性肿瘤的放疗中等。

其发病机制不清楚,公认的机制有两个:①在正常的寄生部位(主要指口腔及肠道黏膜)的放线菌不致病,但当管腔黏膜破裂或管腔全层破裂,放线菌转移到黏膜下层及体腔,则导致放线菌病,但将体外培养的放线菌注入皮下组织内并不能导致放线菌病,说明上述理论并不完善。②其他细菌辅助感染,放线菌进入到黏膜下通常伴有其他细菌,主要是大肠埃希菌和链球菌等,在这些细菌的协同作用下导致放线菌病的发生。③放线菌可形成生物膜,在生物膜网状结构内保持菌的活性,在一定条件下致病。

4.病理变化

肺放线菌病为脓肿性病变,在脓液中肉眼可见分叶状或多角形的直径数毫米的黄白色颗粒,称为硫磺样颗粒。镜下改变为急性化脓性炎症,病灶内可见多发性脓肿、瘘管、肉芽组织和纤维增生。早期,在组织内最先引起白细胞浸润,形成多发性小脓肿,脓肿穿破形成多个窦道。脓肿周围为急性或慢性炎性肉芽组织及纤维化,并形成瘢痕,有的可见大量泡沫细胞和巨噬细胞聚积。病理确诊是有赖于 HE 的化脓灶内找到呈嗜碱或嗜中性的"硫磺样颗粒",颗粒直径为 $100\sim300\mu m$ 及革兰氏染色阳性的纤细分枝菌丝。HE 染色时颗粒中央为致密的嗜碱性均匀物质,边缘呈嗜酸性的疏松的栅栏状短棒样物质(图 6-5A)。革兰氏染色见菌落中央部分呈致密的革兰氏阳性物质,周围为革兰氏阴性的放射状分布的纤细分枝状菌体(图 6-5B)。PAS染色:细菌团呈玫瑰红色。六胺银染色:细菌团由黑色分枝状菌丝交织形成。抗酸染色阴性。

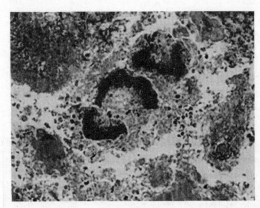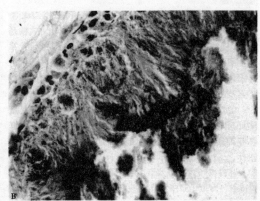

图 6-5　肺放线菌病

在坏死的肺组织中央见有染成蓝色的"硫磺样颗粒",周围可见放射状排列的嗜伊红杆状体(A,HE);革兰氏染色显示菌落核心为阳性,其周围菌丝末端为阴性(B)

(三)肺军团菌病

1.定义

军团菌病(LD)是由革兰氏染色阴性的嗜肺军团杆菌引起的一种以肺炎为主的全身性疾

病。以肺部感染伴全身多系统损伤为主要表现,也可以表现无肺炎的急性自限性流感样疾病。

2.临床表现

1976年在美国费城召开的退伍军人大会首次暴发流行,导致221人患病,34人死亡。1977年美国科研人员从患者肺组织分离出致病菌,并命名为"军团菌"。我国首例报道是在1983年南京发现军团菌病例。该病在夏秋季节多发,也可呈地方性散发,男女发病比例为2∶1。传染途径主要通过气溶胶传播,但人与人之间不传染。各个年龄层的人都会感染军团菌,34%的患者没有任何易感因素。在院内获得性军团菌肺炎患者中无基础疾病者得病比例>6%。军团菌肺炎死亡率较高,针对性治疗不及时,则使病情迅速恶化而致死。

3.发病机制

军团菌是一种兼性细胞内寄生菌,在人类单核细胞及巨噬细胞内均能存活并繁殖。军团菌对人体的损害是从对肺泡巨噬细胞作用开始的;军团菌经呼吸道进入肺后,被中性粒细胞和巨噬细胞吞噬,吞噬细胞被感染一段时间后,含军团菌的细胞裂解释放出大量细菌,导致肺泡上皮和内皮急性损伤并伴有肺水肿,可引起低氧血症和呼吸障碍。同时军团菌还可以产生脂多糖类内毒素和一些能溶解细胞的外毒素而致病。

4.病理变化

累及终末细支气管和肺泡,类似大叶、小叶性肺炎的病理改变。急性期为纤维素性化脓性肺炎,急性后期表现为机化性肺炎。肺急性期病变主要分为两型,Ⅰ型为急性纤维素性化脓性肺炎(95%),可见大量水肿液、纤维素渗出、嗜中性白细胞崩解、细胞碎片及巨噬细胞;Ⅱ型为急性弥散性肺泡损伤,病变中可见肺泡上皮增生、脱屑及透明膜形成。肺后期病变表现为,渗出物和透明膜机化及间质纤维化,严重者可导致蜂窝肺。肺血管的改变主要侵犯肺肌性动脉,表现为浆细胞、淋巴细胞和组织细胞浸润的非坏死性血管炎,可有内膜纤维化,也可形成动脉瘤。革兰氏染色和W-S银染可显示细胞内或散在分布于肺泡腔内小而多形的短杆状。

二、真菌病

(一)肺曲霉病

1.定义

肺曲霉病是曲霉属真菌引起的一系列感染性或非感染性肺部疾病。肺曲霉病的主要病理特征是为:①曲霉菌球:多发生于原有肺内的空洞/空腔性病变内;②变应性支气管肺曲霉病:是对曲霉抗原的超敏反应,典型见于长期哮喘或囊性纤维化患者;③侵袭性肺曲霉病(IPA):绝大多数的IPA存在于免疫缺陷患者中,此类感染称为潜在致死性机遇性感染。

2.临床表现

曲霉病总体发病率尚不清楚。据我国医院感染监控网分析,医院真菌感染率从1993—1996年的13.9%上升至1998—1999年的17.1%和1999—2000年的24.4%。侵袭性曲霉菌病,特别是肺部曲霉菌感染多发生在有严重基础疾病的患者,恶性血液系统疾病、AIDS和器官移植者的发病率较高,估计急性白血病患者中侵袭性曲霉菌病的发病率为5%~25%,AIDS患者中侵袭性曲霉菌病发病率为1%~12%,且逐年呈升高趋势。侵袭性曲霉菌病特别是肺部曲霉菌感染多发生在有严重基础疾病的患者,预后差,病死率达 50%～100%。本病可发生于任何年龄、性别和种族的人群,与职业有一定关系,较多见于农民、园艺工人和酿酒工人。

2008 年美国感染学会在曲霉菌病诊治指南中,指出了变应性支气管肺曲霉病(ABPA)的诊断依据包括 7 项主要标准:①支气管阻塞症状发作(哮喘);②外周血嗜酸粒细胞增多(细胞数 1000/μm);③曲霉变应原速发性皮肤试验阳性;④血清曲霉变应原沉淀抗体阳性;⑤血清总 IgE 浓度增高,总血清 IgE＞1000ng/mL;⑥肺部影像学检查存在或以前曾有肺部浸润影;⑦中央型支气管扩张。4 项次要诊断标准包括:①痰涂片和(或)培养多次找到曲霉菌;②咳出棕色黏液栓或斑片的病史;③血清曲霉特异性 IgE 抗体增高;④曲霉变应原速发性皮肤试验阳性。而烟曲霉皮试阳性是诊断 ABPA 的必要条件。若皮试阴性,则可以排除 ABPA。

3.发病机制

曲霉菌在自然界中分布很广,引起人致病的病原菌主要有四种:烟曲霉菌、黄曲霉菌、黑曲霉菌、土曲霉菌。正常健康人吸入曲霉菌并不引起致病,若机体抵抗力下降或有基础疾病的患者容易发病,引起肺真菌感染。体内其他部位真菌感染亦可随淋巴或血液循环到肺部,静脉高营养疗法时,深静脉插管如留置时间过长也可导致真菌生长。致病方式主要是:①曲霉在组织中迅速生长繁殖,直接破坏宿主组织细胞,引起炎症反应;②侵入血管,使血管阻塞导致组织缺血性坏死;③曲霉缠绕成团块状物堵塞气道导致继发感染;④某些曲霉可产生蛋白分解酶,造成组织破坏;⑤曲霉抗原引起支气管-肺变态反应;⑥产生真菌毒素,引起组织坏死。

过敏(变应)性支气管肺曲霉病(ABPA)是真菌的孢子作为一种过敏原被吸入而导致机体致敏,致敏机体再次吸入真菌物质时,可引起表现为支气管哮喘样症状的过敏性肺泡炎。机体对曲霉菌抗原的超敏反应,大部分是由烟曲霉菌引起的。曲霉菌特异的 IgE 介导的 I 型超敏反应和 IgG 介导的 III 型超敏反应在 ABPA 的发病机制中起到核心作用。其他的宿主因素包括细胞免疫性,可影响 ABPA 的病理学变化。

4.病理变化

(1)曲菌球:大体见边界清晰的圆形到卵圆形空洞,直径 1～7cm 或者更大,并与支气管沟通,空洞壁厚 1～5mm(图 6-6A),曲霉球灰褐色或褐黄色,质地松脆,周围有纤维包膜。镜下空洞内见大量的菌丝,长短不一,但直径较均一,为 3～5μm,明显分隔,呈 45°分支,排列成放射状和珊瑚状。孢子密集成群,直径略小于菌丝(图 6-6B)。周围有血管化的纤维结缔组织,有淋巴细胞、浆细胞浸润。偶见中性粒细胞、嗜酸性粒细胞浸润。有时可见肉芽肿病灶。菌体一般不侵及空洞壁。

(2)侵袭性肺曲霉病:侵袭性肺曲霉病可以表现为气管和支气管黏膜变性、坏死、脱落,有溃疡形成,支气管壁纤维组织增生,慢性炎症细胞浸润,有肉芽肿病灶,支气管腔内见菌丝及孢子。局限性肉芽肿或广泛化脓性肺炎,伴脓肿形成;病灶呈出血性梗死,曲菌可栓塞在血管或支气管出现坏死性血管炎、血栓及菌栓,在炎症部位见到菌丝及孢子。肺泡结构破坏,间质纤维化。

(3)变应性支气管肺曲霉病:在支气管腔内有黏液栓,可见曲霉菌及大量嗜酸性粒细胞、黏液。支气管黏膜管壁增厚,基底膜增宽,黏膜下水肿、充血。中至重度的嗜酸性粒细胞、淋巴细胞浸润,有时见支气管中心性肉芽肿改变。特殊染色:六胺银染色可见菌丝及孢子呈黑色(图6-6C)、PAS 染色可见菌丝及孢子呈红色(图 6-6D)。

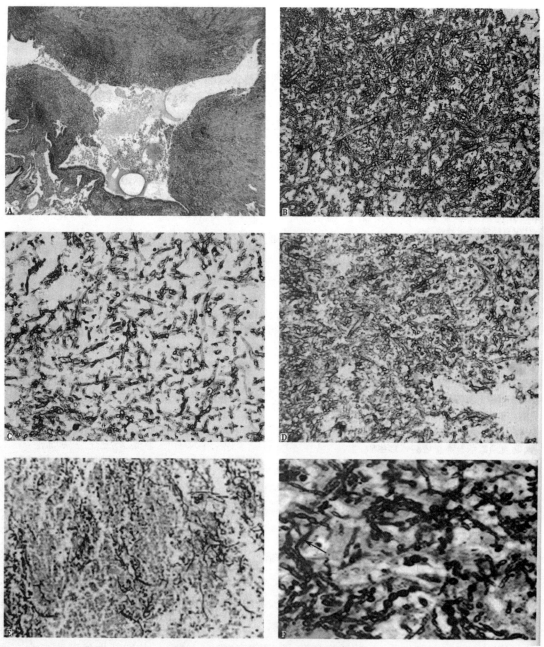

图 6-6 侵袭性肺曲霉病与念珠菌病

肺曲霉病时的支气管黏膜部分坏死、脱落,管壁明显的炎症,腔内渗出物中见大量淡染菌丝团(A);高倍镜下见菌丝粗细均匀,有分隔,呈锐角分支,孢子常位于菌丝的一端呈网球拍状(B);六胺银染色菌丝及孢子染成黑色(C);PAS 染色显示菌丝呈玫瑰红色(D);而肺念珠菌病时可在坏死组织中见到淡染酵母样的菌体和更细的"菌丝"(E);PAS 染色后可见卵圆形的孢子呈串珠样排列形成假菌丝(F)

(二)肺毛霉菌病

1.定义

肺毛霉菌病是由真菌界接合菌门毛霉目中的某些致病性真菌引起的严重肺部感染,又称肺接合菌病,是一种发病急、进展快、病死率高的肺部真菌感染。

2.临床表现

1855 年,德国 Kurchenmeister 报道了首例肺毛霉菌病,近 20 年来发病率呈上升趋势。美国得克萨斯州 Anderson 癌症研究中心调查显示,毛霉菌的感染率从 1989—1993 年的 8/10 万增加至 1994—1998 年的 17/10 万,翻了 1 倍多。由中华医学会呼吸病学分会组织的一项国内 16 家医院多中心回顾性调查分析显示,在 474 例肺真菌病患者中肺毛霉菌病发病排在前 5 位。肺毛霉菌病好发于有基础疾病和免疫功能低下的患者,常见于糖尿病或合并酮症酸中毒、长期应用糖皮质激素、中性粒细胞减少等人群。有学者报道血清游离铁的增多也会导致毛霉菌生长,在糖尿病酮症酸中毒的情况下,血清 pH 值下降,运铁蛋白转运铁的能力下降,使血清中的游离铁增多,毛霉菌可以利用游离铁促进自身的生长。所以,吸入毛霉菌孢子的糖尿病酮症酸中毒患者很容易伴发肺毛霉菌病。

肺毛霉菌病多呈散发性,无年龄、性别、种族和气候等方面的限制,也没有传染性。有学者报道肺毛霉菌好发于男性,男女比例约为 2.3:1~3:1。也有研究表明,毛霉菌感染与季节有关,如日本 Funada 和 Matsuda 报道 7 例肺毛霉菌感染的患者中,6 例发生于 8 月和 9 月之间,这可能与毛霉菌适宜的生长温度(25~55℃)有关。本病的死亡率高达 60% 以上。

3.发病机制

毛霉菌普遍存在于腐败的植物和土壤中,为一种条件致病菌。在正常人群中很少致病。当机体处于免疫功能低下的情况时,可以通过感染鼻窦中或吸入空气中的孢子或经血行、淋巴播散等途径致病。其发病机制为:①患者免疫功能下降,导致吞噬细胞无法吞噬病原菌,T 细胞杀伤靶细胞的能力下降,使毛霉菌定植于肺部,引起炎症。②血清游离铁的增多,铁离子是毛霉菌生长所必需的。对于糖尿病、酸中毒患者,血清 pH 值下降,运铁蛋白转运铁的能力抑制,使血清游离铁增多,有利于毛霉菌生长。所以,糖尿病患者易继发毛霉菌感染。

4.病理变化

病变累及大叶或者多叶,呈孤立性或多个肺结节或者肿块状,肺呈实变,弹性差;切面显示大片出血伴梗死灶。毛霉菌在肺部引起的炎症,常常呈化脓性变化,少数病例可形成肉芽肿。肺组织不同程度的水肿、充血、大片出血、坏死,其中可见毛霉菌菌丝呈淡红色,菌丝短而粗,宽 10~25µm 或者更大,一般无间隔,分支不规则,一般呈 90°角分支(图 6-7A)。菌丝周围有中性粒细胞(图 6-7B)和浆细胞、巨噬细胞浸润,毛霉菌有嗜血管倾向。其特征性病理改变为在血管壁可见到菌丝(图 6-7E),侵犯血管腔形成菌栓,血栓形成。周围组织为梗死灶,有出血,侵入肺小动脉,形成肺动脉栓塞、肺梗死或肺动脉瘤。PAS 和六胺银染色可显示毛霉菌菌丝阳性(图 6-7C、D、F)。

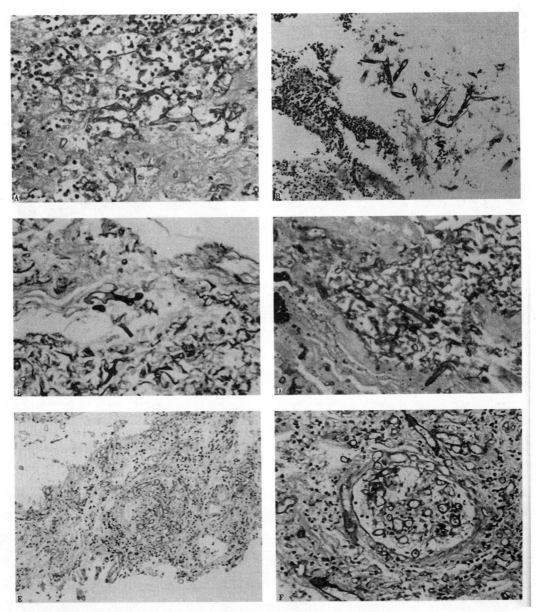

图 6-7 肺毛霉菌病

HE 切片中可见坏死灶内有粗大的毛霉菌菌丝和孢子(A);菌丝和孢子周围有大量的中性粒细胞的渗出(B);六胺银染色见菌丝呈直角分支(C);PAS 染色见菌丝粗大无分隔(D);菌丝侵入血管内形成血管炎和血栓(E);PAS 染色见血管壁和腔内红染的菌丝(F)

(三)肺孢子菌性肺炎

1.定义

肺孢子菌性肺炎(PCP)是耶氏肺孢子菌感染引起的呼吸系统的机会感染。长期以来,人们将肺孢子菌误认为是原虫引起的疾病,将导致人体肺孢子菌肺炎的病原体称为"卡氏肺孢子虫",并由此将其引发的肺部疾患称"卡氏肺孢子虫肺炎"或肺孢子虫病。然而,自 20 世纪 80 年代起,越来越多的分子生物学证据表明,以往认为的"肺孢子虫"实为真菌,导致人体肺部炎症的病原体也不是"卡氏肺孢子菌",而是"耶氏肺孢子菌",卡氏肺孢子菌只引起鼠类疾患。

2.临床表现

肺孢子菌病通常发生在先天性免疫不足及获得性免疫缺陷综合征的人群。其中约70%为AIDS患者,其次主要为器官移植,需要长期使用免疫抑制剂,恶性肿瘤,免疫力低下或诊断未明者。西欧及美国PCP发生率为2%~3%。<1岁和>14岁的患者以AIDS合并耶氏肺孢子菌最为常见,1~14岁患者血液系统恶性肿瘤合并耶氏肺孢子菌最常见。

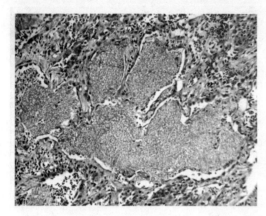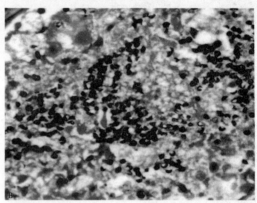

图 6-8　肺孢子菌肺炎

肺泡腔内见有泡沫样、蜂窝样的蛋白性渗出物(A);六胺银染色肺泡腔内泡沫样的蛋白性渗出物内可见染成黑色的肺孢子菌(B)

3.发病机制

肺孢子菌是一种机会性致病真菌,具有高度的宿主专一性,多为隐性感染,在机体免疫力下降时,经呼吸道吸入肺孢子菌而引起感染,滋养体寄生于肺泡上皮细胞和肺泡间隔内。纤维连接素在这个过程中起着重要的作用,促进菌体附着于肺泡表面,首先感染Ⅰ型肺泡上皮细胞,并发生炎性细胞浸润,从而破坏Ⅰ型肺泡上皮细胞,使细胞坏死,毛细血管内膜剥脱,肺孢子菌在肺组织内扩散,并激活宿主机体中巨噬细胞及T淋巴细胞等发生免疫应答。在免疫功能受损的宿主内,病原体不断增殖,使肺泡腔内充满肺孢子菌及泡沫状嗜酸性渗出物,表面活性物质减少,肺顺应性下降,肺弥散功能下降,导致肺通气和换气功能障碍。为清除肺泡内渗出物,Ⅱ型肺泡上皮细胞代偿性肥大,最后导致肺间质纤维化。

4.病理变化

肺孢子菌肺炎表现为肺体积和重量增加,切面有实变区含气少,灰白到灰棕色。呈斑片状进而影响到整叶肺或全肺受累。镜下见Ⅰ型肺泡上皮坏死、脱落,有时增生呈立方状;由于变性坏死细胞崩解、集聚与融合,加之渗出的血浆蛋白,在肺泡腔内形成泡沫样、絮状蛋白性渗出物及泡沫细胞团(图6-8A),内含残留的菌体。肺泡间隔增厚,血管扩张充血,淋巴细胞、浆细胞和少量巨噬细胞浸润。此外,可有巨细胞和肉芽肿形成。肺孢子菌为圆形及卵圆形、直径5~7μm,有明显的沟和皱褶。孢子菌膜呈圆形增厚有暗染的小点。吉姆萨染色油镜下观察,包囊呈圆形或者椭圆形,直径为1.5~4μm,胞质呈淡蓝色,核为蓝紫色,囊内小体4~8个,呈紫红色。甲苯胺蓝(TBO)染色,包囊染成紫红色,圆形或椭圆形,囊内小体不着色。包囊周围背景为淡蓝色。六胺银染色,包囊多呈塌陷形空壳或乒乓球样外观,囊壁染成褐色或黑色(图6-8B),部分囊壁可呈现一对括弧样结构,这是肺孢子菌特征性的标志。

(四)肺马尔尼菲青霉菌病

1.定义

肺马尔尼菲青霉菌病(PM)是青霉菌中唯一的呈双相型的条件性致病真菌所致,其引起的是一种少见的深部真菌感染性疾病,常累及肺组织,称为肺马尔尼菲青霉菌病。

2.临床表现

1956年巴斯德研究所从中华竹鼠的肝脏中首次分离出该菌。为纪念巴斯德研究所主任Hubert Marneffei,这种真菌被命名为马尔尼菲青霉菌。本病的传染源尚未明了,竹鼠与马尔尼菲青霉菌关系密切,带菌竹鼠可能为人类致病的传染源。马尔尼菲青霉菌可感染健康者,更多见于免疫功能低下的患者。近年来随着骨髓、器官移植的广泛开展,导管技术、放化疗的广泛应用,激素、免疫抑制剂及广谱抗生素的使用,特别是HIV感染者的增加,马尔尼菲青霉菌的感染率随之升高。1988年以来,随着全球艾滋病的流行,该机会性致病性真菌的感染发病率逐年上升。患者多为青壮年,儿童也可发病。发病年龄为6~72岁。其中男性多于女性。病情发展快,病死率高。

3.发病机制

马尔尼菲青霉菌是温敏性双相真菌,霉菌相(菌丝)的分生孢子是病原传播体,具有极强的抗非特异性吞噬杀灭作用的功能,可经呼吸道吸入、肠道食入、皮肤破损侵入及血源等途径传播。酵母相的细胞是致病体,为胞内寄生感染。马尔尼菲青霉菌的分生孢子与支气管上皮细胞产生吸附是感染的重要步骤,分生孢子表面有一种凝集素,通过凝集素糖蛋白糖链上唾液酸残基末端与肺部基底膜的糖蛋白连接,出现黏附,导致分生孢子与呼吸道组织紧密结合,不易被支气管黏液或纤毛系统排出。人体抗马尔尼菲青霉菌免疫是以细胞免疫为主,主要表现为巨噬细胞吞噬和致敏T细胞所介导的迟发型超敏反应。马尔尼菲青霉菌在人体内以酵母相生长,适宜巨噬细胞吞噬。巨噬细胞呈递真菌抗原至致敏T细胞后,通过释放淋巴因子,活化巨噬细胞的酶系统,达到杀菌作用。同时巨噬细胞释放的细胞因子等也可造成局部组织的坏死。若细胞免疫缺陷易感染发病。

4.病理变化

马尔尼菲青霉菌肺部感染的病变可为局灶性或弥散性,常伴有肺水肿,呈点片状实变。组织病理学改变有三种类型:肉芽肿样型、化脓型及坏死型。镜下可见肺泡腔、肺间质及肺泡壁毛细血管内大量巨噬细胞,胞内充满马尔尼菲青霉菌孢子(图6-9A),青霉菌大多位于巨噬细胞胞质内(图6-9B),少量也可在胞质外。通常为圆形或卵圆形的酵母样细胞,直径为2.5~4.5μm,细胞中心常有一个黑色的小点,其中最特殊而具有诊断意义的为长杆状、粗细均匀、两头钝圆的腊肠状菌体。1~2μm宽,3~6μm长,在腊肠状细胞中央见到横行的分隔,表明繁殖方式为裂殖。肺泡腔可伴有纤维素性渗出,肺间质有中等量淋巴细胞浸润。坏死型可见大片凝固性坏死灶,周围有大量巨噬细胞。肉芽肿型可见上皮样细胞及多核巨细胞,真菌散在分布。化脓性炎症为大量的酵母样细胞及其周围的中性粒细胞和纤维素渗出。特殊染色:PAS、六胺银阳性(图 6-9C、D)。

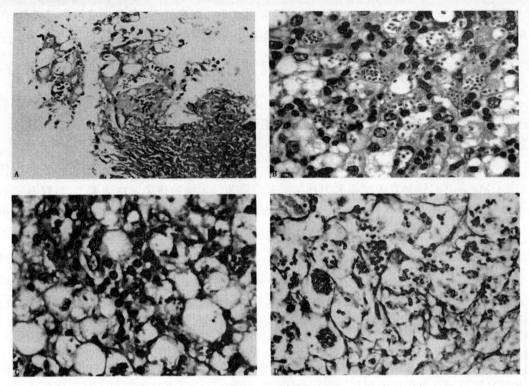

图 6-9　肺马尔尼菲青霉菌病

在坏死灶旁边可见巨噬细胞,其胞质内可见圆形或卵圆形的酵母样细胞(A);高倍镜下见巨噬细胞内有圆形或卵圆形的酵母样菌体,可见具有诊断意义的长杆状、粗细均匀、两头钝圆的腊肠状菌体(B);PAS染色显示巨噬细胞胞质内马尔尼菲青霉菌有分隔(C);六胺银染色见马尔尼菲青霉菌中间有小黑点(D)

(五)肺隐球菌病

1.定义

肺隐球菌病是由新型隐球菌(孢子菌属酵母样真菌)感染引起的一种亚急性或慢性深部真菌病。

2.临床表现

本病分布于世界各地,免疫功能正常的宿主肺隐球菌病的年发病率为 0.4/10 万～0.9/10 万,而免疫功能损害者,尤其是 HIV 感染者其年发病率为 6%～10%。北京协和医院 2002—2006 年调查结果显示肺隐球菌感染的发病率占肺部真菌感染的 13.4%。大约 1/3 患者无症状,常见于获得性免疫缺陷综合征、器官移植、白血病、肝炎,以及长期使用激素治疗等免疫功能紊乱的患者。近年来发生于免疫正常宿主的隐球菌感染报道也不断增多,在 HIV 阴性者的男女感染比例约为 2：1,而在 HIV 阳性者则为 5：1～11：1。隐球菌病虽可发生于任何年龄,但儿童少见,40～60 岁者多见。

3.发病机制

1894 年 sanfelice 首先在桃汁中分离到一种新的真菌,将其命名新型酵母菌,直到 1950 年

Benham 最终将其命名为新生隐球菌。隐球菌病主要通过吸入空气中的新型隐球菌孢子而感染。因此,呼吸系统是其进入机体的主要途径,它对中枢神经系统的亲和力较高,其次为皮肤和肺,单独侵犯肺部约占 20%。容易引起隐球菌病的因素包括慢性消耗性疾病,如糖尿病、结节病、白血病、晚期肿瘤、艾滋病(AIDS)以及器官移植患者等,在免疫缺陷病毒(HIV)感染者中,肺隐球菌病的发生率为 5%～10%。据国外报道,免疫功能正常人群的每年发病率为 0.2%,而 AIDS 患者发病率为 80%～90%。但也有报道表明约 50%是发生在免疫功能正常的患者中,且大多数为肺的单一器官受累。

通过呼吸道吸入空气中的孢子,是隐球菌感染的主要途径;也可通过皮肤接种或经消化道进入人体引起疾病或成为带菌者。健康人不易感染新生隐球菌,只有当机体抵抗力下降,病原菌才易于侵入宿主体内,造成隐球菌病。初吸入的孢子沉积于肺部并没有荚膜,侵入宿主 24h 后孢子获得荚膜,从而获得致病力。正常人吸入隐球菌后可引起肺内感染,但很少出现症状,常有自愈的倾向。而对于免疫功能损害的患者,吸入真菌后在肺内形成病灶,并可经血行播散至全身,且多侵犯中枢神经系统。HIV 感染者的单核细胞的抗隐球菌免疫功能下降,同时隐球菌抗原降低了细胞介导的免疫作用,使得隐球菌在宿主体内更易存活。

4.病理变化

病变沿支气管散布,常累及两侧肺数个肺叶。病灶大小不等,形状不规则,结节状,灰白色半透明,早期胶冻样。组织学改变则因肺部病变的病期早晚而不同,早期的病灶为黏液样变似黏液瘤,这些黏液样物质由菌体荚膜所产生,具有抑制中性粒细胞的趋向性及吞噬作用,所以病灶内中性粒细胞很少,病灶内可见大量隐球菌。晚期则由组织细胞、多核巨细胞和淋巴细胞等形成肉芽肿,在单核细胞及多核巨细胞的胞质内常见吞噬的隐球菌菌体,以慢性炎症纤维化为背景,有时还可见非特异性的闭塞性细支气管炎及机化性肺炎。晚期由纤维组织包裹形成纤维瘢痕,纤维化的病灶一般不发生钙化。播散性隐球菌病一般不形成肉芽肿,菌体充满在肺泡腔内以及分布在肺间质内。

隐球菌的菌体呈圆形、卵圆形,平均直径为 4～7μm,经常可见菌体分裂,菌体周围可见坏死碎片,其周围形成透明的空隙(图 6-10A),菌体若在多核巨细胞内,菌体周围的透明区就更为明显。PAS 和六胺银染色阳性(图 6-10B),Alcian blue 染色也可阳性(图 6-10C)。

电镜观察到的隐球菌孢子具有明显的细胞壁,其外有比菌体大 1～3 倍的中等电子密度的荚膜。荚膜外周有疏电子密度的微纤维,呈放射状盘绕,荚膜与胞体之间有明显透明带。壁内可见质膜、胞质内可见双层膜的内质网、圆形嵴少的线粒体、糖原和大小不等的空泡等细胞器,但结构皆较简单,无高尔基体。胞体内有卵形核,为单核,有双层核膜和清楚的核膜孔,染色质淡而均匀。

(六)肺尖端赛多孢子菌病

1.定义

肺尖端赛多孢子菌病是由赛多孢子菌属引起的一系列疾病在肺部的表现。引起人类感染的赛多孢子菌主要是尖端赛多孢子菌(有性期为波氏假性阿利什霉)和多育赛多孢子菌。

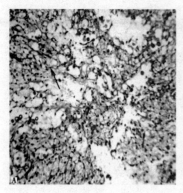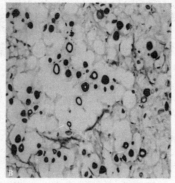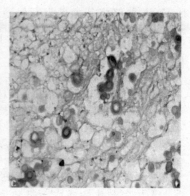

图 6-10　肺部隐球菌病

肺内黏液样物质中可见大量的多核巨细胞、组织细胞及淋巴细胞,多核巨细胞胞质内可见圆形及卵圆形呈空泡状的隐球菌菌体(见箭头)(A);GMS 染色后清晰可见黑色的隐球菌菌体(B);Alcian blue 染色可见蓝色隐球菌孢子,壁厚(C)

2.临床表现

首次发现赛多孢子菌引起人类疾病是在 1889 年由波氏假性阿利什霉引起的耳炎。1982年,人们发现首例由溺水引起的赛多孢子菌感染,并发现该菌具有亲神经性。在过去的 20 年中,至少有 23 例溺水吸入污水后引起假性阿利什霉感染的报道。院内感染也是主要因素之一,美国一家癌症中心的资料显示,院内赛多孢子菌感染的发病率已从 1993—1998 年的 0.82例/10 万人次住院日上升到 1999—2005 年的 1.33 例/10 万人次住院日。平均确诊时间为感染后 1 个月,死亡率高达 70%。

3.发病机制

尖端赛多孢子菌广泛分布于各种自然材料中,如沼泽、湿地、污水、腐物、咸水等。尖端赛多孢子菌感染多发生于艾滋病、器官移植、淋巴瘤、白血病、长期应用糖皮质激素或免疫抑制剂等免疫功能缺陷患者,也可发生于免疫功能正常者,如外伤、污水淹溺、HELLP 综合征等。近来,慢性阻塞性肺疾病和间质性肺疾病长期应用糖皮质激素患者感染尖端赛多孢子菌的报道增多。尖端赛多孢子菌可在引流不畅的支气管、鼻旁窦等空腔内定植,而不引起播散性感染,当免疫功能严重受损时,定植的真菌即可引起致命性的侵袭性真菌感染。免疫功能缺陷和基础肺疾病患者可因下呼吸道的巨噬细胞、黏液纤毛细胞清除功能下降,而使吸入的尖端赛多孢子菌的分生孢子在下呼吸道不易及时清除而大量增殖,产生新的菌丝和孢子,形成真菌球,大量孢子入血可形成播散性感染。

表 6-1　肺肉芽肿病变的病理特点及鉴别诊断

类型	生物学特点	病变特点	特殊染色	组织中真菌的形态特点
隐球菌病	病酵母型真菌,有孢子,无子囊,无菌丝,生芽繁殖	胶样病变或非干酪性肉芽肿,凝固性坏死和小脓肿。孢子位于细胞内和间质中	GMS PAS AB	酵母型,有荚膜,孢子直径 5～10μm,少数 3～20μm

类型	生物学特点	病变特点	特殊染色	组织中真菌的形态特点
念珠菌病	酵母型真菌,有孢子,无子囊,有假菌丝和真菌丝,生芽繁殖慢	性化脓性炎,微脓肿或多发性脓肿以及肉芽肿形成。病原位于炎症灶的间质中	GMS PAS	酵母型,假菌丝呈串珠状,真菌丝,横径 $2\sim6\mu m$,较曲菌细,有横膈
曲菌病	霉菌型,有菌丝和孢子	过敏性肺泡炎和支气管炎,化脓性炎症,肉芽肿;常形成霉菌球或侵犯血管导致栓塞和梗死。菌丝位于脓肿灶及周围的间质中	GMS PAS HE	菌丝型,菌丝直径 $2\sim7\mu m$,平均 $4\mu m$,较毛霉菌小,有横膈,分枝呈锐角;可见小分生孢子
毛霉菌	霉菌型,有菌丝和孢子	化脓性坏死性炎,肉芽肿。真菌常位于血管壁,侵犯血管引起梗死与血源性播散	GMS PAS HE	菌丝型,菌丝直径 $6\sim25\mu m$,较曲菌粗,无横膈,分枝呈钝角,有折叠和扭曲
组织胞浆菌病	双相型真菌	肉芽肿性炎,多无症状,可见钙化点。孢子位于细胞内	GMS PAS	酵母型,窄颈单芽孢,$2\sim4\mu m$
马纳菲青霉病	双相型真菌,分裂繁殖	单发或多发性脓肿,肉芽肿形成,孢子位于细胞内	GMS PAS	酵母型,大小 $3\sim5\mu m$,腊肠状细胞,有横膈,假荚膜
放线菌病	细菌型(类真菌)	化脓性肉芽肿,化脓灶中心有硫磺样颗粒,由密集的菌丝形成	革兰氏染色 抗酸染色	类真菌,直径 $1\mu m$,细丝状,不规则分枝,形成颗粒,$0.3\sim3\mu m$,有菌鞘

4.病理变化

肺组织的病理改变以化脓性炎症为主,大量中性粒细胞渗出,在脓肿中可见赛多孢子菌型为有隔无色圆柱形菌丝(图 6-11A),尖端赛多孢子菌菌丝透明、较粗、分隔,其分支不甚规则(图 6-11B),分生孢子梗可长可短,分生孢子卵圆形,其上形成产孢细胞。产孢细胞有环痕,可产生卵圆形、棕色分生孢子。单生的环痕分生孢子是赛多孢子菌型的典型特征,PAS、六胺银染色可见菌丝及孢子(图 6-11C、D)。

(七)肺荚膜组织胞浆菌病

1.定义

组织胞浆菌病是由荚膜组织胞浆菌引起的深部真菌感染性疾病,通常侵犯肺及单核吞噬系统。

2.临床表现

组织胞浆菌病于 1905 年在巴拿马发现,1934 年 DeMonbreun 取患者标本培养证实了组织胞浆菌是一种双相型真菌。本病遍及全球,主要流行于美洲、非洲、亚洲等地区,欧洲少见。

我国首例组织胞浆菌于 1958 年在广州报道,随后陆续有散发病例报道,其中以四川、云南、湖北地区报道较多,北方报道较少。本病任何年龄均可受累,婴幼儿和老年人多见,男性多于女性,静脉吸毒和免疫功能缺陷者是本病的高发人群。据文献报道,播散型组织胞浆菌病未经治疗者病死率高达 80% 以上。临床上组织胞浆菌分三型:急性原发性、进行性播散性、慢性空洞性。儿童感染易发展成为急性暴发性系统感染,预后凶险。

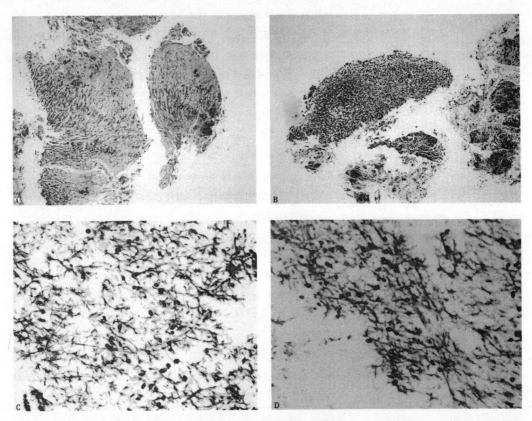

图 6-11　肺尖端赛多孢子菌病

在脓肿组织旁可见大量真菌团(A);高倍镜下可见真菌菌丝有分支,不规则(B);六胺银染色(C)和 PAS 染色(D)可分别显示黑色和红色的菌丝及孢子,分生孢子梗可长可短,分生孢子卵圆形,其上形成产孢细胞;产孢细胞有环痕

3.发病机制

组织胞浆菌病的传染源是鸽子、蝙蝠、鸡、狗、猪、老鼠等动物,病原体可通过其排泄物和皮毛污染环境传播。主要经呼吸道吸入感染,侵犯单核-巨噬细胞系统及肺部、肾上腺、骨、皮肤、胃肠道等脏器。也可通过皮肤或黏膜传播。吸入的小分生孢子多数被机体非特异防御机制消灭,到达肺泡者增殖并转化为酵母。后者吸引中性粒细胞、巨噬细胞、淋巴细胞和自然杀伤细胞到感染部位,巨噬细胞可吞噬但不能杀灭酵母。相反,酵母可在其中生长、繁殖。在形成细胞介导的免疫反应之前,组织胞浆菌可由巨噬细胞携带向远处播散。免疫功能正常能够有效地控制感染,但在免疫功能低下、有基础疾病或者使用免疫抑制剂的患者中易形成播散,甚至出现急性暴发性系统性感染。

4.病理变化

大体上组织胞浆菌在急性感染期可表现为黄白色实性肿块,伴有或不伴有干酪样坏死。局灶性纤维干酪性肉芽肿表现为实性较硬的结节。慢性组织胞浆菌病显示融合病变和纤维化、钙化、干酪样坏死和空洞形成。播散性组织胞浆菌病病变弥漫,仅少数病例显示微小粟粒状结节。

显微镜下组织胞浆菌孢子直径为 2~5μm,大小较一致,呈圆形或卵圆形(图 6-12A),其边缘未染色的空晕形似荚膜,是由于在染色过程中其细胞壁皱缩而形成,实际并无荚膜,孢子内无横膈。急性组织胞浆菌病常常引起上皮样肉芽肿性改变,可见多核巨细胞反应,形态类似于结核性肉芽肿。慢性组织胞浆菌感染常常会在病变中心形成干酪样坏死,周围有纤维素样物包绕。播散型组织胞浆菌病主要发生于免疫缺陷患者,一般不形成肉芽肿和组织细胞聚集。组织胞浆菌孢子主要位于泡沫样组织细胞的胞质中,部分可位于细胞外。特殊染色:六胺银染色能更清楚地显示细胞内菌体球形到卵圆形,菌体可见暗染圆点的特点(图 6-12B)。PAS 染色菌体的菌壁呈红色环状(图 6-12C),PAM 染色则菌壁呈棕黑色。黏液卡红染色阴性。直接免疫荧光染色的组织切片能够帮助确诊。

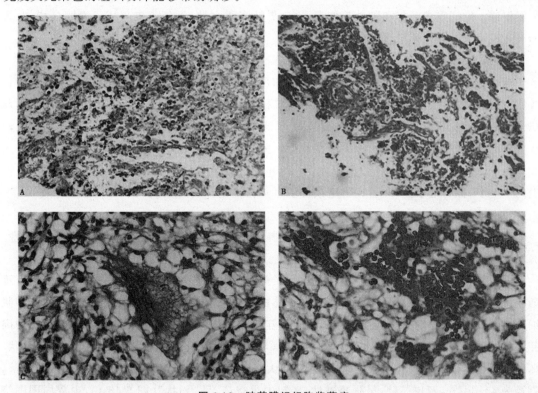

图 6-12　肺荚膜组织胞浆菌病

在坏死组织中可见圆形及卵圆形孢子(A);PAS 染色显示菌体的菌壁呈红色环状(B);在多核巨细胞及周围的组织细胞质中见淡染泡沫状的圆形影(C);六胺银染色阳性,见分枝状的芽孢与母体相连的地方变细(D)

骨髓活检:为增生性贫血骨髓象,粒细胞系增多以中幼中性粒细胞增多为主,骨髓片中发现巨噬细胞内有大小较一致的圆形或卵圆形芽生孢子,直径为 2~4mm,孢子内胞质多呈半月形并集中于孢子一端,其边缘有未染色区域似荚膜。

超微结构:低倍镜下,组织细胞胞质内充满组织胞浆菌的孢子为圆形结构,直径 $2\sim5\mu m$;高倍镜下,孢子外侧有纤细、放射状排列的糖萼结构,外层为电子密度较低的、分层的荚膜,中央为高电子密度的核心,呈环状排列或块状分布,其电子密度与组织细胞的细胞核染色质相似。

(八)肺球孢子菌病

1.定义

肺球孢子菌病是由粗球孢子菌感染所引起的一种肺部真菌病。球孢子菌病有几种临床类型:原发性球孢子菌病、持续性原发性球孢子菌病及播散性球孢子菌病。

2.临床表现

球孢子菌病1892年首先在阿根廷发现,后主要流行于美国西南部地区、墨西哥部分地区以及中美洲和南美洲。因本病常发生于美国的圣华金山谷且伴有发热,故又称山谷热;也可发生于沙漠地带,又称沙漠风湿。由于旅游造成人口的流动,有时在非流行区也可出现球孢子菌病。原发性肺孢了菌病主要分布于美国的西南部、墨西哥、中美洲及南美洲,欧、亚和非洲也有个案报道。发病以青壮年和野外工作者居多,男性多于女性,近年来老年感染者明显增加,人与人之间可通过器官移植直接传播。

3.发病机制

球孢子菌病是由双相粗球孢子菌引起的肺部真菌病。其易患因素为高龄、在流行区居住或旅行、使用皮质激素治疗,恶性肿瘤化疗、器官移植患者及 HIV 携带者、妊娠及可接触到球孢子菌污染物的职业都可感染本病。粗球孢子菌属双相型,该菌在室温下或自然界则形成丝状分隔菌丝体,产生关节孢子,称关节菌丝型。关节孢子极具高传染性,称为关节菌丝型;在人及动物组织内则形成厚壁球形,直径为 $20\sim80\mu m$(少数可达 $200\mu m$)的小球体,称孢子囊,产生内生孢子,称为孢子型;两者在一定条件下可互相转化。

4.病理变化

大体上病变通常在胸膜下,多数局限在上肺叶,呈结节状,结节直径为 $0.5\sim3.5cm$,实性,25%可形成空洞,50%病例病变与支气管相通。

显微镜下表现为坏死性肉芽肿性炎症。在孢子发育和形成内孢子的过程中,组织反应逐渐由急性化脓性炎症过渡到慢性肉芽肿和干酪样坏死,伴淋巴细胞、单核细胞、组织细胞和浆细胞浸润。因此,表现为化脓性炎与肉芽肿相互交织过程。肺组织内散在分布大小不等的肉芽肿样结节,直径为 $0.1\sim1.7cm$,形态不规则,与周围肺组织边界尚清,中心呈大片坏死状。坏死组织呈嗜伊红性颗粒或条索状,其内分布大小不等的圆形或卵圆形厚壁球形体状孢子菌,直径为 $4\sim60\mu m$,双层厚壁,呈强嗜碱性,多数中央空淡,呈"环状"(图 6-13A),少数周围围绕一圈厚 $2\sim7\mu m$ 的嗜酸性放射状条纹,类似于卵子的"放射冠"。坏死周边上皮样细胞呈多边形或不规则形,胞质淡粉色,部分胞质内可见吞噬有孢子。核呈卵圆形,多偏位,染色质呈细颗粒状,有时可见一个小核仁。部分区细胞核呈棒状,排列有极向。部分上皮样细胞融合呈多核巨细胞,核从数个至 20 个之多,胞质内可见吞噬坏死物或孢子。结节最边缘可见纤维组织增生,部分区散在淋巴、浆细胞和少量的中性粒细胞浸润。特殊染色:PAS 显示内生孢子或空的细胞壁(图 6-13B),但成熟球体细胞壁 PAS 阴性;六胺银阳性,可见内生孢子(图 6-13C)。

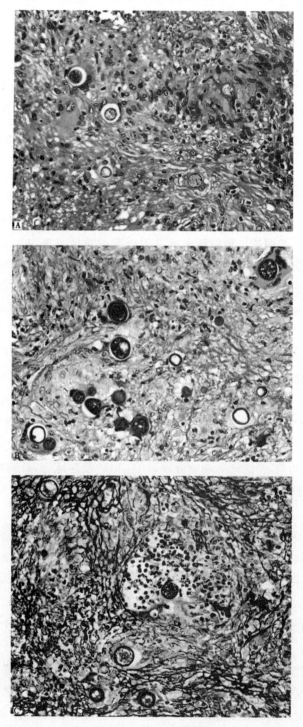

图 6-13 肺球孢子菌病

肉芽肿中可见球形孢子菌体,圆形或卵圆形,双层环状厚壁,呈强嗜碱性,中央空淡(A);PAS 染色(B)和六胺银染色(C)显示内生孢子或空的细胞壁

三、病毒性肺炎

(一)巨细胞病毒性肺炎

1.定义

巨细胞病毒性肺炎是由巨细胞病毒(CMV)感染引起的肺炎,CMV 是以受感染细胞形成巨大的似"猫头鹰眼样"嗜酸性核内及胞质内包涵体为特征的病毒,常常侵犯肺组织,引起巨细胞病毒性肺炎。

2.临床表现

CMV 在人群中感染相当普遍,健康成人血清 CMV IgG 抗体阳性率可达 50%以上,但大多呈无症状的隐性感染。初次感染后可终身携带。在婴儿期和有免疫抑制的个体可引起严重疾病。婴幼儿期、青春期和育龄期是 CMV 感染的三个高峰期。从流行病学调查情况看,感染率随年龄增加而升高。美国的一项资料显示,4 岁以前的感染率为 10%,青年时期为 53%,成年人(>35 岁)以后则高达 80%以上。我国调查的结果显示感染率较高,至 10 岁时已达 80%。CMV 多发生在免疫功能低下者和婴儿,近年来随着骨髓和器官移植的开展和艾滋病患者的不断增多,当机体免疫力低下时,CMV 可被激活从而导致严重疾患,一旦出现重症 CMP,则死亡率大于 65%。

3.发病机制

CMV 归属于人疱疹病毒科 β 亚科,具有明显的宿主种属特异性,是人疱疹病毒科中最大、结构也最复杂的病毒。人是人类 CMV(HCMV)的唯一宿主。巨细胞病毒可广泛存在于受染患者全身各器官组织内,感染可直接导致受染宿主细胞损伤;HCMV 的细胞嗜性广泛,上皮细胞、内皮细胞、成纤维细胞是主要靶细胞。HCMV 的组织嗜性与宿主的年龄和免疫状况密切相关。在胎儿和新生儿期,神经细胞和唾液腺对 HCMV 最为敏感,肝脾常受累。在免疫正常的年长儿和成人,病毒感染多局限于唾液腺和肾脏;在免疫抑制个体,肺部最常被侵及,常造成全身性感染。

此外还可能通过免疫病理机制产生致病效应,特别是细胞免疫功能下降。CMV 感染对胸腺发育及脾细胞、单核吞噬细胞、NK 细胞及 CTL 细胞的功能有着显著的影响。CMV 感染引起的免疫抑制与病毒在细胞内的复制有关。CMV 可以在单核吞噬细胞、T 细胞、B 细胞及一些尚未确定的单核细胞中复制,其中单核吞噬细胞最易感染 CMV,淋巴细胞在免疫反应中具有重要的调节功能和效应功能。CMV 感染后,可引起淋巴细胞的多种免疫功能受损。

4.病理变化

CMV 的主要病理表现为弥散性肺泡损伤及局灶性间质性肺炎:①弥散性肺泡损伤:CMV 仅侵犯成纤维细胞,该细胞为肺泡壁结构的重要组成部分,病毒在其内增殖可导致细胞巨大化和变性,从而使肺泡壁结构的完整性破坏及通透性增加,引起浆液、纤维素、红细胞及巨噬细胞等炎性渗出,肺泡透明膜形成及肺泡内出血;②局灶性间质性肺炎:炎症沿支气管、细支气管壁分布,侵犯小叶间隔及肺泡间隔,导致肺泡间隔增宽,间质血管充血、水肿及淋巴细胞浸润。最重要的是 CMV 感染细胞显著及特征性改变为本病诊断的"金标准",即出现巨细胞。细胞体积明显增大、胞质及核内可见嗜双色到嗜碱性包涵体。核内包涵体单个较大(可达 $20\mu m$),圆形或卵圆形,位于核中央,与周围染色体之间有透明空晕,呈鹰眼样。胞质内包涵体较小,$(1\sim 3\mu m)$,呈嗜酸性颗粒状。特殊染色:PAS、GMS 阳性。免疫组化:PP65 阳性;原位杂交:CMV 病毒阳性(图 6-14)。电镜:可见核内包涵体由病毒颗粒和致密的网状基质组成,病毒颗粒直径为 $100\sim200nm$,具有透明和颗粒状圆形的核心,周围由双层膜包绕。

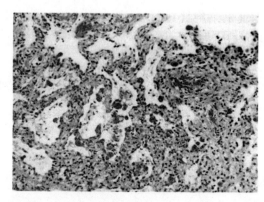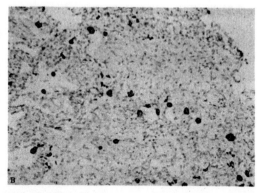

图 6-14　巨细胞病毒性肺炎

肺泡腔内及肺泡壁可见体积大的巨细胞,有核内包涵体,肺泡间隔增宽,散在淋巴细胞浸润(A);CMV 原位杂交显示巨细胞包涵体阳性(B)

(二)腺病毒性肺炎

1.定义

腺病毒性肺炎是由腺病毒感染引起的肺部炎症,腺病毒广泛存在于人类的上呼吸道及消化系统内。

2.临床表现

全球腺病毒流行呈模式多样化、流行地区广泛、人群普遍易感的特点。腺病毒流行一年四季均可发生,但以夏季及冬春季多见。腺病毒可通过人、水、媒介物和器械传播,在儿童和军营人员中更易发生感染和大规模流行。在免疫功能低下宿主如艾滋病患者、遗传免疫缺陷的患者、骨髓接受者、固体器官和造血干细胞移植者常引起高发病率和死亡率。近年来,在免疫功能正常的成年人其呼吸道腺病毒感染的发病有增多趋势,发病率占社区获得性肺炎的 $1\%\sim7\%$。

3.发病机制

腺病毒是一种可导致人类呼吸系统感染的无外壳的双链 DNA 病毒,直径为 $70\sim90nm$。腺病毒通过呼吸道侵入机体后,引发支气管黏膜、肺泡壁水肿、增厚、管腔狭窄等炎症反应和通换气功能障碍。当炎症进一步加重,支气管黏膜坏死脱落,坏死物阻塞管腔,支气管周围间质内明显水肿,单核细胞及淋巴细胞浸润,加重通换气功能障碍。腺病毒致严重的肺损伤与体内相关炎症介质有关。

4.病理变化

由于肺水肿致重量增加,支气管内充满黏液样、纤维素样或化脓性渗出物。在致死性病例中,还可出现弥散性肺实变和斑片状肺出血,有结节性炎症和坏死区。

镜下病理特征为坏死性支气管炎、细支气管炎和间质性肺炎,有特征性包涵体。坏死性支气管炎及细支气管炎可见上皮坏死、脱落，气腔内充满坏死性嗜酸性颗粒样碎片和炎症细胞，细支气管上皮破坏仅保留肌层，导致气道堵塞，继发末端肺泡扩张。支气管壁及细支气管壁血管充血，单核炎症细胞浸润。肺泡腔出血，纤维素、中性粒细胞及单核炎症细胞渗出。肺泡上皮坏死，透明膜形成。

腺病毒感染细支气管上皮和肺泡上皮细胞核内有两种类型包涵体：第一种是呈均质嗜中性或嗜碱性，几乎充满整个细胞核，具有如此包涵体的细胞被称为"smudgecell"。smudge 细胞通常体积大、深染，Feulgen 染色阳性。第二种包涵体圆形、嗜酸性，Feulgen 染色阴性小体，有一透明的晕与染色质相隔。

电镜下见包涵体是由六角形微粒组成，平均直径为 60～90nm，有中心致密的核心和外膜，通常排列成网格样或结晶状。

（三）麻疹病毒性肺炎

1.定义

麻疹病毒性肺炎是由麻疹病毒引起的急性呼吸道传染病，其传染性极强。

2.临床表现

世界上大部分地区均有此病流行的报道，WHO 估计全球每年有 3000 万人被感染，并导致 45 万多人死亡，该病主要发生在 5 岁以下婴幼儿。以婴幼儿免疫低下者为多，多发生于疾病的早期。自从麻疹疫苗被广泛应用以后。儿童麻疹的发病率已大大降低，而成人麻疹的发病率呈明显上升趋势。

3.发病机制

该病毒属于副黏液病毒科麻疹病毒属。人类是麻疹病毒唯一的宿主，通过飞沫传播。麻疹病毒的 6 种结构性蛋白中最重要的 2 种诱导免疫的蛋白分别是血凝素蛋白和融合蛋白。麻疹病毒感染包括 4 个阶段，即潜伏期、前驱期、出疹期和恢复期。最初潜伏期病毒在上呼吸道上皮复制进而进入附近淋巴结，然后引起第一次病毒血症，此阶段主要累及单核-吞噬细胞系统。在单核-吞噬细胞系统增殖后引起第二次病毒血症，病毒扩散到全身各个部位，包括淋巴结、皮肤、肾、消化道和肝脏等。前驱期开始于第二次病毒血症后，引起组织上皮坏死和巨细胞形成。由于病毒复制导致细胞间的融合坏死，包括神经细胞、呼吸道上皮细胞等。随着疹出，特异性抗体开始产生，病毒复制减少，症状逐渐减轻。感染可引起特异的细胞和体液免疫反应，感染控制后获得终身免疫。

4.病理变化

麻疹病毒性肺炎的主要病理表现是引起坏死性细支气管炎，巨细胞间质性肺炎和弥散性肺泡损伤。细支气管黏膜水肿、充血、坏死可形成溃疡，支气管黏膜可以鳞状化生。Ⅱ型肺泡上皮增生，肺泡腔水肿、淋巴细胞、纤维素渗出及透明膜形成。晚期渗出物可以机化。间质有淋巴细胞浸润。同时，呼吸道和肺泡壁可见巨噬细胞病变，表现为大的多核巨细胞（直径 $100\mu m$）有核及大而嗜酸性的胞质包涵体，沿肺泡间隔和细支气管壁排列，这是麻疹病毒性肺炎诊断的重要依据。这些细胞可能由细支气管或肺泡上皮细胞融合而成。

(四)合胞病毒性肺炎

1.定义

合胞病毒性肺炎是由呼吸道合胞病毒引起的肺部炎症。呼吸道合胞病毒属副黏液病毒科。由于该病毒在组织培养基上繁殖时能引起明显的细胞融合现象,故命名为呼吸道合胞病毒。

2.临床表现

合胞病毒分布于世界各地,多数成年人可查到合胞病毒抗体。同时合胞病毒容易感染2岁以下婴幼儿、免疫缺陷及年老体弱者。1岁内呼吸道合胞病毒感染占重症肺炎的60%。呼吸道合胞病毒流行时间有一定季节性,秋冬及初春季节温度较低,呼吸道合胞病毒传播性增强。

3.发病机制

合胞病毒为副黏液病毒科肺炎病毒的单负链RNA病毒,包膜表面的G和F蛋白介导病毒入侵气道上皮细胞,引起气道上皮细胞的损伤,可以直接影响气道结构和功能或者在变应原长期作用下诱导异常免疫反应,进而形成气道炎症及高反应性。

4.病理变化

主要病理改变是坏死性细支气管炎及间质性肺炎。支气管上皮脱落,坏死碎片及炎症细胞充满整个支气管腔及气道,肺泡腔有水肿液、纤维素和炎症细胞渗出。合胞病毒特征性合胞巨细胞是多核和形成嗜伊红染胞质内包涵体,伴有透亮的晕。晚期渗出物可以机化。

(五)冠状病毒性肺炎

1.定义

冠状病毒性肺炎是由SARS冠状病毒(SARS CoV)引起的一种具有明显传染性、可累及多个脏器系统的特殊肺炎。世界卫生组织将其命名为严重急性呼吸综合征。

2.临床表现

2002年秋季我国广东省发生了由新型冠状病毒引起的严重病毒性肺炎,即严重急性呼吸综合征,这种新型的冠状病毒被命名为SARS冠状病毒,其中间宿主为果子狸。SARS自中国迅速蔓延至全球30个国家。在1年时间里,SARS病例达8090例,其中774例死亡。2003年4月16d,WHO在瑞士正式宣布SARS的病原体是一种从未在人体出现过的新型冠状病毒,即冠状病毒的变种,并正式命名为SARS病毒。此病毒基因组为单股正链RNA,与经典冠状病毒相似。本病以青壮年为主,根据中国内地5327例资料统计,主要发病年龄为20~60岁,其中20~29岁病例所占比例最高,15岁多以下青少年所占比例较低,9岁以下儿童病例所占比例更低。发病无性别显著差异。由于工作性质的关系,本病在医务人员中的发病概率明显升高。

3.发病机制

发病机制还不清楚。现有的资料主要来源于细胞和动物模型上的研究结果,主要包括病毒入侵、体内复制和扩散以及致病过程等环节。SARS对宿主细胞的侵入,首要因素是S蛋白。S蛋白是病毒通过受体介导的内吞侵入宿主细胞的主要结构蛋白。还有SARS-CoV由呼吸道进入人体,在呼吸道黏膜内复制,进一步引起病毒血症。对人体细胞的感染是多器官的,肺部是最常见受累的器官。感染后的宿主细胞出现细胞溶解或凋亡,引发一系列的炎症反应,导致多器官损害和免疫功能异常,也是容易继发感染的因素。

4.病理变化

大体见肺组织明显肿胀,红褐或暗紫色。切面广泛性实变,可见点片状坏死及出血性梗死灶,切面有暗红色液体溢出。继发感染者可有大小不等的脓肿形成,肺动脉内可见血栓形成。部分病例可见肺门淋巴结肿大。

急性期的组织学特征为肺泡腔内大量的水肿液和渗出物,可见有透明膜形成。渗出物中主要是增生和脱落的肺泡上皮,脱落的肺泡上皮细胞体积明显增大。部分细胞相互融合成合体状单核和多核巨细胞。部分肺泡上皮细胞胞质内可见病毒包涵体,包涵体可呈球形,约红细胞大小,嗜酸性染色,周围可见透明晕。肺泡间隔极少淋巴细胞浸润。细支气管黏膜下水肿和炎细胞浸润,上皮脱落或灶性增生,伴行的血管腔内可见较多的嗜中性粒细胞及血栓栓塞。随着病程的延长,肺间质成纤维细胞增生伴纤维化,肺泡腔内炎性渗出物机化。容易继发曲菌感染。继发性感染可累及到胸膜,引起胸腔积液、胸膜粘连,甚至发生胸膜腔闭塞。

特殊染色,病毒包涵体染色阳性。电镜下见病毒颗粒呈不规则形,直径为 $60\sim220nm$,有外膜,其表面梅花形的膜粒,状如日冕,故称为冠状病毒。成熟病毒呈球形、椭圆形,成熟的和未成熟的病毒体在大小和形态上有很大差异,可以出现很多怪异的形态,如肾形、鼓槌形、马蹄形等(图 6-15)。

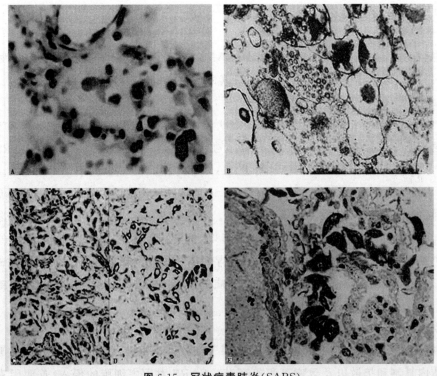

图 6-15　冠状病毒肺炎(SARS)

细胞核内病毒包涵体(A);电镜下见病毒颗粒(B);肺泡腔内大量脱落和增生的肺泡上皮细胞及渗出的炎细胞(C);免疫组化染色 CK 阳性(D);碱性磷酸酶(APE)显色呈其浆呈红色(E)

(六)禽流感病毒性肺炎

1.定义

禽流感病毒性肺炎是由某些(株)禽流感病毒引起的人类肺部炎症。所谓人禽流感是人禽流行性感冒的简称,是由甲型流感病毒株的某些亚型引起的急性呼吸道传染病。通常情况下,禽流感病毒并不感染人类,但现已发现高致病性禽流感病毒的一些亚型可感染人类。

2.临床表现

自从 1997 年在香港发现首例人类感染禽流感后,此病引起全世界各国卫生组织的高度关注。目前发现能感染人的禽流感病毒有 H5N1、H7N7、H7N9 和 H9N2,其中以 H5N1 和 H7N9 毒性最强。由于人类对大多数 H 和 N 亚型没有免疫力,因此禽流感病毒具有启动人类新的流感大流行的潜在威胁。我国目前发生的人禽流感均由 H5N1 亚型所致,这也是目前引起全球病患者数最多、病死率最高的亚型。

禽流感的传染源主要是患禽流感或携带禽流感病毒的鸡、鸭、鹅等家禽,人主要经呼吸道吸入病禽分泌物、排泄物所形成的粉尘致病。此外,食用病禽、结膜感染、直接接触病毒和环境的污染也会导致感染。任何年龄均具易感性,且无性别差异,但儿童居多。与不明原因病死家禽或感染、疑似感染禽流感家禽密切接触人员为高危人群。

3.发病机制

禽流感病毒属于正黏病毒科的 RNA 病毒。形态近似球形,直径为 80～120nm,病毒外有包膜,包膜内部为螺旋对称的核衣壳。甲型流感病毒的基因组由 8 个片段组成。其中基质蛋白和来自宿主细胞的脂质双层组成了病毒的包膜,膜上覆盖有两种表面糖蛋白:一是植物血凝素(即 H),另一种为神经氨酸酶(即 N)。H 又分为 15 个亚型,N 分为 9 个亚型。

发病机制主要是人感染禽流感后,禽流感病毒首先附着在人体宿主细胞上,病毒表面的血凝素 H 介导病毒粒子与宿主细胞表面糖蛋白受体唾液寡聚糖结合;通过受体介导的内吞作用,禽流感病毒进入宿主细胞,并在宿主细胞中复制基因和病毒蛋白质;禽流感病毒表面的神经氨酸酶 N 可促使新形成的病毒粒子从宿主细胞中释放出来,再感染新的宿主细胞,使得禽流感病毒不断传播。

4.病理变化

大体见肺淤血、水肿及实变。肺膜表面光滑,富于液体,切面显示肺组织轻度实变,肺泡腔内渗出较重,晚期肺泡腔实性变,粉色,细腻,似脂肪肝样变。

镜下见急性弥散性肺泡损伤,表现为肺泡上皮细胞增生,核增大,染色质浓聚,部分肺泡上皮细胞可以看见核异型性及核分裂象。患者肺泡腔内有大量的蛋白性渗出液,可见大量的淋巴细胞、巨噬细胞、红细胞,少量的中性粒细胞及变性坏死脱落的肺泡上皮细胞以及多核或合体样肺泡细胞,并且伴有明显的透明膜形成;肺泡隔没有明显的增宽,有部分的小血管壁亦呈现纤维素性坏死,并且有少量的血栓形成。部分肺泡腔呈代偿性肺气肿改变;部分肺泡塌陷。晚期病变肺泡腔内见渗出物机化,肺泡间隔增宽伴间质纤维组织增生,部分细支气管及肺泡上皮增生及鳞状上皮化生。病毒包涵体染色:少数肺泡上皮细胞质内见到嗜酸性染色球形颗粒。网织纤维染色:患肺坏死区域肺泡壁网织纤维断裂崩解消失。

电镜:在肺泡Ⅱ型上皮细胞和血管内皮细胞内可见 A 型流行性感冒病毒样颗粒,多呈球形,有囊膜,大小为 80～120nm,主要以高电子密度核心居中的 C 型病毒颗粒为多见,也可见到低电子密度核心的 A 型病毒颗粒。

第七章　病理检验技术

第一节　病理检验与病理检验技术

病理学是运用科学的方法研究患病机体的形态结构、功能和代谢等方面的改变，揭示疾病的病因、发病机制和转归的医学基础学科。研究患病机体形态结构的变化及其发生机制是病理学的主要任务。

作为一门医学基础学科，病理学一方面研究疾病的病因、发病机制，为人类认识和掌握疾病发生发展的规律，为人类战胜疾病提供重要的理论基础；另一方面，病理学从学科创建开始就在诊断疾病、治疗疾病、分析预后等临床医疗实践中发挥重要的作用。病理学在临床医疗实践中的具体应用就是开展病理检验。

一、病理检验的主要任务

病理检验也称病理学检查。在临床医疗实践中，通过对患者病变组织或细胞进行检查，以协助临床诊断疾病的方法称为病理检验。病理检验的主要任务包括以下几个方面。

（一）确定疾病的诊断

临床上，虽然有不少疾病在经过临床有关检查后就能得出初步的临床诊断结果，某些以功能或代谢紊乱为主要改变的疾病也不需要进行病理学检查，但是对于大多数有明确器质性病变的疾病而言，病理学检查和诊断仍然是最正确、最可靠和最后的诊断。如临床检查所发现的各种肿块或影像学检查出的占位性病变、内窥镜检查见到的各种溃疡、局部僵硬及肿块等，都需要进行病理学检查才能对病变性质做出正确的判断，并在此基础上确立诊断。

（二）为临床选择治疗方案提供依据

通常情况下，只有当疾病的诊断明确之后，临床治疗方案的制订才具有针对性、合理性和有效性。例如颈部淋巴结结核和恶性淋巴瘤，临床上都可以表现为淋巴结肿大，如果为淋巴结结核，临床则采取抗结核治疗；如果为恶性淋巴瘤，临床则采取抗肿瘤治疗。颈部淋巴结肿大性疾病的确诊，通常需要依靠病理学检查。

（三）提供有关预后因素的信息

恶性肿瘤的许多病理形态学改变可作为判断患者预后的指标。如大肠癌的组织学类型、浸润程度、有无转移等形态变化可为临床判断大肠癌患者预后提供参考。

（四）了解疾病的发展及分析疗效

通过多次对同一患者进行病理学检查，可了解疾病的发展变化情况，分析和了解治疗的效果,使患者得到最为合理的治疗。如白血病患者进行骨髓移植治疗,在移植前、移植后的不同时间均需要进行骨髓病理学检查,以了解原有的白血病细胞是否被杀死,移植的干细胞是否成活,以及接受移植后患者是否存在排斥反应等。

(五)为科学研究积累资料

病理学检查一方面为患者服务,另一方面也为医学科学研究积累和提供研究材料。如科学研究中经常使用的细胞系,大部分是从肿瘤组织中分离培养成功的;许多新的疾病的发现和确定,往往也有赖于病理学检查;病理学检查所积累的诊断资料也为大系列的回顾性研究提供了可能;此外,临床研究的可靠性和准确性,也需要病理学检查进行验证。

(六)为提高临床诊断水平服务

通过病理学检查,有利于临床医生总结经验、吸取教训,提高临床诊断和治疗的水平。

二、病理检验分类

根据检材的来源和性质的不同,临床上常将病理检验分为以下几类。

(一)细胞学检验

细胞学检验是通过涂抹、刮取、穿刺等方式,收集机体病变部位的细胞进行涂片、染色和显微镜检查的方法。细胞学检验又称细胞学诊断,是临床病理检验的重要组成部分。主要应用于肿瘤性疾病的诊断,也可用于某些疾病的检查及诊断,如对各种内脏器官的炎性疾病的诊断及女性激素水平的判断,具有损伤小,操作简便,经济、快速、安全等优点。细胞学检验对于子宫颈癌、食管癌、肺癌等具有较高的阳性检出率,尤其适合大规模的社区普查,对人体子宫颈癌、乳腺癌、胃癌、食管癌、肺癌等具有初筛检查的作用。

(二)组织学检验

组织学检验是对患者病变组织进行取材、切片、染色和组织学观察的检查方法。组织学检验又称组织学诊断,是病理检验中最重要的部分,对大多数病例,组织学诊断是最后的诊断,也是最具权威的诊断。组织学检验又分以下几种情况。

1.活体组织检验

通过切取、钳取、穿刺、搔刮和摘取等方法,采集患者病变组织进行切片、镜检的方法称为活体组织检验,简称活检。

2.手术标本检验

将经过各种手术取出的器官或组织进行切片、镜检的方法称为手术标本的检验。活检和手术标本检验的主要区别在于取得标本的方式有一定区别,但两种检验在标本获得后都必须经过固定、取材、切片、染色、成片、镜检等基本技术流程。

3.手术中病理检验

临床治疗某些疾病时,需要病理检验配合以决定或完善手术治疗方案。手术中病理检验主要包括冷冻切片、快速石蜡切片和手术中细胞学诊断等技术,其中冷冻切片技术应用最多。

手术中病理检验主要适用于以下几种情况:①确定病变性质,尤其在确定病变属于炎性病变还是肿瘤、属于良性肿瘤还是恶性肿瘤病变方面,具有特殊的意义;②了解恶性肿瘤的浸润及扩散情况,如边缘是否累及、周围组织有无病变、肿瘤周围和远处淋巴结是否转移,以确定手术范围;③确定所取标本是否能够满足病理检验诊断的需要。

手术中病理检验具有取材有限、临床要求明确诊断的时间短、采用的组织制片技术方法有限等特点,因此,病理检验技术人员必须做到技术娴熟、准备充分、动作快速、仔细准确。同时,由于冷冻切片和快速石蜡切片组织学图像不如常规石蜡切片清晰,因此,手术中病理检验诊断准确率不及常规病理检验,有的病例只能等待常规病理切片结果,才能做出准确的诊断。

(三)尸体剖检

尸体剖检简称尸检,是通过对尸体的病理解剖,系统观察死者各器官的病理形态变化,找出其病变,分析疾病的发生、发展,判断死亡原因的一种重要方法。

三、病理检验技术的概念

在病理学临床及科学研究工作中使用的各种技术方法统称为病理学技术。病理学技术的核心是使用不同方法将不同来源的病理材料制成可用于不同观察分析手段(如肉眼观察、组织学或细胞学观察、超微结构观察、组织及细胞化学观察等)的样品,供病理医生观察或科学研究人员分析、研究。其中为临床病理学检查提供技术支持即为病理检验技术。

病理检验技术属病理学技术的范畴,病理检验技术的任务是应用科学的方法、手段和工具,将患者病变组织或细胞制成切片或涂片,以便于病理医生观察、分析和做出诊断的技术。病理检验技术的质量和水平是临床病理诊断工作中至关重要的因素。

四、病理检验技术的分类

病理检验技术包括传统病理学技术和现代新技术。其中传统病理学技术又包括常规病理检验技术和特殊技术。

(一)常规病理检验技术

传统的甲醛固定、石蜡切片、苏木精-伊红(H-E)染色技术,称为常规病理检验技术,是临床病理检验中最基础、使用最多的技术方法。

(二)特殊技术

在常规石蜡切片和 H-E 染色技术基础上,为了进一步明确病理诊断和鉴别诊断以及科学研究而应用的技术,如特殊染色、免疫组织化学、酶组织化学、细胞培养、电子显微镜等技术,称为特殊技术。

(三)现代新技术

是指随着科学技术的不断发展和进步,通过医学生物学与计算机技术、光电子技术等相互结合和渗透,而衍生出来的新的病理检验技术,如分子病理学技术、流式细胞术、图像分析技术、激光扫描共焦显微镜技术等。

第二节 病理检验技术的发展与质量控制

一、病理检验技术的发展与现状

伴随着病理学事业的不断进展,病理检验技术也经历了漫长的发展历程。最初人们用解剖刀剪进行尸体解剖检查,建立了器官病理学;显微镜被应用于病理学研究以后,借助于组织制片和染色技术,创立了细胞病理学;20世纪电子显微镜问世,超微病理学的发展,也有赖于超薄切片技术;近年来随着分子生物学和免疫学技术的不断进步和完善,又相继出现的分子病理学及免疫病理学的分支。这些技术上的进步,大大拓宽了病理学的研究范围,促进了病理学的发展,病理技术人员的队伍也不断壮大,已经成为病理学研究和应用领域的重要力量。保证和提高病理检验技术质量,不断研究和开发新技术,是病理学发展的需要。

二、病理检验技术的类型

病理检验技术的类型包括传统病理学技术和现代新技术。传统的病理学技术又可分为基本技术和特殊技术。

(一)基本技术

病理检验的基本技术是指福尔马林固定、石蜡包埋、组织切片、苏木精-伊红染色。是目前临床病理检验中应用最多、最基本的方法,故又称为病理检验技术的常规工作。

(二)特殊技术

病理检验的特殊技术是指在常规病理检验技术的基础上,为明确疾病的诊断或科研工作而补充使用的技术方法,主要包括特殊染色、酶组织化学、免疫组织化学、细胞培养等技术。目前,仍然是病理学的基本技术,广泛应用于基础和临床病理学的研究和日常工作中。

(三)新技术

随着医学科学技术的不断创新和发展,冷冻切片、超薄切片、快速组织处理、分子生物学、原位杂交、图像分析、远程会诊等新技术,正在被广泛地普及和推广。

三、病理检验技术的质控标准

近几年来,为提高病理学诊断质量,规范和促进临床病理工作,依据《中华人民共和国执业医师法》精神,结合医院病理科工作的特点,在《临床技术操作规范·病理学分册》中,对病理检验技术的质量控制提出了严格的标准,并要求全国各医院病理科及各院校病理教研室按照标准去做,具体要求如下。

(1)医院病理科和承担医院病理科任务的医学院校病理教研室的主要临床任务是通过活体组织病理学检查(简称活检)、细胞病理学检查(简称细胞学检查)和尸体剖检(简称尸检)等做出疾病的病理学诊断(或称病理诊断)。具有一定规模的病理科,应积极开展教学、培训病理医师和科学研究等项工作。

(2)病理学诊断是病理医师应用病理学知识、有关技术和个人专业实践经验,对送检的患者标本(或称检材,包括活体组织、细胞和尸体等)进行病理学检查,结合有关临床资料,通过分析、综合后,做出的关于该标本病理变化性质的判断和具体疾病的诊断。病理学诊断为临床医师确定疾病诊断、制订治疗方案、评估疾病预后和总结诊治疾病经验等提供重要的、有时是决定性的依据,并在疾病预防,特别是传染病预防中发挥重要作用。

(3)病理学诊断报告书(或称病理诊断报告)是关于疾病诊断的重要医学文书。当涉及医患间医疗争议时,相关的病理学诊断报告书具有法律意义。病理学诊断报告书应由具有执业资格的注册主治医师以上(含主治医师)的病理医师签发。各医院可酌情准予条件适宜的高年资病理科住院医师试行签署病理学诊断报告书。低年资病理科住院医师、病理科进修医师和非病理学专业的医师不得签署病理学诊断报告书。

(4)病理学检查是临床医师与病理医师为确立疾病诊断而进行的合作行为,是有关临床科室与病理科之间特殊形式的会诊。临床医师和病理医师双方皆应认真履行各自的义务和承担相应的责任。

(5)病理学检查申请单是临床医师向病理医师发出的会诊邀请单。病理学检查申请单的作用是:临床医师向病理医师传递关于患者的主要临床信息(包括症状、体征、各种辅助检查结果和手术所见等)、诊断意向和就具体病例对病理学检查提出的某些特殊要求,为进行病理学检查和病理学诊断提供重要的参考资料或依据。病理学检查申请单是疾病诊治过程中的有效医学文书,各项信息必须真实,应由主管患者的临床医师亲自(或指导有关医师)逐项认真填写并签名。

(6)临床医师应保证送检标本与相应的病理学检查申请单内容的真实性和一致性,所送检材应具有病变代表性和可检查性,并应是标本的全部。

(7)患者或患者的授权人应向医师提供有关患者的真实信息(包括姓名、性别、年龄、病史和可能涉及诊断需要的隐私信息)。病理医师应尊重和保护患者的隐私。患者或患者的授权人应保证其自送检材的真实性、完整性和可检查性。

(8)病理科应努力为临床、为患者提供优质服务,遵照本规范的要求加强科室建设,制订完善的科室管理制度,并实施有效的质量监控。

(9)病理科工作人员应恪尽职守,做好本职工作。病理医师应及时对标本进行检查和发出病理学诊断报告书,认真对待临床医师就病理学诊断提出的咨询,必要时应复查有关的标本和切片,并予以答复。病理科技术人员应严格执行本规范的技术操作规程,提供合格的病理学常规染色片、特殊染色片和可靠的其他相关检测结果,并确保经过技术流程处理的检材真实无误。

第三节　免疫组织化学的优势

免疫组织化学技术是应用免疫学及组织化学原理,对组织切片或细胞标本中的某些化学成分进行原位的定性、定位或定量检测的技术。其基本原理是利用抗原与抗体的结合具有高度特异性的特点,将组织或细胞中的某种化学物质提取出来,作为抗原或半抗原,通过免疫动物获得相应的特异性抗体,再以此抗体去检测组织或细胞中的相应抗原。由于抗原与抗体结合形成的免疫复合物是无色的,所以,显微镜下无法观察到抗原、抗体的反应产物。为此先将已知抗体上标记上显示剂(如酶、金属离子、放射性核素等),通过组织化学显色反应使之呈现一定的颜色,再借助于光学显微镜、荧光显微镜或电子显微镜观察其颜色变化,从而确定组织或细胞内是否存在相应的抗原(抗体)或抗原抗体复合物。组织或细胞中可作为抗原、半抗原的物质主要有蛋白质、多肽、酶、核酸、激素、多糖、磷脂、受体及病原体等,均可用相应的特异性抗体进行检测。有时也可用已知标记的抗原检测抗体。

一、免疫组织化学的优点

(一)高度的特异性

抗原抗体反应是特异性很强的反应,具有高度的识别能力,只在组织和细胞中有交叉抗原存在时,才会出现交叉反应。在抗原识别上可达到单个氨基酸水平或更细微水平,这是其他组织化学方法难以达到的和无法媲美的。

(二)高度的敏感性

免疫组织化学技术最大限度地保存了组织或细胞内的待测物质(即抗原)或采用各种增敏方法,使抗体稀释上千倍、上万倍甚至上亿倍仍可在组织细胞中与抗原结合,如此高的敏感性使免疫组织化学技术在常规诊断中的应用越来越广泛。

(三)方法统一,定位准确

免疫组织化学操作方法和步骤大致相同,且方法简便。尤其是可在组织和细胞中进行抗原的准确定位,而且还可以同时在同一组织细胞中对多种抗原进行定位,从而使病理学研究由单一、静止的形态描述,过渡为结构、功能及代谢三位一体的动态观察,这是免疫组织化学的一个突出优点。

(四)形态与功能相结合

免疫组织化学提供了一种将形态和功能变化结合起来研究的新方法,在病理诊断中具有很重要的地位。如内分泌肿瘤,可通过免疫组织化学技术检测肿瘤细胞分泌的激素类型、含量,以了解肿瘤细胞的功能状态,并将其功能状态与肿瘤细胞的形态相结合,来研究疾病发生、发展的规律。

二、免疫组织化学在病理学诊断中的地位

免疫组织化学提供了一种敏感性高、特异性强、方法统一、定位准确,并能将形态和功能变化结合起来的一种新型的研究方法,在病理诊断中具有很重要的地位。尤其是在提高病理诊断的准确性方面效果明显。在免疫组织化学技术应用之前,约10%的肿瘤诊断比较困难,采用免疫组织化学检查后,有50%～80%疑难病例可以得到明确诊断。在临床上免疫组织化学主要用于确定转移性恶性肿瘤的组织起源、激素及其相关蛋白检测、癌基因蛋白检测、微小转移灶的查找、评价肿瘤细胞增生程度、确定肿瘤分期、指导肿瘤治疗、研究某些病原体与肿瘤发生的关系等。

三、免疫组织化学的发展与现状

免疫组织化学技术的发展是一个逐步认识和实践的过程,早在 20 世纪 30 年代 Reiner 和 Heidelberger 等就开始将偶氮染料连接到抗体分子上,但由于这种标记抗体的灵敏度很低,无法用来识别细胞中的微量抗原物质。1941 年 Coons 及其同事们首次用荧光素标记肺炎链球菌黏多糖抗体,检测小鼠肺组织内肺炎链球菌相应抗原,从而建立了免疫荧光技术,开创了免疫组织化学的新时代,被公认为免疫组织化学的创始人。1958 年,Riggs 等合成了新的稳定的荧光标记物(异硫氰荧光素),使免疫荧光技术迅速推广,应用领域也日益扩大。目前它与亲和组织化学、现代激光、电子计算机、扫描电镜和双光子显微镜等技术相结合,发展为定量免疫荧光技术。荧光激活细胞分类器的应用,激光共聚焦显微镜的问世,使免疫荧光技术更前进了一步。但是由于免疫荧光技术通常需要用新鲜冷冻组织标记,荧光素作为显示剂标记切片背景不够清晰,不能与 HE 染色切片对照观察,且阳性荧光容易淬灭,无法长期保存,用于观察标记结果的荧光显微镜价格昂贵,因此限制了本技术的推广应用。20 世纪 60 年代初,Nakane 和 Pierce 把辣根过氧化物酶标记在免疫球蛋白分子上,从而开创了免疫酶标记技术。20 世纪 70 年代初,Sternberger 等人在此基础上又作了改进,建立了非标记抗体酶法以及 PAP 法。随后又发展了许多新的免疫组织化学方法,如卵白素-生物素复合法(ABC 法)、葡萄糖氧化酶-抗葡萄糖氧化酶法(GAG 法)、碱性磷酸酶-抗碱性磷酸酶法(APAAP)、葡萄球菌蛋白 A 法(SPA 法)、链霉菌抗生物素蛋白-过氧化物酶连接法(SP 法)、免疫胶体金银染色法(IGSS 法)等。1975 年 Kohler 和 Milstein 建立了杂交瘤细胞技术制备单克隆抗体,其专一性明显高于多克隆抗体,非特异性交叉免疫反应明显减少,抗体的质量和效价稳定。1987 年 Chris 等采用多抗、单抗、直接法、间接法及 ABC 法相结合进行了三重免疫组织化学染色法,使病理诊断的准确率又有了进一步提高。免疫酶标记技术敏感性高、定位准确、对比度好、容易判断,可用于冷冻或石蜡组织切片标记,并且能长期保存。用苏木精等试剂复染,从而能与形态学结构相结合,既可以用光学显微镜观察,还可用于免疫电子显微镜观察。

20 世纪 90 年代以来,由于新技术、新方法的引入,特别是分子生物学、分子遗传学的飞速发展,使原位杂交技术、原位 PCR 技术在临床上广泛应用。各种新抗体不断问世,特异性越来越高,从而使免疫组织化学的应用越来越深入,在疾病病因和发病机制的研究、外科病理、肿瘤病理的诊断及鉴别诊断、基因产物的表达、细胞功能动态分析等方面,起着非常重要的作用,现已成为疾病诊断和研究中不可缺少的重要技术手段之一。

第四节 分子生物学的发展与应用

分子生物学是指在分子水平上研究生命现象的科学。用于验证分子生物学理论并将其运用到生产、生活实践中的方法,称之为分子生物学实验技术。

一、分子生物学的建立与发展

(一)分子生物学及其技术的诞生和发展

1871 年,Friedrick Miescher 从死亡的白细胞核中分离出脱氧核糖核酸(DNA)。1924 年,

Fenlgen 首创 Fenlgen 染色法,测定了细胞核内的 DNA。1940 年 Braechet 应用 Unna 染色,测定了细胞中的 RNA。Casperson 采用紫外显微分光光度法检测了细胞中 DNA 的含量。1944 年 Avery 等对肺炎链球菌转化试试的研究首次证明:控制某些遗传性状的物质是 DNA,而不是蛋白质。

在此前后的数十年间,科学家们对 DNA 和 RNA 进行了大量的研究工作,ErwinCharga 对不同来源的 DNA 进行分解,并测定出四种核酸碱基的含量,发现腺嘌呤(A)与胸腺嘧啶(T)的含量相等,鸟嘌呤(G)与胞嘧啶(C)的含量相等,但是 A+T/G+C 的比值随不同来源的 DNA 而异。Mauricl Wikins 等用 X 线衍射法测出了 DNA 纤维的模式,阐明了其结构、螺旋性质、线性分子的直径、相邻碱基间的距离以及每个螺旋内碱基的大约数量等资料。在此基础上,1953 年 Watson 和 Crick 总结了前人的工作,提出了 DNA 双螺旋结构模型,阐明了 DNA 自我复制的机制。1958 年 Crick 提出了"中心法则",标志着分子生物学的诞生。

1961 年,法国科学家 F.Jacob 和 J.Monod 发表了他们对调控基因研究的成果,提出了操纵子学说。1961 年 Nirenberg 用人工合成的 mRNA 破译出第一个遗传密码,到 1969 年确定了全部遗传密码,人们了解了大多数生物遗传信息的表达方式。1970 年 Temin 和 Baltimore 在研究只含有 RNA 的病毒时,发现了反转录酶,该酶能以 RNA 为模板合成 DNA,进一步完善和发展了"中心法则"。

1963 年,科学家们首次用无机物合成蛋白质,开创了蛋白质研究的新纪元,我国科学家于 1965 年首次人工合成胰岛素,为分子生物学的发展做出了新的贡献。1973 年 Coben 建立了体外重组 DNA 的方法,标志着生物工程的诞生。1983 年 Ti 质粒被用作转化植物细胞的载体。1985 年 PCR 技术首次以文形式出现。

(二)分子生物学及其关键技术的建立

由于分子生物学关键技术的发明和不断完善,使分子生物学理论有了重大的突破,其中主要的关键技术有以下几种。

1.DNA 分子的切割和连接技术

1970 年 Smith 发现了第一个Ⅱ型限制性核酸内切酶 Hinf Ⅰ可对 DNA 分子进行体外切割。1972 年 Herbert Boyer 发现了 EcoR Ⅱ型限制性核酸内切酶,随后又陆续发现了数百种,每种酶都有其特异的碱基识别点,这些酶可供人们随意地对 DNA 进行切割。1967 年有 5 个实验室几乎同时发现了 DNA 连接酶,它可使人们很方便地将已经切割或破碎的 DNA 连接起来。运用这些技术 Paul Berg 和他领导的研究小组,于 1972 年首先完成了世界上第一次 DNA 体外重组实验。

2.噬菌体和质粒载体的发现

1970 年 M.Mandel 和 A.Hige 发现大肠杆菌经过氯化钙处理后,能吸收九噬菌体的 DNA。1972 年 S.Cohen 的实验证明,经氯化钙处理的大肠杆菌也能摄取质粒的 DNA。这标志着大肠杆菌转化体系的建立。1973 年 S.Cohen 在质粒研究的基础上,把编码非洲爪蟾核糖体的基因与 PSC101 质粒重组,并导入大肠杆菌体内。结果显示:非洲爪蟾的基因在大肠杆菌细胞内转录出相应的 mRNA 产物。这说明真核细胞的基因可以被转移到原核细胞中,并能成功地表达其功能。

3.Southern 印迹杂交技术

Southern 印迹杂交技术是 Southern 于 1975 年在琼脂糖凝胶电泳基础上建立起来的。他先将酶切的 DNA 分子用琼脂糖凝胶电泳按分子量大小分离,然后将琼脂糖凝胶变性,再把其中的单链 DNA 转移到醋酸纤维薄膜上,这种滤膜可用于核酸杂交。这种技术被广泛应用于基因测序、定性、定量和疾病检查等方面。

4.PCR 技术

1985 年 Kary Mullis 建立了一种体外特异性扩增 DNA 片段的技术,称为聚合酶链式反应(PCR)技术。因为 PCR 技术可在几小时内将几个拷贝的 DNA 放大数百万倍,它极大地简化了传统的体外 DNA 重组技术,使人们很容易对目的 DNA 进行分析、鉴定。1990 年 Hoss 等建立了原位 PCR 技术,既能分辨带有靶 DNA 的细胞又能确定靶 DNA 在细胞中的位置。

二、分子生物学常用实验技术的应用

分子生物学技术已广泛应用于生物学、遗传学、微生物学、肿瘤学、法医学等与基础医学和临床医学有关的各个领域,促使这些学科向分子水平发展。

(一)在病理工作中的应用

随着分子生物学技术的发展,病理诊断工作跃上了一个新的台阶,表现出强大的活力。

1.原位杂交技术

是核酸杂交技术的一种,具有以下三个优点:①稳定性好:在病理工作中,常用的免疫组织化学技术是通过抗原抗体反应,将两者结合起来,它们的长度仅为 5～10 个氨基酸。而原位杂交技术是通过两个生物大分子中的单链 DNA 和它的互补靶 DNA,依靠碱基配对的原则紧密结合,因此,它比抗原抗体的结合更牢固;②敏感性高:有少量病毒感染或存在微量肿瘤基因时,在没有转录为蛋白质前,免疫反应检测不到,而通过原位杂交则很容易检测到这些极少量的病毒或肿瘤基因;③特异性强:使用的 DNA 探针都是通过克隆基因或从单个细菌克隆中分离到的 DNA 片段。这些单克隆探针可用放射性核素或非放射性物质标记,通过检测标记物来显示待测的基因或基因产物。

2.PCR 技术

是一种基因放大技术,用于病理诊断的 PCR 技术有:PCR 原位杂交技术、原位 PCR 技术、免疫 PCR 技术,都是在组织切片上直接进行的,然后经过免疫组织化学、原位杂交、抗原抗体反应来显示扩增产物。可用于疾病的诊断、发病机制的探讨以及各种病毒、癌基因的检测。

(二)其他方面的应用

1.在细胞凋亡中的应用

细胞凋亡时 DNA 的断裂是逐渐进行的过程,使用核酸探针标记在断裂的 DNA 3'末端既可进行凋亡细胞的检测,又能准确反映细胞凋亡的生物化学和形态学特征。

2.在 DNA 重组中的应用

DNA 重组是按照人们的意愿,在体外对 DNA 分子进行重新组合的技术,也称为基因工程。它的迅猛发展可以使人们:①通过重组 DNA 可形成新的杂种生物,改变了人们长期以来

"种瓜得瓜,种豆得豆"的观念;②缩短了生物进化时间;③能按照人们的意愿改造生物的表型;④用于疾病的病因分析、诊断、预防和治疗;⑤用于基因序列测定,如人类基因组计划。

3.在蛋白质工程中的应用

蛋白质工程是从DNA水平上改变基因开始,按照人们的设计定做蛋白质的技术,以获得人们所期望的某种新型蛋白质或创造自然界根本不存在的蛋白质,如人源化单克隆抗体的制备,因此,也称第二代基因工程。应用DNA重组技术把编码小鼠单克隆抗体CDR基因,转移到人类自然抗体分子的基因上,利用这个方法已经使单克隆抗体人源化,制备的"生物导弹"克服了对人的免疫原性。

第五节 病理检验技术的常规工作

病理检验技术人员是基层医疗、教学和科研机构中不可缺少的技术力量,是完成病理学研究或临床病理学诊断的得力助手,是医院病理科的主要管理者。病理检验技术人员的工作质量和技术水平直接影响着病理诊断的准确性、可靠性和及时性,是病理科(室)工作质量综合评定的重要内容,同时,病理检验技术人员的工作质量和技术水平也是病理科(室)质量控制和质量监督的重点方面。病理检验技术员的常规工作主要有以下几个方面:

一、病理标本及病理报告的收发工作

(一)送检申请单和标本的收检

送检申请单和标本的收检是病理检验技术员首要的而且非常重要的一项常规工作。病理检验技术员应同时接受同一患者的送检申请单和标本。

1.收检送检申请单时应注意的事项

(1)认真仔细检查送检申请单上要求填写的项目是否填写完整、清晰。包括:①患者的基本情况(姓名、性别、年龄、职业、患者的床位号、住院号、送检院别、送检科室、送检日期、送检部位、标本数量等);②临床情况(病史、症状、体征、实验室检查结果、影像学检查记录、手术或内镜所见、既往病理检查情况、临床诊断等);③患者的联系方式(包括患者详细的家庭地址、邮编、联系电话或其他联系方式),以便必要时进行联络,并有助于随访工作。

(2)验收人员不得对送检申请单中由临床医师填写的各项内容进行改动。

2.收检送检标本时应注意的事项

(1)收到送检标本后,要认真检查送检标本的标记是否牢附于放置标本的容器上。

(2)认真核对送检的标本与送检申请单上的联号条、姓名、送检单位和送检日期等的标记内容是否相符。

(3)对于送检的微小标本,必须对照送检申请单认真核对送检容器内或滤纸上是否确有组织及其数量。

(4)认真检查标本是否已经固定,固定液的种类和量是否合适。

(5)必须仔细检查标本是否有干涸或腐败现象。细胞学检查的标本是否新鲜。

如发现送检申请单或送检标本有疑问时,应立即与送检医师联系,并在申请单上注明情况,及时纠正。

3.有以下情况的送检申请单和标本不予以接收

(1)送检申请单与相关标本未同时送达病理科。

(2)送检申请单中填写的内容与送检标本不符合。

(3)标本上无患者姓名、送检单位及科室、送检部位等标记。

(4)送检申请单内填写的字迹潦草不清。

(5)申请单中漏填重要项目。

(6)标本严重自溶、腐败、干涸等。

(7)标本过小,不能或难以制作切片。

(8)其他可能影响病理检查可行性和诊断准确性的情况。

对于病理科不能接收的申请单和标本一律当即退回,不予存放。

(二)送检申请单和标本的编号及登记

病理检验技术员应在收验合格的送检申请单上签名,注明验收的日期,并及时、准确、逐例编定病理检验号,逐项在活检标本登记簿上进行登记或录入计算机内。严防病理号的错编、漏编、错登、漏登。

根据标本性质的不同,进行分类编号,分类方法如下:

活体组织检查标本:编号以"外"或"S"为字首编号。

体液检查标本:编号以"液"或"F"为字首编号。

实验动物标本:编号以"动"或"E"为字首编号。

尸体解剖标本:编号以"尸"或"A"为字首编号。

各类送检标本的编号,可按年度分类逐例编号,也可统一连续编号,如S20160028,表示活检标本,2016年第28例。总之病理标本的编号,应以方便查找为原则。

(三)标本固定前的预处理和固定

将收检合格的标本以编号标记,进行固定。固定前要根据标本的不同,进行相应处理,以保证固定充分。送检标本如为有腔器官,应常规予以剖开,黏膜面向上平铺于木板上,用大头针固定,然后将标本面朝下浸于固定液中。常见器官的剖开方法如下:

1.食管标本

应首先确定切除的范围,分辨其上下切端(可参考送检单,通常下切端较长,而且有线结扎),从病变的对侧纵向剖开,然后钉于软质木板上固定。

2.胃标本

对照送检单,确定胃切除标本的类型,常见的有胃部分切除、胃大部切除和全胃切除等。远侧胃大部切除常带有少许十二指肠,胃底贲门部则带有小段食管。一般沿胃大弯剪开或沿病变对侧剪开胃壁,解剖出各组淋巴结并取下大网膜或连同大网膜一起平铺钉于木板上,放入固定液中固定12～24h。

3.肠管标本

确定送检肠管为小肠、结肠或直肠标本,再用剪刀沿肠系膜对侧剪开肠管,肿瘤性病变则沿肿瘤对侧剪开肠壁,黏膜面向上平铺钉于木板上,固定12~24h。

4.胆囊标本

需及时沿胆囊纵轴自胆囊底至颈部剪开,及时固定,否则黏膜很快发生自溶。观察并记录胆汁的量、颜色与性状,有无胆石、肿物等。

5.喉标本

一般因肿瘤而切除。首先确定标本类型,可分为部分喉切除、次全喉切除及全喉切除标本。辨明标本的上、下和前、后方位,一般沿背侧中线纵向割开喉腔,钉于木板上,固定12~24h。

6.肺标本

确定标本类型为一侧肺、肺叶或肺段切除,根据新鲜标本的病变情况,可选用下列方法之一进行处理:

(1)用剪刀纵向剪开全部主支气管及其分支,然后用刀自肺门向外,沿肺长轴切成平行的肺片,置于固定液中,表面覆盖浸泡固定液的纱布。

(2)经主支气管灌注甲醛固定液,结扎或夹住支气管,固定12~24h。如为结核标本,需固定48h以上。

7.肾标本

首先测量其大小,称其重量。然后沿肾脏长轴于外侧缘的中部向肾门剖开,暴露肾实质、肾盏、肾盂,并找出输尿管,纵向切开至肾盂,然后固定。也可将甲醛固定液经输尿管注入肾脏,然后结扎输尿管固定。

8.膀胱标本

可为膀胱部分切除或全膀胱切除。全膀胱切除标本可选用下列一种方法处理。

(1)经尿道切缘于膀胱前壁作"Y"形剪开,展开膀胱后将其钉于木板上固定。

(2)用注射器经尿道端向膀胱内注入甲醛固定液,膀胱充盈后结扎尿道端,放入固定液内固定12~24h。

9.子宫标本

根据所送标本类型采取相应处理方法。子宫次全切、全子宫切除及子宫根治术标本,应先测量标本大小,辨别子宫的前后位置:子宫前壁两侧有子宫圆韧带断端;子宫前壁腹膜反折较浅,后壁腹膜反折较深;全切子宫,子宫颈后唇较前唇略大。然后可选用如下方法之一剖开子宫:

(1)自子宫颈口前壁正中向上至子宫体中心或子宫底中点切开,然后分别向两侧子宫角切开,整个切口呈"Y"或"T"形,放入固定液固定。

(2)用刀自子宫颈至两侧子宫角部作水平切面,将子宫分成前后两部分,放入固定液中固定。

10.输卵管标本

测量其长度和管腔最大直径,切开方法有两种:

(1)一般分别在峡部、壶腹部及近伞端作多个平行横切面,不要完全离断,然后固定。

(2)输卵管明显增粗,若有妊娠或肿瘤时,多作纵向切开后固定。

　　送检标本如为体积较大的实体器官或肿瘤标本,应在测量其大小和称其重量后,作最大径切面,平铺于固定容器内,底部垫以脱脂棉固定。也可根据标本大小,向两侧每间隔 1～2cm 作多个平行切面,不要完全离断,留有少许组织以便检查时恢复原状。如为单纯切除或根治切除乳腺标本,应首先测量皮肤及整个标本大小,然后用利刀通过乳头和肿物中央切开乳腺,不要离断,放入固定液中固定。

　　(四)登记和送交病理报告单

　　一般情况下,病理科应自接受送检标本后 5 个工作日以内,签发该例病理学诊断报告书。由于某些原因(包括深切片、补取材制片、特殊染色、免疫组织化学染色、脱钙、疑难病例会诊或传染性标本延长固定时间等)延迟取材、制片或是进行其他相关技术检测,不能如期签发病理学诊断报告书时,应以口头或书面告知有关临床医师或患方,说明迟发病理学诊断报告书的原因。

　　病理医师完成病理报告后,病理检验技术员应先将病理诊断结果登记在登记簿上或录入计算机中存档备查,然后将报告单送交给临床医师或患者及家属,在发送病理报告时,必须严格履行经收人员签字制度。

二、协助取材和尸体剖检工作

　　取材是病理医生进行病理检验的开始。在取材或进行尸体剖检之前,病理检验技术人员主要是协助和配合病理医生进行相关资料和文件的核实,提前做好各项准备工作,如配齐、配全常用器械、固定液及必需物品等;操作过程中做好核对、记录等协助工作;参与尸体剖检的开颅、缝合、尸体剖检后尸体的料理和标本的处置;取材和尸体剖检结束后将所用器械进行整理、清洗、消毒,分类存放保管,以备再用。

三、制作病理组织切片及细胞学涂片

　　制作病理组织切片及细胞学涂片,是病理检验技术员的主要技术工作,也是病理检验技术流程中非常关键的环节。良好的病理组织切片及细胞学涂片,可充分显示组织和(或)细胞的结构,是病理诊断的客观依据。组织切片及细胞学涂片的质量直接影响病理诊断的准确性。为了严格防止差错事故的发生,在进行组织切片及细胞学涂片之前和之后,病理检验技术员一定要按照有关要求,认真做好检材、申请单、记录单和取材工作单、组织切片或细胞染色涂片等的移交工作,制片过程中应注意核对蜡块和切片的数量,以及形状是否相符,严禁错号发生。如临床要求做手术中快速诊断,应提前做好充分准备,以保证及时完成制片。切片需做特殊染色和免疫组织化学检查时,应设有对照检查组,同时进行。进行细胞学检查的标本,经核对无误后,应及时依序进行涂片(印片、压片)、固定和染色等。

四、病理资料管理及检索

　　妥善管理和保存病理资料在基层医疗单位通常也是病理检验技术人员的重要职责。医院病理科(室)应该建立相应的制度,送检单、诊断报告书附页、蜡块、组织学切片和查见肿瘤细胞或可疑肿瘤细胞的细胞学涂片等应长期妥善保存。

保存时按编号顺序分别存入档案柜中,以便查询。有条件的医院应使用微机档案管理,以便检索。患者查询病理学检查资料的期限:门诊患者为送检后 15 年;住院患者为送检后 30 年。

对无保留价值的大体标本,一般在发出报告 1 个月后方可弃去。普通尸检标本应在发出报告 3 个月之后再处理剩余的组织。有保存价值的典型病变标本,应妥善保存,以备制成陈列标本。

五、药品、物资的管理及仪器维护

病理检验科(室)所用物资、药品、器材等均应登记造册,做到账目清楚,账物相符。对药品和器材要妥善保管,易吸潮的化学药品,用过后应封闭严密,以免潮解失效。怕光的药品应放在避光处保存。配制的试剂应贴以标签,注明试剂名称和配制日期。一般仪器的使用应严格按照说明书要求进行,贵重仪器用过后应填写使用登记卡,以保证正常运转。器械用过后应擦干、清点,并涂凡士林防锈。

六、大体标本的收集和制作

对于有保存价值的大体标本,应登记编号保存。制作瓶装大体标本时,应先冲洗,然后修整出便于观察的切面,瓶装后用甲醛液、饱和盐水或者保色保存液封存。有条件者可自制有机玻璃标本缸,裱装封存陈列标本。

第六节　病理检验技术人员素质要求

病理检验技术人员是医疗、教学和科研机构中不可缺少的技术力量,是完成病理学基础研究或临床病理学诊断的得力助手,是医院病理科的主要管理者。病理检验技术人员的工作质量和技术水平直接影响着病理诊断的准确性和及时性,影响医院为患者服务的质量。病理科(室)工作质量是医院综合评定的重要内容,医院病理科(室)也是为临床患者服务的重要窗口,病理技术人员经常接触患者或患者家属,因此,病理检验技术人员必须树立以人为本,全心全意为患者服务的思想,树立良好的医德医风和科学严谨的工作作风。此外,由于病理检验工作在临床医疗实践中的特殊作用,要求病理检验技术人员还应该具备以下业务素质。

一、精益求精的工作作风

实践证明,没有高质量的病理切片,就难以做出正确的病理诊断,甚至导致误诊、误治。在临床疑难病例的病理会诊中,往往不是因为病变不典型,而是由于病理制片质量达不到要求,难以进行满意的观察和分析,造成诊断困难。因此,熟练掌握病理检验技术,精益求精地对待每一项技术流程,确保和不断提高切片质量是对病理检验技术工作者的基本要求,也是做好病理检验工作的前提和基础。

二、一丝不苟的工作态度

病理诊断不同于检验科（室）发出的数据性报告，也不同于超声波、X线、CT及磁共振成像检查等做出的影像学诊断，病理诊断常常被视为具有"权威性"的"最终"诊断，事关临床治疗方案的选择和制定、患者的生死存亡，责任重大。从标本进入病理科（室）到发出诊断报告书，要经历众多的技术流程，在这些过程中的任何一个环节上出现差错，都可能给患者造成严重的后果或无法挽回的损失。作为病理诊断工作技术流程中的直接操作者，病理检验技术人员一定要具有高度的责任心、严谨的工作作风以及牢固的法律、法规观念。

三、勇于探索的创新精神

病理检验技术具有涉及面宽，应用仪器、设备多，理论性、专门性和实践性强的特点。学习和掌握病理检验技术，不仅需要有坚实的数理化和生物学理论基础，以及一定的医学基础理论知识，而且对每一项技术都要在实际工作中进行较长时间的磨炼，才能真正掌握其技能和技巧。在学习和工作中要勇于实践，积极探索，善于积累和总结，不断提高技术水平。近年来，病理学的发展越来越依赖于技术的进步和方法的改进、更新，病理检验技术人员不仅要掌握病理学技术的基本理论，具有娴熟的基本技能，还应具有不断跟踪、学习、掌握新技术新方法的能力。作为一个出色的病理检验技术人员，同时还应具备创新精神，有进行创造性劳动的能力，可以改进或改良现有的技术方法，甚至开发或建立起新的技术方法，为病理学科发展和临床病理检验做出更大的贡献。

第七节　病理档案管理

一、病理档案分类

病理档案材料种类繁杂，为了存放和查阅的方便，一般按以下3种情况分类。

（一）按材料来源分类

可以分为尸体解剖检查类、活体组织检查类、细胞学检查类、动物实验类、科室管理类等。

（二）按材料的材质分类

可分为：①实物类：包括大体标本及复制的模型、蜡块、切片、涂片等实物。②影（声）像类：包括拍摄的实物大体和镜下照片、幻灯片，有关的软盘、光盘、磁盘、录音带、录像带等。③文字类：包括所有记录有病理业务工作信息的文字材料。

（三）按保存时限分类

可分为限时保存类和永久保存类。文字和影（声）像类资料，特别是记录有病理诊断结果的报告单，实物中的蜡块和切片都属于永久保存类，但病理检验获得的大体标本除有特殊价值的需长期保存外，一般不做长期保留，为限时保存类。

在实际工作中，一般是将上述几种分类方法结合起来进行分类管理。

1.尸体解剖检查类

通过病理尸体解剖检查所获得的所有资料,包括尸检申请单、尸检报告书、有关的临床资料、临床病理讨论记录和大体标本、病理切片、蜡块、照片、幻灯片、录像带等。对尸检获得的大体标本可装入尸检标本库中的标本缸内保存,标本缸上要有醒目的永久性编号及名称。对选择用于制作教学或陈列标本的材料应有明确的去向记录。尸检报告及相关文字资料在累积到一定的份数后,按年度和流水序号装订成册以存档。

2.活体组织检查类

即通过活检(含手术切除标本、活体组织切取、胃镜、支气管镜、膀胱镜及其他镜检钳取和穿刺针取得的组织)所获取的全部病理资料。包括病理检查申请单、病理检查报告单、病理会诊报告单及会诊记录、病理诊断讨论记录、大体标本、病理切片、蜡块、照片(含电镜照片)、幻灯片、投影片等。大体标本主要靠照相(传统相机、数码相机)存档。除有特殊价值的大体标本需长期保存外,通常在标本取检完后,自报告发出之日起,小标本保留1个月以上,大标本保留6个月以上。病理切片、蜡块做分类保存。留底的病理检查报告单在达到一定数量后也要装订成册。

3.细胞学检查类

即临床诊断细胞学检查所获取的资料,对文字(登记册)和影(声)像资料全部保存,对阳性涂片和检见特殊病变的涂片需做长期保存。

4.教学资料类

主要指用于教学的录像带、录音带、软盘、光盘等。

5.科研类

科研档案包括计划档案、实物档案和成果档案三部分。计划档案包括课题申报书、合同书、课题立项书或通知、实施计划、阶段性及总结性报告、财务计划等。成果档案包括奖项申请书、专利证书、获奖证书、成果转让合同的复印件等(原件一般由个人保存)。实物档案主要保存蜡块和切片、电镜样品的包埋块及底片、照片等。如科研属于动物实验,大体标本的保存时间和方法由课题负责人决定。

6.仪器设备档案类

对病理科各种仪器设备的资料应统一保管备查。包括仪器设备购置合同、安装及使用说明书(含附件和备用件数目),仪器设备总览和分类册,仪器设备维修、保养记录,各种精密仪器定期测试及质量控制的情况报告等。

7.其他类

本科室人员历年来发表(或会议交流)的译文、论文、著作、教材、编写的讲义、学术活动的资料以及公用图书、杂志等也可属于档案管理的范围。

二、病理档案管理的设施

病理档案多采用分类、分柜、分室的管理方法,专人专职或兼职管理。不同级别的医疗单位,病理档案管理的设施和设备有所不同,完成病理档案管理的基本条件如下。

（一）档案室

在建立病理档案室时，要安全、实用，还要考虑到可持续发展和病理档案实物的特殊性。因此，尸检标本库、存放切片和蜡块房间的面积、空间要大，空气必须保持流通，留有充分的发展余地，现代化的档案室还可安装恒温、恒湿及通风调节设备。另外，应有正规有效的防湿、防火设施，防鼠虫危害。

（二）档案柜

保存病理实物资料的档案柜，分切片柜、蜡块柜和大体标本柜/架等，柜架要求坚固、耐用，特别是大体标本柜/架，一定要达到承重要求。柜架上要设置明显的分类标签，便于查找。

（三）资料整理专用物品

病理档案是一项日常性的工作。管理人员对收集、积累的病理资料要及时整理、分类，使之完整地归档。因此，档案室内需配置必要的专用物品，如订书器、裁纸刀、格尺、胶水及其他文具等。有条件的应配置计算机及相关软件，进行资料处理，以实现信息数字化和网络化管理。

三、病理资料整理及收藏

病理资料的整理和归档是档案管理中的重要环节。下面主要介绍病理实物资料的整理和收藏。

（一）大体标本

典型疾病和稀有病例的大体标本均有保存价值，在日常工作中应注意收集和保存。大体标本应存放在标本库或标本陈列室中，标本的修整、装瓶和保存方法详见大体标本制作章节。长期保存的大体标本，应同时保存相应的文字材料，简要记录患者的病理编号、一般情况、病史、临床诊断、取材部位、病理诊断等情况。

（二）切片和涂片

诊断报告发出或研究工作结束后，病理切片由医师及时交档案室归档。管理人员依尸检、活检、动物实验、细胞学等进行分类后，先按标签上的号码依次平放在晾片盘（或木板上），待封片的树胶充分晾干后，再按编号顺序放到切片柜内收藏。原则上，同一组病例的所有切片均应保存，不得缺失。为了方便查找，切片柜抽屉外面，可用卡片或标签标明切片的起止号码。

（三）蜡块

蜡块在收藏保管之前，都要进行"封蜡"处理。即以熔蜡涂封剩余蜡块的切面一侧，使暴露的组织切面完全被蜡封闭。"封蜡"后的蜡块，按着原有编号次序分类别依次摆放置于柜内长期保管。存放蜡块的柜应放置于阴凉、干燥、通风处，对柜内存放的蜡块应定期检查和处理，以防霉变、虫蛀。

（四）病理学检查报告单

病理学检查报告单，即记录有病理学观察和诊断信息的报告单，主要有尸检报告单、活检报告单和细胞涂片报告单等。尸检报告单、活检报告单在积累到一定数量后，应分别按年度和流水序号装订成册，临床细胞学检查结果一般记录在专门的登记册上，这些册子均应按顺序放在资料柜内锁存,定期检查并进行消毒和灭虫处理。

(五)影(声)像资料

病理学属于形态学科,记录形态变化的影(声)像资料具有特殊的价值,包括大体标本照片、显微摄影照片和电镜照片及其底片在内的资料均应按编号次序放入影集内保存,制作的幻灯片也应装盒装册保存。这些资料必要时可进行复制备份,对重要的资料尤为重要,必要时应刻录光盘。

四、病理档案的计算机管理

随着电子计算机技术的飞速发展和普及,病理资料的计算机管理正日益普及,将病理档案中的文字和影音资料分类编码输入微机,用计算机管理,具有信息输入方便、快捷,信息储存容量大,查询和检索更为方便的特点。更为先进的是可通过互联网达到病理资源共享或进行远程会诊和研讨。因病理档案的计算机管理要包含大量的图像信息,数据量较大,在选择计算机硬件配置时要充分考虑到这一点。专机专用,严防"病毒"侵入。当需要永久保存的信息、数据达到一定量时,就应分类刻制光盘保存。

五、病理档案管理的注意事项

病理资料具有特殊的档案价值。因此,建立必要的规章制度十分重要。除档案管理的一般要求外,需注意以下几点。

(一)外借制度

建立和严格执行对外借阅资料制度,防止病理资料丢失和损坏。病理检查送检单和登记簿一律不外借,如确实需要,在办理好相关手续后,可在病理科档案室现场查阅、摘抄或复印。病理切片和蜡块原则上不外借,疑难病例如需要外出会诊,需经病理科有关负责人同意,完备出借手续方可借出。

(二)注意防火、防盗、防虫蛀、防鼠害

病理档案中的相当一部分属于不可再生和复制或不可多得的珍贵资料,这些资料,一旦被水浸、烧毁、鼠咬或虫蛀,损失是不可弥补的。因此,在管理制度中做好上述"四防"工作,室内绝对禁止吸烟和使用明火;要经常检查防火设备;工作人员要经常检查档案的状况,发现问题要及时处理。

(三)保持良好工作环境和秩序

病理档案室所收集、收藏的资料种类繁杂,数量较大,这就要求管理者的工作一定要有条理性和计划性。病理档案室的工作环境应保持清洁整齐。为安全起见,无关人员不得随意进入病理档案室,更不能在室内闲聊、娱乐或做与档案管理无关的工作。与业务相关的参观等应事前联系,提出申请,经有关领导批准后方可安排。

第八章 呼吸系统疾病中医诊治

第一节 慢性阻塞性肺疾病

慢性阻塞性肺疾病(COPD)是一种具有气流受限特征的可以预防和治疗的疾病,气流受限不完全可逆,呈进行性发展,与肺部对香烟烟雾等有害气体或有害颗粒的异常炎症反应有关。COPD主要累及肺脏,但也可引起全身(或称肺外)的不良效应。

COPD是呼吸系统疾病中的常见病和多发病,患病率和病死率呈上升趋势。全世界约有2.7亿COPD患者,发达国家患病率为5%~15%。我国40岁以上人群中,COPD患病率约为8.2%。因肺功能进行性减退,严重影响患者的劳动力和生活质量。COPD造成巨大的社会和经济负担,根据世界银行/世界卫生组织发表的研究,至2020年COPD将成为世界疾病经济负担的第五位。COPD是我国城市居民的第四大死亡原因,而在农村则为首要死亡原因。

本病属中医学"咳嗽""喘证""肺胀"等病范畴。

一、病因病机

中医认为本病的病因,一是外感六淫之邪,二是其他脏腑病传至肺脏,均可引起肺气不清,失于宣肃,迫气上逆而作咳喘。

1.外邪袭肺

主要是由于风、寒、暑、湿、燥、火六淫之邪犯肺,使肺气被束,肺失肃降所致。由于四时主气不同,因而人体所感受的致病外邪亦有区别。风为六淫之首,其他外邪多随风邪侵袭人体,所以外感咳嗽常以风为先导或挟寒或挟热或挟燥等邪,其中尤以风邪挟寒者居多。

2.内伤

(1)脾虚生痰:饮食不当,过食肥甘厚味,致使脾气虚弱,脾失健运,痰浊内生,上干于肺,阻塞气道,使肺气上逆而作咳。此外,嗜食烟酒、辛辣助火之品,可熏灼肺胃,灼津生痰。

(2)肝火犯肺:若情志刺激,肝失条达,气郁化火,气火循经上逆犯肺,使肺失肃降,肺气上逆而咳。

(3)肺脏虚弱:因肺系多种疾病迁延不愈,肺脏虚弱,阴伤气耗,肺主气的功能失常,以致肃降无权,上逆作咳。

外感咳嗽与内伤咳嗽还可相互影响为病,病久则邪实转为正虚。外感咳嗽如迁延失治,邪伤肺气,更易反复感邪,而致咳嗽屡作,转为内伤咳嗽;肺脏有病,卫外不固,易受外邪引发或加重,特别在气候变化时尤为明显。久则从实转虚,肺脏虚弱,阴伤气耗。

二、中医药治疗

喘证的辨证首分虚实,实喘又当辨外感内伤。其治疗原则是按虚实论治。实喘治肺,治以祛邪利气。应区别寒、火、湿、风邪的不同,分别采用温化宣肺、清化肃肺、祛湿祛风等。虚喘治以培补摄纳或补肺或健脾或补肾。虚实夹杂、寒热互见者,当分清主次,权衡标本,辨证用药。

喘病多由其他疾病发展而来,积极治疗原发病,是阻断病势发展,提高临床疗效的关键。

(一)辨证论治

1.痰浊阻肺

主症:咳嗽胸满胀闷,痰多色白,黏腻难咳,短气喘息,难以平卧,稍劳即甚,怕风易汗,脘腹痞满,食纳减少,倦怠乏力,舌质偏淡,苔浊腻,脉滑。

治法:降气化浊,宣肺止咳。

方药:高氏燥湿邪肺咳方。方中法半夏、陈皮、石菖蒲、紫苏叶、杏仁、荆芥、枳壳、胆南星、天竺黄、瓜蒌皮、前湖、浙贝、甘草各10g。诸药合用,功可降气化浊、宣肺止咳。口渴者加天花粉10g;大便稀薄者加葛根30g;胁痛者加三七10g。

2.风热犯肺

主症:发热畏寒,头痛咽干,咳声重浊,咳痰黄黏,痰居胸中,胸闷不适或咽痛或便干,舌边尖红,苔黄,脉浮数。

治法:清热利咽,化痰止咳。

方药:曲氏肺咳方加减。炙麻黄、杏仁、法半夏、橘红、茯苓、瓜蒌皮、浙贝、木蝴蝶、金荞麦、生石膏、甘草各10g。全方功可清热利咽、宣肺化痰。咽痛者加射干10g,便干者去瓜蒌皮,加瓜蒌仁30g,大便稀薄者加葛根30g,痰中带血者加仙鹤草30g,高热不退者加柴胡、黄芩各10g。

3.外寒内饮

主症:咳逆喘促,痰稀泡沫状,量多,口干不欲饮或伴恶寒重,发热,肢体酸楚,身痛无汗,严重时面浮目肿,唇舌发青或胸部膨隆胀满,不得卧,舌淡黯,苔白滑,脉浮紧。

治法:宣肺散寒,温化水饮。

方药:小青龙汤。炙麻黄、桂枝、白芍、法半夏各10g,五味子、干姜、甘草各6g,细辛5g。诸药合用,共奏宣肺散寒,温化水饮之功。若烦躁者加生石膏10g;若喉中痰鸣者加杏仁、紫菀、射干10g;若鼻塞,涕多者加辛夷、白芷各10g;若下肢水肿者加茯苓20g。

以上方药,每日1剂,分2次温服。重者每日可服3次。

4.气阴两虚

主症:咳嗽反复发作且日久,气祛声低,咳声低弱或短气喘息,难以平卧,咯痰稀薄或痰少,烦热口干,咽喉不利,舌质淡或舌红,少苔,脉细数。

治法:清肺化痰、益气养阴。

方药:曲氏阴虚肺咳方。紫菀、款冬花、桔梗、陈皮、防风、杏仁、法半夏、浙贝、桑白皮、麦冬、党参、黄芪、甘草各 10g。全方功可清肺化痰、益气养阴。若喘促痰鸣者加炙麻黄 10g;痰稠黄绿者加金荞麦、鱼腥草各 10g;口干渴者加天花粉 15g;发热者加柴胡 20g;咽痛者加射干 10g;阴虚甚者加麦冬、沙参、石斛各 10g;肾不纳气者加蛤蚧 1 只、紫河车 5g。

5.肺气虚损

主症:偶咳,活动后气短,痰稀少易咳,自汗出略畏寒,食少便溏,舌体偏胖,质淡略黯,舌苔白滑,脉滑无力。

治法:补益脾肾化痰。

方药:异功散加减。党参、炒白术、茯苓、陈皮、补骨脂、山萸肉、甘草各 10g,诸药合用,共奏补益脾肾化痰之功。若鼻涕倒流者加辛夷、蔓荆子、白芷各 10g;若食后腹胀者加炒麦芽、炒谷芽、鸡内金各 10g;若咽干者加射干 10g。

(二)特色专方

1.瓜蒌薤白半夏汤

本方为《金匮要略》治疗胸痹的代表方,组方为瓜蒌、薤白、半夏,在此基础上选用杏仁、厚朴、苏子、蛤壳、竹沥、姜汁、连翘等酌情配伍,治疗慢阻肺急性发作期有较好疗效。但本病常涉及寒热转化,痰气兼并,更多的还须与他法配合使用,如化痰、化瘀、苦泄、补养等法。

2.三拗汤

本方组成麻黄、杏仁、甘草,重视祛散外邪,使肺气得以舒展,恢复正常升降,用于发作时控制症状。常加用防风、苏梗、薄荷、青蒿、蝉蜕等。梁乃津治疗慢阻肺第二步是消痰,是本病治标的关键环节。方用三子养亲汤、陈夏六君汤、制南星、橘红丸等,以温肺化饮、健脾除痰;如饮郁化热,痰热郁肺,则用桑白皮汤、葶苈大枣泻肺汤,治疗中可适当加用活血化瘀药,如桃仁、当归等以疏通脉络。缓解期的治疗除了益肺健脾外,更重要的是培补肾阳,在对症基础上酌加补骨脂、紫河车、杜仲、肉苁蓉、核桃肉、巴戟天等,使肾阳振复、肺气有根。

3.苏子降气汤

本方组成紫苏子、半夏各 9g,当归、甘草、前胡、姜厚朴各 6g,肉桂 6g,大枣 3g,每日 1 剂,水煎服,早晚分服。功用降气平喘,祛痰止咳,主治痰涎壅肺、肾阳不足所致的上实下虚的喘咳证。若痰涎壅盛,喘咳气逆难卧者,可加沉香加强降气平喘之功,气虚者加人参益气。

4.加味桂枝龙牡蛎汤

本方组成龙骨 20g,牡蛎 30g,代赭石 30g,桂枝 5g,白芍 10g,当归 10g,炙苏子 10g,五味子 5g,沉香 3g,麦冬 10g,太子参 15g,每日 1 剂,水煎服,早晚分服。功效补气益血纳气,主治肾不纳气、气虚喘咳之肺气肿。若太子参改为党参,其与麦冬、五味子相合,气阴并补,对久咳肺虚,气虚自汗者颇有功效。

5.补肾定喘汤

本方组成熟地黄 12g,炒山药 10g,补骨脂 10g,丝瓜络 9g,五味子 9g,炙黄芪 15g,葶苈子 12g,炙麻黄 9g,炒地龙 10g,代赭石 15g,露蜂房 9g,炙款冬花 30g,炙紫菀 30g,金银花 12g,麦冬 9g,每日 1 剂,水煎服,早晚分服。功能补肾纳气以扶正固本,止咳、平喘、活血以治其标主治虚实夹杂证。

6.固本平喘汤

本方组成白术 15g,山药 10g,诃子 10g,五味子 12g,菟丝子 15g,罂粟壳 10g,每日 1 剂,水煎服,早晚分服。功效补益肺脾肾,主治本虚标实,反复咳喘吐痰的肺气肿。

7.平喘合剂

组方为麻黄 3~5g、钩藤 15g、石韦 30g、乌梅 10g、老鹳草 30g、蝉蜕 9g,解痉平喘,用于喉中有哮鸣声,肺部听到哮鸣音等肺气不宣的实喘者。

8.养心汤

组方为党参 15g,麦冬 12g,五味子 5g,石菖蒲 5g,麻黄 5 克,杏仁 12g,炙甘草 5g,瓜蒌皮 15g,薤白 15g,枳壳 10g,厚朴 10g,法半夏 10g。水煎 2 次分 2 次服,每日服 2 剂。用于痰浊壅肺的喘证。

9.紫河车粉

处方:紫河车 1 具,焙干研末,每次 3g,每日 3 次。适用于阳虚水泛证。

(三)中药成药

1.止喘灵注射液

本品主要成分麻黄、洋金花、苦杏仁、连翘,为浅黄色的澄明液体,功效:宣肺平喘、止咳祛痰。用于痰浊阻肺、肺失宣降的哮喘,咳嗽,胸闷痰多;肌内注射,一次 2mL,一日 2~3 次;七岁以下儿童酌减。1~2 周为一疗程,可用于肺胀、阻塞性肺疾病的气喘发作期。

2.消咳喘胶囊

本品主要成分为满山红,为胶囊剂,每粒装 0.35g,内容物呈棕红色或棕黑色颗粒或粉末;气微,味苦、涩。其功效:止咳,祛痰,平喘。口服,一次 2 粒,一日 3 次,用于痰浊阻肺型肺胀咳喘。

3.橘红丸主要成分

半夏、陈皮、地黄、茯苓、甘草、瓜蒌皮、滑石粉、化橘红、桔梗、苦杏仁、款冬花、麦冬、石膏、浙贝母、紫苏子、紫菀、硬脂酸镁。每丸重 6g,口服一次 3g,一日 2 次,用于痰热壅肺型肺胀。

4.安宫牛黄丸主要成分

牛黄、郁金、犀角、黄芩、黄连、雄黄、栀子、朱砂各 30g,冰片、麝香各 5g,珍珠 15g,金箔为衣。1.5g 大蜜丸,口服。一次 1 丸,一日 1 次;小儿三岁以内一次 1/4 丸,四岁至六岁一次 1/2 丸,一日 1 次;可用于痰蒙神窍的肺胀咳喘。

5.醒脑静脉注射射液主要成分

麝香、栀子、郁金、冰片,本品清热泻火,凉血解毒,开窍醒脑,肌内注射,一次 2~4mL,一日 1~2 次。静脉滴注一次 10~20mL,用 5%~10% 葡萄糖注射液或氯化钠注射液 250~500mL 稀释后滴注,可用于痰蒙神窍的肺胀咳喘。

6.蛤蚧定喘丸主要成分

蛤蚧、瓜蒌子、紫菀、麻黄、鳖甲(醋制)、黄芩、甘草、麦冬、黄连、百合、紫苏子(炒)、石膏、苦杏仁(炒)、石膏(煅),辅料为蜂蜜。本品滋阴清肺,止咳平喘,本品可用于肺肾阴虚、阴虚肺热的咳喘。本品 6g/丸,口服,一次 1 丸,一日 2 次。

7.丹红注射液

该注射液主要以丹参、红花为主要提取成分，每日 40mL 静滴，一天一次，疗程 14d，对 COPD 气道炎症具有明显的抑制作用。

8.血栓通

主要成分为中药三七中提取的三七总皂苷，每天 300mg，一天一次，1 周为 1 疗程。

9.黄芪注射液

为黄芪提取物，主要有效成分为黄芪皂苷Ⅳ等。黄芪是重要的益气中药，具有补虚益气等功效，每天 20mL 静滴，10d 为一疗程。

（四）针灸治疗

1.针刺疗法

实证主穴：肺俞、膻中、天突、尺泽。

虚证主穴：肺俞、膻中、膏肓、定喘。

配穴：足三里、膈俞、肾俞、太渊、丰隆、关元、列缺。有风寒表证者加大椎、合谷、风门；风热配大椎、曲池；痰浊壅肺者加脾俞、足三里；肺气虚配气海；肾气虚配太溪；肺肾气虚者加肾俞、复溜、太溪；肾阳虚加配命门、足三里；肾阴虚加配太溪、三阴交、阴郄。

操作：以上穴位每次取主穴 2～3 个，辅穴 1～2 个，用毫针针刺，进针后行平补平泻手法，得气后留针 30min，间隔 10min 行针 1 次，每日 1 次，6 次为 1 个疗程，共治 2 个疗程。

2.艾灸疗法

选穴：大椎、肺俞、膏肓、肾俞、脾俞、膻中、气海、关元。痰浊壅肺：选肺俞、丰隆、天突、膻中、风门、太渊、阴陵泉。痰热郁肺：选丰隆、内关、膻中、鱼际、内庭、尺泽。肺肾气虚：选肺俞、膏肓、肾俞、膻中、气海、太渊、足三里。

操作：每次选 3～5 穴，艾柱如枣核大，用艾炷直接灸或隔药灸（姜或附子饼等）3～5 壮或用麦粒灸，不发疱，以皮肤温热微红为度，每日灸 1～3 次。

3.耳针疗法

选穴：心、肺、脾、肾、神门、平喘、肾上腺、气管、内分泌、对屏尖。

操作：每次取 2～3 穴，用微针强刺激，留针 5～10min，每日 1 次。或王不留行籽埋穴，每次 2～3 穴，每日自行按压 2～3 次，以耳红热为度。

（五）推拿

（1）头面部及项部操作：第一步从头顶部到枕部用五指拿法，从枕部到项部用三指拿法，3～5 遍。第二步推桥弓穴，先推一侧，自上而下 20～30 次，再推另一侧。第三步面部分法，自额至下颌用分法向左右两侧操作两三遍。第四步扫散法，先在一侧头部胆经循行区域从前上方向后下方操作 10 余次，再换一侧。

（2）躯干部操作：第一步横擦前胸部，沿锁骨下缘开始到十二肋，往返两三遍。第二步横擦肩背、腰部。从肩背部到腰骶部，往返两三遍。第三步斜擦两肋。两手掌分别于两肋间隙，沿肋骨向前下方操作，约半分钟。

（3）上肢操作：先操作一侧上肢，再操作另一侧。第一步直擦上肢，手背内外两侧均用掌擦至温热。第二步拿上肢，自肩部拿至腕部。第三步运肩关节，理手指，最后搓抖上肢。第四步重复头面部操作,加震百会、大椎、命门穴。按揉心俞、肺俞、脾俞、肾俞、命门,擦肾俞、命门。每次推拿约 20min,擦法以透热为度,手法力度为中等程度。每周 5 次,共 8 周。

(六)外治法

1.穴位敷贴

选穴:实证贴敷双侧肺俞、天突、尺泽、风门、丰隆、外关、膻中、大椎、脾俞。虚证贴敷双侧膏肓、肾俞、气海、天突、足三里、肺俞、脾俞、百劳、太溪。

贴敷方法:用延胡索 30 克,细辛 30 克,白芥子 30 克,甘遂 15 克共研末,加姜汁、面粉,制成直径 2～2.5cm 的药饼敷于穴位上,贴敷 30～60min。外敷隔膜,局部红晕微痛为度,每天 1 次,每次 4～5 穴,10d 为 1 个疗程。

2.穴位封闭

选用中成药注射剂,如黄芪注射液、当归注射液、喘可治注射液、鱼腥草注射液、喜炎平注射液等。

主穴:定喘、肺俞。配穴:膻中、天突、尺泽、孔最、足三里、丰隆。每次选 2～4 穴位,根据病情选择适当药物,每穴每次封闭 0.2～2mL 药物。第 1 个月每周封闭 2 次,第 2 个月每周封闭 1 次,第 3 个月每 15d 封闭 1 次,第 4 个月封闭 1 次,4 个月共封闭 15 次为 1 个疗程。

3.穴位埋线处方

选穴:膻中、喘息、定喘、肺俞、心俞、膈俞、大椎、身柱。

操作:第一次埋线时选 3～6 穴位,选穴位后,常规消毒,用 0.5% 普鲁卡因进行皮内局部麻醉,再以皮肤三角针穿以铬制羊肠线(0 号)穿过皮层(直或横均可)下达腱膜层,用针摩擦几下,获得酸胀感后出针,将线剪断(埋线 1～5cm)再点上碘酒,线头不要露出皮肤表面,否则容易引起疼痛、感染、脱线,每季度 1 次,连续 1～2 次,好发季节前再加强 1 次,如第一次埋线后症状已消失,仍应在好发季节前加强 1 次。

4.穴位割治处方

选穴:膻中。

操作:常规消毒后,局部麻醉浸润,切开穴位 1cm,割去皮下脂肪,缝合,外敷纱布包扎即可,每 10～15d 做 1 次,一般 1～2 次。

5.皮肤针处方

选穴:取鱼际、前臂的手太阴经循行部、两侧胸锁乳突肌部。每部各叩击 15min,依次轻叩,以皮肤微红为度。

6.按压治疗

(1)痰浊壅肺:肺俞、丰隆、天突、膻中、风门、太渊、阴陵泉。按压穴位用泻法,用力可较大,可逆时针点压揉动穴位,按压时间较短,刺激感要强。

(2)痰热郁肺:丰隆、内关、膻中、鱼际、内庭、尺泽。每穴按压时间持续 5～30s,可顺时针点压揉动穴位,刺激感要强。

(3)肺肾气虚:肺俞、膏肓、肾俞、膻中、气海、太渊、足三里。按压手法要求力度逐渐增大,每穴按压时间持续 30～60s,可逆时针点压揉动穴位。

（七）食疗

1.秋梨川贝膏

雪花梨 1000 克,款冬花、百合、麦冬、川贝母各 30 克,冰糖 50 克,蜂蜜 200 克。将款冬花、百合、麦冬、川贝母切碎,加水煎取浓汁,去渣;将梨去皮、核,切碎,加入药浓汁中;再加入冰糖、蜂蜜,文火熬成稠状膏滋。每次食膏 15 克,每日 2 次,用温开水冲服。功效:润肺养阴,止咳化痰。适用于肺阴虚痰引起的口咽干燥、咳嗽、痰黏者。

2.黄精杏肺汤

黄精 12 克,甜杏仁 1 克,萝卜 250 克,猪肺(也可用羊肺)500 克,生姜 3 片,调料适量。将猪肺洗净,去血水,切块;萝卜洗净去皮切片,同放锅中,加入黄精、甜杏仁、生姜、清水适量煮沸,文火炖至烂熟,加食盐调味食用。功效:补肺止咳,滋阴清热。适用于痰黏难咳出、动则气短的 COPD 患者。

3.人参蛤蚧粥

蛤蚧粉 2 克,人参粉 2 克,糯米 100 克。制作与服法:先将糯米煮成稀粥,待粥熟时加入蛤蚧粉、人参粉,搅匀,趁热食用。功效:适用于阳虚畏寒、久咳虚喘的 COPD 患者。

4.虫草炖鸡

冬虫夏草 5 条,鸡 1 只,火腿 25 克,姜、绍酒少许,瘦肉 500 克。将洗净的鸡切成大块,把瘦肉也切成较大的块,同时放入清水、绍酒用文火煲 2h。将冬虫夏草先用水浸泡,将煲熟的鸡肉和汤倒入炖盅内,放入冬虫夏草,盖上盅盖,隔水炖 20min 即可。功效:补肾壮阳,强身健体。适用于肾阳虚体弱者。

5.石竹杏仁绿豆粥

生石膏 40 克,鲜竹叶 15 克,苦杏仁 15 克,绿豆 50 克,桔梗 10 克,陈皮 20 克,白糖适量,粳米 150 克。将生石膏加适量水,先煎 30min 后,加入鲜竹叶,苦杏仁、桔梗、陈皮煎煮,煮开后,小火煎煮,约 30min 后,过滤去渣取汁备用。粳米洗净,与绿豆一同置锅中,加入适量清水,置武火烧沸后,再改用文火煎煮,至粥熟后,倒入药汁与白糖,稍煮片刻,即可温热服食。每日 1 剂,分 3 次食完。连食 3~5d。

6.桂花核桃冻

鲜桂花 15 克,核桃仁 250 克,奶油 100 克,白糖适量。将核桃仁加水磨成浆汁,锅洗干净,加水适量,烧沸,再加白糖搅匀,然后把核桃仁浆汁、白糖汁混合搅匀,放入奶油和匀后置武火上烧沸,出锅入盒中,待冷后放入冰箱内冻结。食用时,用刀划成小块,装入盘中,撒上桂花即成。每日 1 剂,温服。分 2 次食用,连服 3~5d。

7.虫草小米粥

冬虫夏草 10 克,猪瘦肉 50 克,小米 100 克,生姜 5 克,食盐、味精适量。将冬虫夏草用布包好,猪瘦肉去筋膜,洗净切碎小米洗净后加入适量清水,一同放入砂锅中煎煮,用武火烧沸,改用文火煎煮,至粥熟后,加入食盐、味精调味,再稍煮即可食用。每日 1 剂,分 2 次食完,连服 5~7d。

8.鱼腥草猪肺汤

鲜鱼腥草 90 克(干品 30 克),猪肺 200 克,食盐、味精各适量。制作:先将猪肺冲洗、沥水切块,再将鱼腥草入砂锅内,加清水适量煎煮,去渣取汁,把药汁入锅与猪肺块,先武火煮沸,再用文火炖猪肺至烂熟时,加入食盐、味精即可。每日1剂,饮汤、食猪肺,亦可佐餐食用。

9.紫河车骨脂汤

紫河车1个,补骨脂15克,淮山药30克,大枣10枚,生姜10克,料酒15克,花椒3克,食盐、大蒜、酱油、葱段、胡椒粉、味精各适量。先将紫河车洗净,用盐搓后入开水锅煮烫片刻,再用清水洗净切块入锅,加料酒、生姜、食盐等炒透;再往砂锅加水与药一同煨炖,至熟烂后调味即成。食紫河车、饮汤。趁热食用,1剂分2次食完,每日1剂,连服2~3剂。

10.麦冬贝母粥

麦冬、贝母各10克,粳米50克,冰糖适量。用粳米、冰糖煮粥,等米开汤未稠时,调入寸冬、贝母粉,改文火稍煮片刻(再煮2~3沸),粥稠即成。每日早、晚温服。

11.麻黄附子粥

麻黄3克,制附子3克,干姜3克,粳米50克,葱白2茎,红糖少许。将麻黄、附子、干姜研为极细粉末。先用粳米煮粥,等粥煮沸后,加入药末及葱白、红糖同煮为稀饭。或用麻黄、附子、干姜煎汁,去渣后下米、葱、糖,一并煮粥。每日1剂,分2次温热服食。连服3d。

12.狗肉炖附子

狗肉100克,熟附子5克,生姜10克,生抽、盐、米酒、陈皮各适量。将狗肉洗净切块,姜切片。先用锅煮狗肉,熟后。再加入姜、附子、陈皮、生抽、盐、米酒,加清水适量,炖2~3h,至狗肉烂熟即可。每日1剂,分2次服食,连服2~3d。

第二节 肺结核

一、概述

肺结核是由结核杆菌引起的慢性肺部感染性传染病,临床上多呈慢性过程,以低热、消瘦、乏力、食欲缺乏等全身中毒症状及咳嗽、咯血、呼吸困难、胸痛等呼吸系统症状为主要表现,占各器官结核病总数的80%以上。排菌患者为其重要的传染源。结核杆菌可在人体组织内长期潜伏,常在人体抵抗力低下时发病。其病理形态以结节、浸润、干酪性坏死和空洞形成等混合存在为特征。本病的确诊有赖于细菌学的检出。

肺结核在21世纪仍然是严重危害人类健康的主要传染病,是全球关注的公共卫生和社会问题,也是我国重点控制的主要疾病之一。从20世纪60年代起,结核病化学治疗已取代过去消极的"卫生营养疗法",成为公认的控制结核病的主要武器,使新发现的结核病治愈率达到95%以上。但20世纪80年代中期以来,结核病出现全球性恶化趋势,大多数结核病疫情很低的发达国家结核病卷土重来,众多发展中国家的结核病疫情出现明显回升。结核病在许多国家和地区失控的主要原因一方面是人免疫缺陷病毒(HIV)感染的流行、多重耐药(至少耐异烟肼和利福平)结核分枝杆菌感染的增多、贫困、人口增长和移民等客观因素;另一方面则是由于缺乏对结核病流行回升的警惕性和结核病控制复杂性的深刻认识,误认为结核病问题已解决,因而放松和削弱对结核病控制工作的投入和管理等主观因素所致。

据估计,全球有 1/3 的人(约 20 亿)曾受到结核分枝杆菌的感染。每年有 1600 万人患结核病,新发患者约 800 万,300 万人死于结核病,它是引起成年人死亡的最主要的传染病。结核病的流行状况与经济水平大致相关,结核病的高流行与国内生产总值(GDP)的低水平相对应。WHO 把印度、中国、俄罗斯、南非、秘鲁等 22 个国家列为结核病高负担、高危险性国家。全球 80% 的结核病病例集中在这些国家。无疑这些国家的结核病控制将对全球的结核病形势产生重要影响。近几年,不但非洲等地区的发展中国家发病率上升,即使几十年来疫情呈持续下降趋势的许多发达国家,也出现疫情回升趋势。鉴于全球结核病流行的大回升,WHO 于 1993 年宣布结核病处于"全球紧急状态",动员和要求各国政府大力加强结核病的控制工作,遏止这次结核病危机。WHO 制订和启动特别项目以积极推行全程督导短程化学治疗策略(DOTS)作为国家结核病规划的核心内容。我国年结核分枝杆菌感染率为 0.72%。全国有近半的人口约 515 亿曾受到结核分枝杆菌感染,城市人群的感染率高于农村。2000 年活动性肺结核患病率、痰涂片阳性(简称涂阳)和(或)培养阳性(简称菌阳)、肺结核患病率分别为 367/10 万、122/10 万和 160/10 万,估算病例数分别约为 500 万、150 万和 200 万。中青年患病多,15～59 岁年龄段的涂片阳性肺结核患者数占全部涂片阳性患者的 6%。每年约有 13 万人死于结核病。西部地区活动性肺结核患病率、涂片阳性肺结核和培养阳性肺结核患病率明显高于全国平均水平,而东部地区低于平均水平。积极防治肺结核,对提高我国人民的生活质量具有重要的意义。

肺结核属于中医学的"肺痨"范畴。中医学认为本病是由于体质虚弱,气血不足,感染"痨虫",侵蚀肺脏所致的具有传染性的慢性虚弱性疾患。临床主要以咳嗽、咯血、潮热、盗汗及身体逐渐消瘦等为其特征。肺痨之病,历代医家命名甚多,如有"尸疰""劳疰""虫疰""毒疰""传尸""骨蒸""劳嗽""急痨""痨瘵"等,由于劳损在肺,故现今一般通称肺痨。

二、病因病机

(一)病因

本病的致病因素主要有两个方面,一为外因感染,"痨虫"袭肺;一为内伤体虚,气虚不足,阴精耗损。两者互为因果。病位在肺,尤以肺肾为重,甚则传及五脏。正气旺盛,虽然感染"痨虫"但不一定发病,正气不强则感染后易于致病。正虚不仅是发病的关键,也是本病传变、转归、预后的决定性因素。

1."痨虫"传染

是形成本病的病因。"痨虫"侵袭肺脏,腐蚀肺叶,肺体受损,肺阴耗伤,肺失滋润,清肃失调而发生肺痨咳嗽、咳痰、胸痛、气喘等。如损伤肺中络脉,则发生咯血;阴虚火旺,津液外泄,则出现潮热、盗汗。直接接触本病的患者是导致"痨虫"传染的条件。

2.酒色劳倦

青壮之年,摄生不当者,酒色过度,耗损精血,最易感染发病;或劳倦太过,忧思伤脾,脾虚肺弱,易被"痨虫"入侵而发病。

3.禀赋不足

由于先天素质不强,小儿发育未充,抗病能力差,极易被父母及周围人传染"痨虫"而致病。

4.病后失调

大病或久病后失于调治,如麻疹、外感久咳及产后等,耗伤气血津液,正气亏虚,抗病力弱,易于感受"痨虫"而致病。

5.营养不良

生活贫困,营养不良,体虚不复,体虚不能抗邪,则"痨虫"乘虚袭人而发病。本病在贫困地区发病率较高。

(二)病机

1.伤及肺阴

从"痨虫"侵犯的病变部位而言,主要在肺。由于肺主呼吸,受气于天,吸清呼浊,若肺脏本体虚弱,卫外功能不强或因其他脏器病变耗伤肺气,导致肺虚,则"痨虫"极易犯肺,侵蚀肺体,而致发病。肺喜润而恶燥,"痨虫"犯肺,侵蚀肺叶,肺体受病,阴分先伤,故见阴虚肺燥之候。本病初期主要表现出肺阴受耗,肺阴受伤,肺失滋润之候;阴虚是本病的基本病机。因而在临床表现上,多见干咳、咽燥、痰中带血,以及喉疮声嘶、潮热、盗汗等肺阴虚症状。

2.损及脾肾

肺肾相生,肾为肺之子,肺虚肾失滋生之源或肾虚相火灼金,上耗母气,可致肺肾两虚。在肺阴亏损的基础上,伴见骨蒸、潮热、男子遗精、女子月经不调等肾虚症状。若肺虚不能制肝,肾虚不能养肝,肝火偏旺,上逆侮肺,可见性急善怒、胸肋掣痛等症。如肺虚心火乘之,肾虚水不济火,心火偏亢,还可伴见虚烦不寐、盗汗等症。脾为肺之母,肺虚子盗母气则脾亦虚;脾虚不能化水谷精微,上输以养肺,则肺亦虚,终致肺脾同病,土不生金,肺阴虚与脾气虚两候同时出现,伴见疲乏、食少、便溏等脾虚症状。

3.肺脾肾俱损

肺痨久延而病重者,因精血亏损可以发展到肺、脾、肾三脏亏虚。或因肺病及肾,肾虚不能助肺纳气;或因脾病及肾,脾不能化精以滋肾,由后天而损及先天;甚则肺虚不能佐心治节血脉之运行,而致气虚血瘀,出现气短、喘息、心慌、唇紫、浮肿、肢冷等重症。

病理性质主要为阴虚,并可导致气阴两虚,甚则阴损及阳。一般而言,初起肺体受损,肺阴耗伤,肺失滋润,故见肺阴亏损之候;继则阴虚生内热,而致阴虚火旺;或因阴伤气耗,阴虚不能化气,导致气阴两虚,后期肺、脾、肾三脏俱亏,阴损及阳,元气耗伤,出现阴阳两虚的严重局面。

三、中医药治疗

(一)古代方剂研究

中医学对肺痨的认识历史悠久,且逐渐深入,本病名称,历代所用甚多,但都认识到肺痨的传染性特点。由于本病的传染性和诸多症状,故有很多名称,如尸疰、劳疰、虫疰、传尸、肺痨、劳嗽、骨蒸、伏连、急痨等,直到宋代《三因极一病证方论》始以"痨瘵"定名。《医学正传·劳极》确立了杀虫与补虚的两大治疗原则,迄今仍然对肺痨病的治疗具有重要的指导意义。

(1)《十药神书》:元代葛可久《十药神书》为我国现存的第一部治疗肺痨的专著。

①甲字十灰散:治呕血,吐血,咯血,嗽血,先用此药止之。

大蓟　小蓟　荷叶　扁柏叶　茅根　茜根　山栀　大黄　牡丹皮　棕榈皮。

上药各等分,烧灰存性,研极细末,用纸包,碗盖于地上一夕,出为毒。用时先将白藕捣汁或萝卜汁磨京墨半碗,调服 25g,食后服下。如病势轻,用此立止,如血出成升斗者,用后药止之。

②乙字花蕊石散:五藏崩损,涌,喷血成升斗,用此止之。

花蕊石火煅存性,研为末。

上用童便一盅,炖温,调末 15g,甚者 5g,食后服下。男子用酒一半,女人用醋一半。

③丙字独参汤:止血后,此药补之。

大人参 100g,去芦。

上每服水二盏,枣五枚,煎一盏,细呷之,服后熟睡一觉,后服诸药除根。

④丁字保和汤:久嗽肺痿。

知母　贝母　天门冬　款冬花　各 15g　天花粉　薏苡仁　杏仁　五味子各 10g　甘草　兜铃　紫菀　百合　桔梗　阿胶　紫苏　薄荷　百部各 7.5g。

上以水二盏,生姜三片,煎一盏,入饴糖一匙调服,日三食后各进一盅,与保真汤相间服。

血盛加炒蒲黄、茜根、藕节、大蓟、小蓟、茅花、当归。痰盛加南星、半夏、陈皮、茯苓、枳实、枳壳。喘盛加桑白皮、陈皮、莱菔子、葶苈子、苏子。热甚加山栀子、黄连、黄芩、黄柏、连翘、大黄、款冬花。风甚加荆芥、防风、菊花、细辛、香附子、旋覆花。寒甚加人参、桂枝、蜡片、芍药。

⑤戊字保真汤:治虚弱,骨蒸,体虚。

当归　生地黄　白术　黄芪　人参各 15g　赤茯苓　陈皮　赤芍药　甘草　白茯苓　厚朴各 7.5g　天冬　麦冬　白芍药　知母　黄柏　五味子　柴胡　地骨皮　熟地黄各 5g。

每服水二盏,姜三片,枣五枚煎,与保和汤间服,每日一服。

惊悸加茯神、远志、柏子仁、酸枣仁。淋浊加萆薢、乌药、猪苓、泽泻。便涩加石韦、萹蓄、木通、茯苓。遗精加龙骨、牡蛎、莲心、莲须。燥热加石膏、滑石、鳖甲、青蒿。盗汗加浮小麦、牡蛎、黄芪、麻黄根。

⑥己字太平丸:治久嗽、肺痿、肺痈。

天门冬　麦门冬　知母　贝母　款冬花各 100g　杏仁　当归　熟地　生地　黄连　阿胶珠各 75g　蒲黄　京墨　桔梗　薄荷各 50g　白蜜 200g　麝香少许。

上为细末,和匀;用银石器先下白蜜,炼熟后下诸药末,搅匀再上火;入麝香,略熬三二沸。丸如弹子大,每日三食后细嚼一丸,薄荷煎汤缓缓化下。临卧时如痰盛,先用饴糖拌消化丸吞下,却含嚼此丸,仰卧使药流入肺窍,则肺清润,其嗽退除,服七日病痊。凡咳嗽只服此药立愈。

⑦庚字沉香消化丸:治热嗽壅盛。

青礞石　明矾飞(研细)　猪牙皂角　生南星　生半夏　白茯苓　陈皮各 100g　枳壳　枳实各 75g　黄芩　薄荷各 50g　沉香 25g。

上为细末和匀,姜汁浸神曲为丸,梧桐子大,每服一百丸,每夜临卧前饴糖拌吞,嚼嚼太平丸,二药相攻,痰、嗽除根。

⑧辛字润肺膏:久嗽,肺燥,肺痿。

羊肺一具　杏仁净研　柿霜　真酥　真粉各50g　白蜜100g

先将羊肺洗净,次将五味入水搅黏,灌入肺中,折水煮熟,如常服食。前七药相间服之亦佳。

⑨壬字白凤膏:一切久怯极虚惫,咳嗽吐痰,咯血发热。

黑嘴白鸭一只、大京枣二升、参苓平胃散一升、陈煮酒一瓶。

上将鸭缚定脚,量患人饮酒多少,随量以酒烫温,将鸭项开,滴血入酒,搅匀饮之,直入肺经,润补其肺。却将鸭干剥去毛,于胁边开一孔,取去肠杂,拭干;次将枣子去核,每个中实纳参苓平胃散末,填满鸭肚中,用麻扎定;以砂瓶一个,置鸭在内,四周用火慢煨,将陈煮酒作三次添入,煮干为度,然后食。枣子阴干,随意用参汤化下,后服补髓丹,则补髓生精、和血顺气。

⑩癸字补髓丹:久病虚惫,髓干精竭,血枯气少,服煎愈后服此药。

猪脊髓一条　羊脊髓一条　团鱼一枚　乌鸡一只　四味制净,去骨存肉,有酒一大碗于砂瓮内,煮熟擂细,再用后药:

大山药五条　莲肉半斤　京枣一百枚　霜柿十个四味修制,有井花水一大瓶于砂瓮内,煮熟擂细,与前熟肉一处有慢火熬之,却下。明胶200g,黄蜡150g,上二味逐渐下,与前八味和一处研成膏子,和平胃散末、四君子汤并知母黄柏末各50g,共和成剂。如十分坚硬,入白蜜同熬,取起放青石上,用水捶打如泥,丸如梧桐子大,每服一百丸不拘时候,枣汤下。

(2)《丹溪心法·劳瘵》朱丹溪倡"痨瘵主乎阴虚"之说,突出病理重点,确立了滋阴降火的治疗大法。

①莲心散

主治:虚劳或大病后,心虚脾弱,盗汗遗精。

组成:人参、白茯苓、莲肉各100g,白术、甘草、白扁豆炒、薏苡仁炒、桔梗炒、干葛炒、黄芪各50g。炒当归各5g,桑皮、半夏曲、百合、干姜、炮山药炒、五味、木香、丁香、杏仁炒、白芷、神曲炒各50g。用法:上锉,每服25g,生姜三片,枣同煎,空腹温服。

②乐令建中汤

主治:治脏腑虚损,身体消瘦,潮热自汗,将成劳瘵。

此药退虚热,生血气。

组成:前胡50g,细辛、黄芪、人参、橘皮、麦门冬、桂心、当归、白芍、茯苓、甘草各50g、半夏35g

用法:上锉,每服20g,姜三片,枣一枚,水煎服。

③黄芪鳖甲散

主治:治虚劳客热,肌肉消瘦,四肢烦热,心悸盗汗,减食多渴,咳嗽有血。

组成:生地150g,桑白皮、半夏各151.5g,天门冬250g,鳖甲醋煮250g,紫菀101.5g,秦艽165,知母、赤芍、黄芪各151.5g,人参、肉桂、桔梗131.5g,白茯苓、地骨皮、柴胡165g,甘草101.5g。

用法:上锉,每服15g,水煎服。

④清骨散

主治:治男子妇人,五心烦热,欲成劳瘵。

组成:北柴胡、生地各 100g,人参、防风、熟地、秦艽各 50g,赤苓 50g,胡黄连 5g,薄荷 16.5g。

用法:上每服 20g,水煎,温服。

(3)《千金方》

主治:治肺劳热,生虫在肺为病方。

组成:狼牙 150g,东行桑根白皮切,一升东行吴茱萸根白皮五合,上三味,㕮咀,以酒七升,煮取一升。

用法:平旦顿服之。

(4)《医方集解》人参固本丸

主治:治肺劳虚热。肺主气,气者,人身之根本也。肺气既虚,火又克之,则成肺劳而发热,有咳嗽、咯血、肺痿诸证也。

组成:人参 100g,天冬、炒麦冬、炒生地黄、熟地黄 200g 蜜丸。

(5)张锡纯方

①补络补管汤加减

主治:阴虚肺热之咯血。

组成:生龙骨 30g,生牡蛎 30g,山萸肉 30g,三七 6g,白及 10g(冲服),茜草 10g。阴虚明显者,加百合、麦门冬、生地;痰盛者,加贝母、甘草;咯血量多者,加阿胶。

②清金解毒汤

主治:清金解毒,滋阴化痰,化瘀生肌。

组成:生明乳香 9g,生明没药 9g,粉甘草 9g,生黄芪 9g,玄参 9g,沙参 9g,牛蒡子 9g,贝母 9g,知母 9g,三七 6g(捣细,药汁送服)。

用法:水煎,每日 1 剂,分早晚 2 次温服。

方论:生黄芪、粉甘草补肺益气;玄参、沙参、知母养阴清热,润肺;牛蒡子、贝母清热化痰,利气;生明乳香、生明没药、三七活血化瘀,敛疮生肌。

③安肺宁嗽丸

主治:清热润肺,理肺止嗽。

组成:桑叶 30g,儿茶 30g,硼砂 30g,苏子 30g,粉甘草 30g。

用法:上药 5 味为细末,蜜做丸 9g 重,早晚各服 1 丸,开水送下。

方论:肺脏具翕辟之机,治肺之药,过于散则有碍于翕,过于敛则有碍于辟。桑得土之精气而生,故长于理肺家之病,以土生金之义也。至其叶凉而宣通,最解肺中风热,其能散可知。又善固气化,治崩带脱肛(肺气旺自无诸疾),其能敛可知。敛而且散之妙用,于肺脏翕辟之机尤投合也。硼砂之性凉而滑,能通利肺窍,儿茶之性凉而涩,能安敛肺叶。二药并用,与肺之合辟亦甚投合。又佐以苏子之降气定喘,甘草之益土生金,蜂蜜之润肺清燥,所以治嗽甚效也。

(6)《明医杂著》:然必须患者爱命,坚心定志,绝房室,息妄想,戒恼怒,节饮食,以自培其根,否则虽服良药,亦无用也。

今制一方于后,治色欲证,先见潮热、盗汗、咳嗽、倦怠,趁早服之。

生地黄酒洗、甘草炙、干姜炮各 2.5g、川芎、熟地各 5g、白芍药炒 6.5g、陈皮 1.5g、当归、白术各 6.5g、黄柏蜜水浸炙 1.5g、知母蜜水浸拌炒、天门冬去心皮各 5g、生姜三片水煎,空心温服。

若咳嗽盛,加桑白皮、马兜铃、瓜蒌仁各 35g,五味子十粒。

若痰盛,加姜制半夏、贝母、瓜蒌仁各 5g。

若潮热盛,加桑白皮、沙参、地骨皮各 1.5g。

若梦遗、精滑,加牡蛎、龙骨、山茱萸各 1.5g。

若盗汗多,加牡蛎、酸枣仁各 1.5g,浮小麦一撮。

若赤白浊,加白茯苓等 5g,黄连 1.5g 炒。

若兼衄血、咳血,出于肺也,加桑白皮 5g,黄芩、山栀子各 2.5g 炒。

若兼嗽血、痰血,出于脾也,加桑白皮、贝母、黄连、瓜蒌仁各 1.5g。

若兼呕吐血,出于胃也,加山栀、黄连、干姜、蒲黄炒各 5g,韭汁半盏,姜汁少许。

若兼咯唾血,出于肾也,加桔梗、玄参、侧柏叶炒各 5g。

(7)唐容川方:专事杀虫,宜天灵盖散或金蟾丸,金线蛙烧服亦妙;或黑猫杀取肝,可代獭肝;或獭爪为末酒下。痨虫居肺叶间,咯血声嘶者,皆能治之。唐氏喜用干漆、雄黄、川椒、楝根皮、白颈蚯蚓、升麻、郁金,取其杀虫治瘀,标本皆治。

补虚当分阴阳,阴虚居多,十居八九,以补肺健脾为主。宜琼玉膏。

(二)辨证论治

中医学认为本病主要病理变化为阴虚,随着疾病发展可由阴及阳产生气阴两虚,阴阳两虚。病变脏腑,初期主要在肺,病久可由肺而迁延至脾、肾、心、肝。治疗应以补虚杀虫为原则,补益肺和脾、肾,根据病理"主乎阴虚"的特点,应以滋阴为主法,火旺者兼以清火,气虚的予以补气,结合主症,适当随证加减。本病为沉疴痼疾,要注重培土生金,配伍甘淡实脾之品,以畅化源,并能防止纯阴滋腻之弊。在疾病的发展中,表现为虚实夹杂之证,祛邪要不忘扶正,做到攻补兼施。

1.肺阴亏损

主症:干咳,咳声短促或咯少量黏痰或痰中带有血丝,色鲜红,胸部隐隐闷痛,午后自觉手足心热或见少量盗汗,皮肤干灼,口干咽燥,疲倦乏力,纳食不香,苔薄白,舌边尖红,脉细数。

治法:滋阴润肺。

方药:月华丸加减。天冬、生地、麦冬、熟地、山药、百部、沙参、川贝母、真阿胶各 30g,茯苓、獭肝、广三七各 15g。用白菊花 60g(去蒂),桑叶 60g(经霜者)熬膏,将阿胶化入膏内和药,稍加炼蜜为丸,如弹子大。每服 1 丸,含化,每日 3 次。

方中北沙参、麦冬、天冬、生地、熟地滋阴润肺;百部、川贝润肺止嗽,兼能杀虫;桑叶、白菊花清肺止咳;阿胶、三七止血和营;茯苓、山药健脾补气,以资生化之源。全方以滋阴降火保肺为主,辅以宁嗽止血,消风热,杀痨虫。咳甚加川贝母、甜杏仁、桑白皮。咯血配蛤粉炒阿胶、藕节、白茅花。低热加功劳叶、青蒿、地骨皮。胸痛加广郁金。

2.虚火灼肺

主症:呛咳气急,痰少质黏或吐痰黄稠量多,时时咯血,血色鲜红,混有泡沫痰涎,午后潮热,骨蒸,五心烦热,颧红,盗汗量多,口渴心烦,失眠,性情急躁易怒或胸胁掣痛,男子可见遗精,女子月经不调,形体日益消瘦,舌干而红,苔薄黄而剥,脉细数。

治法:滋阴降火。

方药:百合固金汤或秦艽鳖甲散加减。

百合固金汤:熟地、生地、当归各 20g,白芍、甘草、桔梗、玄参各 10g,贝母、麦冬、百合各 15g。方中百合、生熟地滋养肺肾阴液,并为君药;麦冬助百合以养肺阴,清肺热,玄参助生熟地以益,肾阴,降虚火,共为臣药;当归、芍药养血和营,贝母、桔梗化痰止咳为佐;甘草调和诸药为使。诸药合用,使阴液恢复,肺金得固,则咳嗽、吐血诸证自愈。

秦艽鳖甲散:柴胡、鳖甲、地骨皮各 30g,秦艽、当归、知母各 15g。方中鳖甲、知母、当归滋阴养血,秦艽、柴胡、地骨皮、青蒿清热除蒸,乌梅敛阴止汗。诸药合用,既能滋阴养血以治本,又能退热除蒸以治标。临床上常用于结核病的潮热,温热病后期阴亏津伤,余热未尽,以及原因不明的长期反复低热属于阴虚型者。

咳嗽痰黏色黄,酌配黄芩、知母、海蛤粉、鱼腥草、白毛夏枯草。咳血酌加丹皮、山栀子、紫珠草、茜根炭、醋制大黄。血出紫黯,伴有胸痛,酌配锻花蕊石、血余炭、广郁金、参三七粉。潮热酌加银柴胡、炙鳖甲、白薇。盗汗酌配乌梅、牡蛎、浮小麦。

3.气阴耗伤

主症:咳嗽无力,气短声低,咳痰清稀色白,量较多,偶或夹血或咯血,血色淡红,午后潮热,伴有畏风,怕冷,自汗与盗汗并见,纳少神疲,便溏,面色㿠白,颧红,舌质光淡,边有齿痕,苔薄,脉细弱而数。

治法:益气养阴。

方药:保真汤加减。

组成:当归、人参、生地黄、熟地黄、白术、黄芪各 9g,赤茯苓、白茯苓各 4.5g,天门冬、麦门冬各 6g,赤芍药、白芍药、知母、黄柏、五味子、柴胡、地骨皮各 6g,甘草、陈皮、厚朴各 4.5g。

本方为四君子汤加味而成,具有补益脾肺,养阴清热之功。方中四君子(参、苓、术、草)合黄芪益气健脾,培土生金;天冬、麦冬、生地、熟地、当归、五味子、白芍以育阴养荣,填补精血;地骨皮、黄柏、知母、柴胡以滋阴清热;厚朴、陈皮以理气运脾。

咳嗽酌配紫菀、款冬、苏子。如胸闷,痰多白沫,苔白腻,配法半夏、陈皮;食少、便溏、腹胀,酌加扁豆、薏苡仁、砂仁壳,均应忌用地黄、麦冬、阿胶等滋腻药。劳热,自汗,畏风,可酌配桂枝、白芍、红枣、瘪桃干、浮小麦或佐以鳖甲、地骨皮。咳血配三七粉、仙鹤草。失音配诃子、胡桃肉、凤凰衣。

4.阴阳虚损

主症:咳逆喘息,少气,咳痰色白有沫或夹血丝,血色黯淡,潮热,自汗,盗汗,声嘶或失音,面浮肢肿,心慌,唇紫,肢冷,形寒或见五更泄泻,口舌生糜,大肉尽脱,男子遗精阳痿,女子经闭,苔黄而剥,舌质光淡隐紫,少津,脉微细而数或虚大无力。

治法:滋阴补阳。

方药:补天大造丸加减。

组成:人参60g,黄芪(蜜炙)90g,白术(陈土蒸)90g,当归(酒蒸)45g,枣仁(去壳,炒)45g,远志(去心,甘草水泡,炒)45g,白芍(酒炒)45g,山药(乳蒸)45g,茯苓(乳蒸)45g,枸杞子(酒蒸)120g,大熟地(九蒸,晒)120g,紫河车1个(甘草水洗),鹿角500g(熬膏),龟板240两(与鹿角同熬膏)。

本方为八珍汤加减化裁而来,具有滋阴补阳、培元固本之功。方中党参、黄芪、白术、山药、茯苓以补肺脾之气;白芍、地黄、当归、枸杞子、龟板培补阴精,以滋养阴血;鹿角胶、紫河车助真阳而填精髓;枣仁、远志敛阴止汗、宁心止悸。

若肾虚气逆喘息者,配冬虫夏草、诃子、钟乳石摄纳肾气;心慌者加龙骨、丹参、茯神镇心安神;五更泄泻,配煨肉蔻、补骨脂补火暖土,并去地黄、阿胶等滋腻碍脾药物。

(三)特色专方

1.保肺丸

朱良春创保肺丸(地鳖虫、紫河车各120g,百部180g,制首乌、白及各450g共碾粉末。另以生地榆、葎草、黄精各180g煎取浓汁泛丸烘干或晒干,每服9g,每日2～3次)治疗各型肺结核屡收卓效。在临床中遇长期发热者配合"地榆葎草汤"(由生地榆、怀山药各30g,青蒿子、葎草各20g,百部15g,甘草6g组成,每日1剂,水煎服)。如属顽固性肺结核或空洞,配合"外敷肺痨膏"(由干蟾皮、壁虎、乳香、没药、蜈蚣共粉碎,搅入市售之外科黑膏药内,用软猪皮废角料做成膏药备用,用时微火烘软,敷在肺俞、膻中等穴,3d一换)。此方配伍精当,用地鳖虫活血散瘀,穿透厚壁空洞,推陈致新,配合白及补肺泄热,敛肺止血,逐瘀生新,消肿生肌;首乌制用能滋补肝肾。紫河车大补气血,性虽温而不燥,有疗诸虚百损之功能。

2.何氏加味地黄丸

何氏加味地黄丸,甚有治效。方用:干地黄、天冬、麦冬、北沙参、五味子、黄柏、百部、山萸肉、牡丹皮、山药、茯苓、龟板、平地木、仙鹤草。视症状加减,随证治之。

3.治痨方

章叔赓老中医经验方:桂枝30～60g,牡蛎30～60g,三棱、莪术各15～18g,桃仁、杏仁各12g,红花15g,红藤30～60g。

肺气虚,加黄芪、党参(或太子参、移山参)、山药、甘草、茯苓;肺阴虚,加沙参、麦冬(或天冬)、玉竹、生地、阿胶;肺气阴虚,加党参、五味子、麦冬、玉竹、甘草;肺脾两虚,加党参、白术、山药、甘草、茯苓;肺虚肝旺,加石决明、鳖甲、生地、白芍、山栀;肺心两虚,加龟板、生地、枣仁(或远志)、麦冬、甘草;肺肾两虚,加龟板、熟地、首乌、川断、冬虫夏草;阴虚发热,加银柴胡、白薇、地骨皮;吐血,加茜草根、藕节、十灰丸;咳嗽重,加川贝、紫菀、款冬;夹湿重者,加二陈汤或平胃散。

4.芩部丹

有学者根据李时珍记载用黄芩治疗肺结核的经验,研制出芩部丹。

组成:黄芩1份,百部2份,丹参2份。

用法:共为细末,加工制成片剂,每日10片(含黄芩9g、百部18g、丹参9g),分2次饭后口服。3个月为1疗程。

加减:临床症状明显时,可以本方为基础煎汤口服一个时期,然后再服片剂,服用汤剂时,咯血加茜草根 15g、生侧柏叶 30g;痰黄量多或有臭味者加鱼腥草 30g、连翘 15g;潮热加青蒿 12g、地骨皮 12g;盗汗加五味子 4.5g、糯稻根 30g;自汗加黄芪 9g、防风 9g;咳嗽加紫菀 9g、姜半夏 9g、海浮石 18g、车前草 15g。

通过药理实验发现芩部丹通过上调巨噬细胞表面 TLR2 的表达调节免疫功能。

5.岳美中

治肺痨咳血验方,通过临床观察,白芍用量若在 30g 以上,对大量吐血的确有较好的止血效果。

白芍 12~30g、藕节 30g、三七 3g、生地 12~24g。水煎服。

6.蒲辅周

治肺结核吐血经验方。

生龙骨粉 60g、生牡蛎粉 60g、生三七粉 30g、生鸡内金 60g、生白及粉 30g、生百部粉 30g。

6 味细末和匀,瓷器收贮。早晚各用 3g 加入调熟的藕粉或山药粉内服。服完后多永不再吐血,以后单用白及粉续服数克,肺结核可痊愈。嘱患者自采白及约 30g 许,煮稀粥每日吃或用羊肺汤送服白及粉,治疗半年,数例患者恢复了健康。

7.高氏柴胡清热饮

高仲山家传柴胡清热饮,对肺痨骨蒸潮热甚有效。方用:黄芩、生地、麦冬、地骨皮、赤芍、青蒿、知母、甘草。剂量随症加减。

(四)中成药

1.利肺片

本药成分包括冬虫夏草、蛤蚧粉、百部、百合、五味子、枇杷叶、白及、牡蛎、甘草。有学者用利肺片配合抗结核药物治疗糖尿病合并肺结核 46 例,其有中效 41 例,无效 5 例,恶化 0 例,有效率为 89.1%。方中冬虫夏草、蛤蚧粉为君药。冬虫夏草具有补肺益肾、抗痨杀虫、止咳化痰,用于治疗肺虚久咳、肾虚劳嗽,病后体虚自汗等。百合能滋肺阴、润肺燥,正合"肺喜润而恶燥"之特点;枇杷叶、白及性偏寒,具有收敛肺气,清热化痰止咳作用。主治肺虚咳喘,对结核杆菌有显著的抑制作用;牡蛎为重镇之品。一方面能平肝阳而起到安神之功。另一方面能够软坚散结;五味子、甘草补肺益气,润肺止咳,调和诸药的功效,具有调节机体免疫功能作用,抗炎、抗过敏。

2.结核灵

结核灵的主要成分为狼毒。有学者将 140 例复治菌阳肺结核患者随机分为 2 组,治疗组 70 例,在采用常规抗结核药治疗的同时,配合结核灵进行治疗;对照组 70 例,单纯予常规抗结核药治疗。治疗组和对照组在强化期痰菌阴转率分别为 82.86% 和 67.14%。狼毒始载于《神农本草经》,味苦、辛,性平,具有逐水祛痰、破积、杀虫之功效,有一定的毒性,主治水肿、腹胀、痰食、虫积、心腹疼痛、咳嗽、气喘及淋巴结、皮肤、骨等结核和疥癣、痔瘘等。

3.康复新液

康复新液其主要成分系美洲蠊的提取物,具有清热养阴、消癥散结等多种功效。学者观察康复新液与西药短期化疗联合治疗 63 例肺结核,总有效率为 91.5％,治疗 2 月末及疗程末痰菌转阴率为 96.8％,均优于单纯西药常规化疗。

4.雪梨止咳糖浆

梨清膏、枇杷叶、紫菀、款冬花、桔梗、前胡。本品为棕红色黏稠液,味甜,本品清肺止咳化痰,用于燥痰阻肺致咳嗽,痰少。

(五)针灸治疗

1.体针疗法

主穴:选太渊、肺俞、膏肓、脾俞、胃俞、肾俞、足三里、中脘、三阴交、太溪、身柱、尺泽、大椎、百劳、中极、关元。

配穴:照海、合谷、气海、鱼际、阴郄、孔最、志室、血海。肺阴亏损者配照海、太渊;阴虚火旺者配合谷、鱼际;阴虚潮热配鱼际、劳宫、大椎、间使、心俞、肝俞、太溪;气阴两虚者配脾俞、胃俞、气海、足三里、三阴交;潮热者配鱼际;盗汗者配后溪、阴郄、复溜、合谷;咳嗽咯血者配中府、孔最、膈俞、鱼际、太冲;遗精者配志室;经闭者配血海;音哑配太渊、照海;遗精配志室、关元、三阴交;经闭配血海、地机;阳虚配脾俞、肾俞、关元、中脘;阴阳两虚加配肾俞、关元;肢冷加关元;咳嗽不畅,胸闷气滞者,配尺泽、太渊、合谷;咳嗽气逆喉痒者,配天突、膻中、气海、足三里;痰液黏多难咯,配丰隆、足三里;胸胁痛者配中府、腹中、尺泽、支沟、阳陵泉、期门;腹胀,肠鸣,便溏者,配天枢、气海;便秘,腹胀者,配支沟、大肠俞、照海;嗳气吞酸,脘腹胀满者,配期门、章门、行间;失眠,烦躁,面红,脉数者,配风池、神门、太溪、行间、足临泣;阳痿遗精,腰酸肢冷者,配命门、志室;少气懒言,神疲乏力者,配关元、足三里;妇女月经不调者,配关元、中极、血海、地机等。

针灸方法:由于本病属虚证,针刺手法原则上应用补法,如兼有实证时,亦暂用泻法。一般留针 15～30min,隔日 1 次。治疗 20 次为 1 个疗程,一般需连续治疗 2 个疗程,病重者可治疗 3 个疗程以上。

2.灸法

选穴:肺俞、膏肓、膈俞、胆俞、大椎、身柱。配穴:劳宫、曲泉、太溪、然谷、太冲、肝俞、脾俞。唾血肉损加鱼际、尺泽、间使、神门、太渊;咳嗽痰红加百劳、肺俞、中脘、足三里;久咳劳热者加肺俞。

操作:用麦粒灸,每穴灸 3～5 壮,穴位轮流使用。根据病情也可在配穴上施以针刺,然后再灸。每周 2～3 次,3 个月为 1 个疗程。

3.耳针疗法

选穴:肺区敏感点、肾、心、脾、内分泌、神门、大肠、下脚端、神门、屏间。

操作:可用毫针法、电针法,留针 15～30min,隔日 1 次,每次 2～3 穴,10 次为 1 个疗程。

(六)推拿治疗

(1)点揉肺俞、膏肓、百劳各 3～5min。

(2)推督脉大椎至命门段来回五遍后,泛推上背部 3 遍。

(3)推天突至中庭来回五遍后再泛推前胸部 3 遍。

(4)按摩疗法:采用下腹穴位按摩法治疗本病。患者仰卧、屈膝,腹部放松。医者站在一侧,用双手指腹在患者下腹部作环形按摩法,至下腹部皮肤微红发热;再用拇指按压三阴交、气海、石门、关元、中极、曲骨、会阴等穴,按压时渐加压力,以患者能忍受为度。然后让患者取俯卧位,用双手拇指同时按压三焦俞、膀胱俞、阴谷、委阳、阴陵泉等穴。每穴按压 1min,每日 1 次。

(七)外治法

1.穴位注射疗法

选穴:结核穴、中府、肺俞、大椎、膏肓、曲池、足三里、百劳穴、中府、膈俞、天突、膻中等穴。咯血用膈俞;咳甚用天突;胸痛可加膻中。

操作:选用维生素 B_1 注射液 100mg,每次选择 2～3 穴,轮流使用。

2.穴位贴敷疗法

选穴:肺俞、膏肓、结核穴、百劳。

操作:用白鸽粪、五灵脂、白芥子、大蒜、醋化麝香等药制成肺痨膏,取绿豆大,放在直径 2cm 的圆橡皮膏中心,贴敷在穴位上,每次选用 1 对穴位,贴 30～60min 揭下,贴后有水疱者可挑破,涂甲紫。

3.埋线处方

选穴:百劳穴、厥阴俞透膈俞、中府透云门。

操作:交替使用,依法植入羊肠线,两次植入时间一般间隔 20～30d。

(八)食疗

1.杏仁膏

杏仁 1 杯,胡桃(肉)半杯,梨汁 2 杯,生姜汁 2 大匙,猪油半杯,蜂蜜、糖浆各 1 杯。将杏仁与胡桃浸泡于热水后去皮,研碎如泥状;猪油放入锅内煮热,下杏仁、胡桃,一边混合一边加生姜汁和梨汁。再加蜂蜜、糖浆,煮至浓稠而发出香气为止。可用汤匙取出抵食或倒入杯子内以热开水冲服。本品具有镇咳、祛痰作用,适用于肺结核气喘、呼吸困难、悸动、浮肿等。

2.麦冬糯米粥

麦冬 10 克,糯米 200 克,高丽人参 2 克,甘草 2 克,红枣 3 粒,蜂蜜适量。糯米用水洗后以 400mL 的水稍浸渍后上火,至煮熟为止。中途加入上述药物煮至稠黏为止,移入小碗与麦冬、红枣同吃,蜂蜜可酌予加减。本品具有镇咳、祛痰、强心的功效。

3.沙参玉竹煲鸭

沙参、玉竹各 50 克,鸭半只,放入瓦盅内加水适量煲熟,调味,吃肉喝汤。本品可养肺胃之阴,适用于肺结核引起的低热、干咳、心烦、口渴等。

4.淮山龙眼炖水鱼

淮山药 30 克,龙眼肉 15 克,水鱼 1 只,先用热水烫水鱼,使其排尽粪尿,再切开洗净去内脏,然后把水鱼肉同淮山药、龙眼肉放入炖盅内,加水适量炖熟,一食肉饮汤。本品有补虚损、安神补血、润肺止咳之功效,适用于肺结核低热、痰中带血,以及肺脾两虚之慢性咳嗽、病后体虚者。

5.南杏桑白煲猪肺

南杏、桑白皮各 15 克,猪肺 200～250 克洗净切块,水适量煲之,熟后调味,吃肉饮汤。本品有润肺止咳、补气平喘等功效,适用于肺结核之阴虚潮热、咽干、干咳及咯血者。

6.黄精炖猪瘦肉

每次用黄精 30 克,猪瘦肉 100 克,隔水炖服,可每天或隔天吃 1 次。本品有补中益气、润心疗肺之功效,适用于各期肺结核者调补之用。

7.南杏煲羊肺

南杏 20 克,羊肺 200～250 克,先将羊肺洗净切片,与南杏一起放入瓦煲内加水适量煲熟,调味吃肉喝汤。本品有润肺止咳、补肺气之功效,肺结核患者均可食用。

8.胎盘红枣冰糖膏

取胎盘 1 个洗净切片,红枣 500 克去核,冰糖 500 克,水适量共熬炼成膏,每服 1 汤匙,每天 3 次。本品有补益气、强壮之功效,适用于各期肺结核者服食。

9.白及百部百合丸

取白及、百部、百合各 200 克,共研细末,炼蜜为丸,每服 10 克,每天 2 次。本品有润肺止咳、收敛止血等功效,对肺结核病有较好疗效。

10.合冬花蜂蜜膏

取野百合 150 克,款冬花 150 克,蜂蜜 300 克,水适量共熬成膏,每次 2 汤匙,每天 3 次。本品有润肺止咳功效,适用于肺结核干咳、少痰者。

11.滋阴清热饮

沙参 15 克,麦冬 12 克,熟地黄 15 克,地骨皮 10 克,百部 12 克,龟板 10 克,水煎服,每天 1 剂。本品有滋阴清热、润肺止咳等功效,适用于肺结核之潮热、口干、干咳者。

12.阿胶兜铃煎

炙甘草 4 克,马兜铃 15 克,牛蒡子 6 克,杏仁 9 克,水煎取汁,阿胶 30 克(烊化),糯米 30 克,一同煎服,每天 1 剂。本品有补肺养阴、止咳宁嗽之功效。适用于肺结核引起的咯血者。

13.白及瓜蒌煎

百部、白及各 12 克,瓜蒌 15 克,水煎取汁,加入适量蜂蜜,分 2 次服,每天 1 剂。本品有润肺止咳、收敛止血等功效,适用于肺结核痰中带血者。

14.胡萝卜鸡蛋粥

胡萝卜 120 克,切成小块,鸡蛋 2 个,大米 100 克。锅内加水适量,放入大米煮粥,七成熟时加入胡萝卜块,再煮至粥熟,打入鸡蛋,搅匀,再煮沸即成。每日 1～2 次,适用于肺结核之潮热盗汗。

15.藕节茅根茶

藕节 5 节,白茅根 30 克,白糖 30 克。将藕节、白茅根共洗净,制为粗末,一同放入杯内,加入白糖,用沸水冲泡,代茶饮用,每日 1 剂,适用于阴虚火旺所致的肺结核咯血者。

第三节　急性气管支气管炎

一、概述

急性气管支气管炎是由生物、物理、化学刺激或过敏等因素引起的急性气管支气管黏膜炎症。本病多为散发,无流行倾向,年老体弱者易感。临床症状主要为咳嗽和咳痰,常发生于寒冷季节或气候突变时,也可由急性上呼吸道感染迁延不愈所致。

急性支气管炎临床表现为咳嗽、咳痰,属于中医"咳嗽"范畴,因发病急骤,病程相对较短,属于咳嗽之"暴咳"。

二、病因病机

本病多因起居不慎,寒温失宜或过度疲劳,肺的卫外功能减退或失调,以致在天气冷热失常,气候突变的情况下,外邪入客于肺导致咳嗽。故《河间六书·咳嗽论》谓:"寒、暑、燥、湿、风、火六气。皆令人咳。"由于四时主气不同,因而人体所感受的致病外邪亦有区别。风为六淫之首,其外邪多随风邪侵袭人体,所以外感咳嗽常以风为先导或夹寒或夹热或夹燥,表现为风寒、风热、风燥相合为病。如平素嗜烟好酒或过食辛辣,辛温燥烈,熏灼肺胃;或因过食肥甘,酿湿生痰;或脾胃不健,变生痰浊,导致痰湿蕴肺,遇外邪引触,表现为痰湿蕴肺或痰热郁肺;或由情志不遂,郁怒伤肝,肝失条达,气机不畅,日久气郁化火,因肝脉布胁而上注于肺,故气火循经犯肺,发为咳嗽。若因肺阴虚,肺脏自病者,常因肺系疾病迁延不愈,阴伤气耗,肺的主气功能失常,以致肃降无权,肺气上逆作咳。《医学三字经·咳嗽》亦说:"肺为脏腑之华盖,呼之则虚,吸之则满,只受得本脏之正气,受不得外来之客气,客气干之则呛而咳矣;只受得脏腑之清气,受不得脏腑之病气,病气干之,亦呛而咳矣",提示咳嗽是内外病邪犯肺,肺脏祛邪外达的一种病理反应。

外感咳嗽属于邪实,为六淫外邪犯肺,肺气壅遏不畅所致。因于风寒者,肺气失宣,津液凝滞;因于风热者,肺气不清,热蒸液聚为痰;因于风燥者,燥邪灼津生痰,肺气失于润降,则发为咳嗽。若外邪未能及时解散,还可发生演变转化,如风寒久郁化热、风热灼津化燥、肺热蒸液成痰等。

内伤咳嗽,病理因素主要为"痰"与"火"。而痰有寒热之别,火有虚实之分。痰火可互为因果,痰可郁而化火(热),火能炼液灼津为痰。因其常反复发作,迁延日久,脏气多虚,故病理性质属邪实与正虚并见。虚实之间尚有先后主次的不同。

外感咳嗽与内伤咳嗽可相互为病。外感咳嗽如迁延失治,邪伤肺气,更易反复感邪,而致咳嗽屡作,肺脏愈伤,逐渐转为内伤咳嗽。内伤咳嗽,肺脏有病,卫外不强,易受外邪引发或加重,在气候转冷时尤为明显。久则肺脏虚弱,阴伤气耗,由实转虚。因此可知,咳嗽虽有外感、内伤之分,但两者又可互为因果。

三、中医药治疗

一般而言,外感咳嗽起病多较急,病程较短,初期多伴有表证,实证居多,治疗以疏散外邪、宣通肺气为主,一般不要过早使用滋润、收涩、镇咳之药,以免碍邪。

(一)辨证论治

1.风寒袭肺

主症:咳嗽,咳声闷重不畅,痰色稀白,咽痒,常伴鼻塞,流清涕,打喷嚏,发热轻或高而短暂,恶寒重,无汗,头痛,骨节酸痛或咽干痒或鼻涕倒流,舌淡白,苔薄白,脉浮紧。

治法:疏散风寒,宣通肺气。

方药:止嗽散合三拗汤。桔梗、荆芥、紫菀、百部、白前、杏仁各 10g,麻黄、陈皮、甘草各 5g。诸药合用,功可疏散风寒、宣通肺气。咽干痒者加射干、木蝴蝶、蝉蜕各 10g;风寒夹湿,症见咳嗽痰多,兼有胸脘满闷者加法半夏、苍术各 10g;鼻涕倒流甚者加辛夷、白芷各 10g。

2.风热犯肺

主症:咳嗽,咳声高亢重浊,汗出不畏寒,痰黏难咳,时胸闷痛或痰多黄绿或发热或咽痛或口干苦、便干或喘鸣,舌质略红,舌苔薄黄或略黄腻,脉浮数。

治法:宣肺止咳,清热化痰。

方药:曲氏肺咳方加减。炙麻黄、杏仁、法半夏、橘红、茯苓、瓜蒌皮、浙贝、木蝴蝶、蝉蜕、甘草各 10g。全方功可宣肺止咳、清热化痰。痰多黄绿者加金荞麦、生石膏各 10g;发热者加柴胡 20g,黄芩 10g;咽痛者加射干 10g;口干苦、便干者加火麻仁 30g;喘鸣者加紫苏叶 10g。

3.风燥伤肺

主症:干咳,连声作呛,喉痒,咽干唇燥,无痰或痰少而黏、不易咳吐,舌质红、干而少津,苔薄白或薄黄,脉浮数。

治法:疏风清肺,润燥止咳。

方药:桑杏汤加减。桑叶、杏仁、浙贝各 10g,南沙参 15g,山栀子、淡豆豉、梨皮各 6g。诸药合用,共奏疏风清肺,润燥止咳之功。津伤较重者加麦冬、玉竹各 15g;咳甚者加紫菀、百部各 10g;热重者加生石膏、知母各 10g;痰中带血者加白茅根 15g。

4.痰湿蕴肺

主症:咳嗽,咳声重浊,自汗出,略畏寒,鼻涕倒流,痰稀易咳,胸闷口干,痰白黄脓或发热或咽干,舌体偏胖,质淡略黯,舌苔白滑,脉滑或沉。

治法:清热祛湿,化痰止咳。

方药:高氏燥湿顽咳方加减。方中法半夏、陈皮、石菖蒲、紫苏叶、杏仁、荆芥、枳壳、胆南星、天竺黄、瓜蒌皮、前胡、浙贝、甘草各 10g。诸药合用,功可降气化浊、宣肺止咳。痰多黄绿者加金荞麦、鱼腥草各 10g;发热者加柴胡至 20g;咽痛者加射干 10g;口干苦、便干者去瓜蒌皮,加瓜蒌仁 20g,喘鸣者加紫苏叶 10g。

以上方药,每日 1 剂,分 2 次温服。

(二)特色专方

1.金沸草散

旋覆花、麻黄、前胡各9g,荆芥穗12g,甘草、半夏、赤芍各3g。上为粗末。每服9g,水一盏半,入生姜3片,红枣1枚,煎至8分,去滓,温服,不拘时候。本方功用散寒宣肺,化痰止咳。风寒咳嗽,不论久暂,均可用本方。若发热咽痛,加银花、连翘、射干;痰多黏稠,加浙贝母、瓜蒌仁;痰涎清稀、头眩心悸,加桂枝、白术;久咳,加紫菀、百部、枇杷叶;脾虚食少或便溏,加党参、黄芪、白术。

2.苇茎泻白汤

桑白皮、地骨皮、黄芩、桃仁各15g,冬瓜仁、薏苡仁、鱼腥草各20g,苇茎30g,粳米10g,蛤黛散10g,甘草5g。水煎服,日一剂,每日早晚各服1次。本方乃泻白散、苇茎汤及蛤黛散三方相合加味而成,功用泻肺火,祛邪热,除痰嗽。主治急性支气管炎属外邪犯肺,化热入里者。若痰多,加瓜蒌仁15g、天竺黄10g、浙贝母15g;兼有喘鸣者,加麻黄5~10g、葶苈子15g;痰中带血者,加白茅根30g、侧柏叶15g;内热盛,口渴、汗多,加生石膏30g、知母15g。

3.清宣肺经汤

桑叶、牛蒡子、川贝母、杏仁各6g,瓜蒌皮9g,马兜铃4.5g,桔梗3g,枇杷叶3片。水煎服,日一剂。本方功用清宣肺经。主治咳嗽,证属外邪初解,肺热尚盛,干咳痰少。

4.辛润理肺汤

带节麻黄、炮姜各4g,杏仁、当归、佛耳草各10g,桔梗、橘红5g,生姜1片,炙甘草6g。水煎服,日服1剂。本方功用温润理肺,降逆止咳。主治凉燥束肺,气逆干咳。如喉中燥痒,频咳不止,加炒荆芥5g、枇杷叶10g;如咳而遗尿,宜加五味子3g;如咳引胸痛,宜加郁金10g、桃仁泥5g;痰多者,可加姜半夏5g。病情好转,应逐渐减少辛散之品。

5.宣肺止嗽汤

炙麻黄、桔梗各5g,杏仁、半夏、前胡、大贝母各10g,佛耳草12g,生甘草3g。水煎服,日一剂。本方功用宣利肺气,止咳化痰。主治咳嗽证见咳嗽频频,咽痒则咳或阵发呛咳,气急或咳声不扬,甚至咳延数周,咯吐泡沫黏痰,色白或黄,量少或多,咽部可有急慢性充血证,舌质淡红。苔薄白,脉浮滑。风邪在表,加苏叶10g、桑叶10g;寒痰伏肺,加细辛3g;痰湿上扰,加茯苓10g、橘皮6g;肺热内郁,加生石膏15g,知母10g;痰热蕴肺,加桑白皮12g,冬瓜子10g;阴津耗伤,加南沙参10g、天花粉10g。

6.麻杏汤

炙麻黄2.5g,杏仁9g,生甘草4.5g,苏子9g,炙紫菀12g,百部9g,炙白前6g,炙款冬6g,海蛤壳12g,清炙枇杷9g。水煎服,日一剂。本方功用散寒宣肺,顺气化痰。本方适用于肺燥感寒、气失清肃之支气管炎。常用麻黄、杏仁、甘草、前胡、白前、百部、紫菀为基础方,然后加减运用;痰热者加黄芩、厚朴;宣肺通窍加苍耳子;理气化痰加半夏、陈皮;间或配以地龙、鹅管石、海浮石、海蛤壳等化痰平喘之品。

7.解郁宣肺止咳汤

柴胡、黄芩各12g,半夏、五味子、生姜或干姜、杏仁、枳壳各10g,细辛、甘草各6g。水煎服,日一剂。本方功用解郁散邪,宣肺止咳。主治外感咳嗽,症见夜间咳甚或昼夜阵咳,吐泡沫清稀痰,病程 1 周以上。春加荆芥、薄荷、防风;夏加香薷、厚朴、陈皮;秋加苏叶、桔梗、前胡;冬加麻黄、桂枝;咳而遗溺者,加黄芪、益智仁;喉痒者,加牛蒡子、蝉蜕;久咳不止者,加罂粟壳、丹参、桃仁。

8.加减止咳汤

苏叶 5～10g,生姜 2 片,半夏 10～15g,麦冬 5～10g,甘草 3～5g,天竺子 5～10g,杏仁 10～20g,乌梅 10～30g。本方不必久煎,可每日三四服。本方功用化痰止咳。本方适用于各类咳嗽,包括风寒、风热之咳嗽以及阴虚劳伤的干咳。本方系加减沈金鳌"一服煎"而制成,方以苏叶祛外感之寒邪。如无寒证,则可去苏叶而代以苏梗,取其与半夏之类相合、宽中化痰,兼能止呕。以咳甚多吐也;生姜配苏叶,发散寒邪,兼能化痰止呕。如寒邪颇甚或可去生姜,加以干姜,亦可生姜、干姜同用。以干姜温化寒饮也;半夏化痰,兼去湿邪;麦冬稍减半夏、生姜之燥性,兼能养胃益阴,以土生金也;天竺、杏仁止咳化痰,天竺且具较强之镇咳作用;乌梅酸敛而止咳。运用本方时,如系外感寒邪,可望用苏叶、生姜;如为寒饮,可去生姜,而代以干姜,亦可再加入细辛;如外感温邪,则去苏叶或代以苏梗,去生姜,加入银花。如为内伤而咳,以苏梗代苏叶,重用乌梅、天竺子。

(三)中药成药

1.通宣理肺丸

主要成分为紫苏叶、前胡、桔梗、苦杏仁、麻黄、甘草、陈皮、半夏(制)、茯苓、枳壳(炒)、黄芩。功效解表散寒,宣肺止嗽。用于风寒束表、肺气不宣所致的感冒咳嗽,症见发热、恶寒、咳嗽、鼻塞流涕、头痛、无汗、肢体酸痛。用法:口服,一次 1～2 丸,一日 2～3 次。

2.急支糖浆

主要成分为鱼腥草、金荞麦、四季青、麻黄、紫菀、前胡、枳壳、甘草。功效清热化痰,宣肺止咳。用于外感风热所致的咳嗽,症见发热、恶寒、胸膈满闷、咳嗽咽痛;急性支气管炎、慢性支气管炎急性发作见上述证候者。用法:口服,一次 20～30mL,一日 3～4 次;儿童 1 岁以内一次 5mL,1～3 岁一次 7mL,3～7 岁一次 10mL,7 岁以上一次 15mL,一日 3～4 次。

3.蛇胆川贝液

主要成分为蛇胆汁、平贝母。功效祛风止咳,除痰散结。用于风热咳嗽,痰多气喘,胸闷,咳痰不爽或久咳不止。用法:口服,一次 1 支,一日 2 次,小儿酌减。

4.羚羊清肺丸

主要成分为浙贝母、桑白皮(蜜炙)、前胡、麦冬、天冬、天花粉、地黄、玄参、石斛、桔梗、枇杷叶(蜜炙)、苦杏仁(炒)、金果榄、金银花、大青叶、栀子、黄芩、板蓝根、牡丹皮、薄荷、甘草、熟大黄、陈皮、羚羊角粉。功效清肺利咽,清瘟止嗽。用于肺胃热盛,感受时邪,身热头晕,四肢酸懒,咳嗽痰盛,咽喉肿痛,鼻衄咳血,口干舌燥。用法:口服,一次 1 袋,一日 3 次。

5.蜜炼川贝枇杷膏

由川贝、枇杷叶、南沙参、茯苓、化橘红、桔梗、法半夏、五味子、瓜蒌子、款冬花、远志、苦杏仁、生姜、甘草、杏仁水、薄荷脑、蜂蜜、麦芽糖、糖浆组成。润肺化痰、止咳平喘、护喉利咽、生津补气、调心降火。适用于伤风咳嗽、痰稠痰多气喘、咽喉干痒及声音嘶哑。用法:口服,成人每日 3 次,每次一汤匙,小儿减半。

6.双黄连注射液

由金银花、黄芩、连翘组成。清热解毒，清宣风热。用于外感风热引起的发热、咳嗽、咽痛。适用于病毒及细菌感染的上呼吸道感染、扁桃体炎、咽炎、支气管炎、肺炎等。用法：静脉注射，一次 10～20mL，一日 1～2 次。静脉滴注，每次每千克体重 1mL，加入生理盐水或 5％～10％葡萄糖溶液中。肌内注射一次 2～4mL，一日 2 次。

7.痰热清注射液

由黄芩、熊胆粉、山羊角、金银花、连翘组成。清热、化痰、解毒。用于风温肺热病痰热阻肺证，症见：发热、咳嗽、咳痰不爽、咽喉肿痛、口渴、舌红、苔黄；肺炎早期、急性支气管炎、慢性支气管炎急性发作以及上呼吸道感染属上述证候者。用法：常用量成人一般一次 20mL，重症患者一次可用 40mL，加入 5％葡萄糖注射液或 0.9％氯化钠注射液 250～500mL，静脉滴注，控制滴数每分钟不超过 60 滴，一日 1 次；儿童按体重 0.3～0.5mL/kg，最高剂量不超过 20mL，加入 5％葡萄糖注射液或 0.9％氯化钠注射液 100～200mL，静脉滴注，控制滴数每分钟 30～60滴，一日 1 次；或遵医嘱。

（四）针灸疗法

1.体针

取手太阴、阳明经穴为主，以疏风解表，宣肺止咳。主穴：肺俞、列缺、合谷；随证取穴：风寒者，加风门；风热者，加大椎；燥热者，加曲池；鼻塞者，加迎香；咽喉肿痛者，加少商放血。手法：毫针泻法，风热可疾刺，风寒留针或针灸并用或针后在背后腧穴拔火罐。每日 1 次，10 次为 1个疗程。

2.灸法

选取肺俞、大椎、风门、定喘等穴位，隔姜灸或麦粒灸，视病情每次 3～5 壮不等，每日 1 次，适用于风寒咳嗽或痰湿咳嗽。

（五）其他特色疗法

1.穴位敷贴法

选肺俞、定喘、风门、膻中、丰隆，用白附子 16％，洋金花 48％，川椒 33％，樟脑 3％制成粉剂。将药粉少许置穴位上，用胶布贴敷，每 3～4d 更换 1 次，5 次为 1 个疗程。

2.穴位注射法

主穴：肺俞、定喘、风门、大杼。

药液：鱼腥草注射液

方法：每次选主穴 1～2 个，酌选配穴。鱼腥草注射液每穴 0.5～1mL，隔日穴位注射 1 次，5～10 次为 1 个疗程。疗程间隔 3～5d。

3.拔罐疗法

（1）外感风寒咳嗽

主穴：大椎、身柱、风门、肺俞、膻中、孔最。

方法：用 1.5～2 寸口径之玻璃火罐用闪火法拔大椎、身柱，次用小口径火罐依次拔风门、肺俞、膻中、孔最。拔至局部皮色紫红取下。

（2）外感风热咳嗽

主穴：大椎、身柱、灵台、曲池、足三里。

方法：在上述穴区皮肤常规消毒后，用皮肤针叩刺胸椎 3 穴，叩至皮色潮红有小出血点，用大小适宜的火罐拔 5～10min，次日可如上法在膻中、天突刺络拔罐。

4.耳针疗法

主穴：平喘、肺、气管、肾上腺、神门、皮质下。

方法：每次取主穴 2～3 个，留针 15～20min，每日或隔日 1 次，也可埋针。

5.耳压法

主穴：平喘、肺、支气管、大肠、神门、肾穴。

方法：可选用王不留行子或磁珠贴，两耳交替换压，每 3d 1 次，连用 12 次为 1 个疗程，休息 7d 后可行第 2 个疗程。为了加强刺激强度及疗效，耳压后，每 3～5h，患者用拇指、示指指腹对压耳穴 1 次，每次可持续数分钟，以耳朵发热充血为度。

6.耳穴按摩法

方法：可行双侧耳屏、耳甲腔按摩，每次数分钟，以局部发热、疼痛为度，每日 1～2 次，连用 12 次为 1 个疗程，休息 4～7d 后可行第 2 个疗程。此按摩可医生进行，患者自己也可进行，即患者用两示指指腹按摩该区域，每次数分钟，可每隔 5～6h 进行 1 次。

7.磁穴贴敷疗法

主穴：天突、膻中、肺俞、定喘。

方法：取直径 8mm 的锶铁氧体，磁场强度 300～900GS，辨证取穴，用胶布将其固定在穴位上。3d 后复查 1 次，15d 为 1 个疗程，每穴 5～10min，每日 1 次，每次 30min。

8.刮痧疗法

有效穴区：①大椎至至阳；②大杼至肺俞；③天突至膻中；④中府至云门；⑤尺泽至列缺。

方法：胸背部用快刮法，上肢部用快刮加按揉法，中府、云门用角刮法。

第四节　慢性支气管炎

慢性支气管炎是由于感染或非感染因素引起气管、支气管黏膜及其周围组织的慢性非特异性炎症，引起气管、支气管黏膜炎性变化，黏液分泌增多，临床上以长期咳嗽、咯痰或伴有喘息为主要特征，是社区老年群体中的常见慢性病。其病理特点是支气管腺体增生、黏液分泌增多。临床表现为连续 2 年以上，每年持续 3 个月以上的咳嗽、咳痰或气喘等症状。本病早期症状较轻，多在冬季发作，春暖后缓解，且病程缓慢，故不为人们注意。晚期病变进展，并发阻塞性肺气肿时，肺功能遭受损害，影响健康及劳动力极大。本病为我国常见多发病之一，发病年龄多在 40 岁以上，吸烟患者发病率明显高于不吸烟患者，在我国北方患病率高于南方，农村较城市发病率稍高。中医学没有慢性支气管炎的病名，但根据其主要临床表现（长期咳嗽、咯痰或伴有喘息）认为属于"咳嗽""痰饮""喘证"范畴。中医有关的论述散见于《黄帝内经·素问·咳论》、张仲景《金匮要略》、巢元方《诸病源候论·咳嗽候》、张景岳《景岳全书·咳嗽》及叶天士《临证指南医案·咳嗽》等。新世纪全国高等中医药院校规划教材《中医内科学》将本病归属于

"咳嗽""痰饮""喘证"进行论述。其病位在肺,与肝、脾有关,久则及肾。本病既是独立性的病证,又是肺系多种疾病的一个症状。

一、病因病机

慢性支气管炎属于中医学"咳嗽""喘证""痰饮"范畴,与肺、脾、肾三脏密切相关。祖国医学认为,此病的病因是外因和内因共同作用的结果,分证病机如下:

1.外邪侵袭

六淫外邪侵袭肺部,内伤久咳、哮喘、肺痨慢性疾患迁延失治,痰浊内蕴,日久气阴耗损,导致肺气虚或气无所主,肾失摄纳而成。

2.劳欲久病

慢性支气管炎病程较长,长期失治导致肺脾损伤及肾脏,故病情严重者,常伴有喘息不能平卧,动则加重等肾不纳气等证候。古人谓"肾为生痰之本,肺为贮痰之器,脾为生痰之源""肺不伤不咳,脾不伤不久咳,肾不伤不咳不喘",说明肺、脾、肾三脏功能失调可致本病。

3.气血瘀阻

气虚瘀阻,与肺、脾、肾三脏密切相关。标在肺,本在脾,根在肾。三脏虚损,患者长期咳喘,肺气亏损;子盗母气,病及脾脏,致脾虚;久病及肾,肾失摄纳,可见喘息气短。外邪刺激,便极易复发,反复发作,久病必虚,必有痰饮,属于本虚标实之证。虚喘在肾,精气不足,肺肾出纳失常;实喘在肺,邪气旺盛,气失宣降。

4.形寒饮冷

慢性支气管炎有寒热不同,形寒饮冷则伤肺为基本病机。痰是导致慢性支气管炎的重要病理因素之一,痰随疾病的发展逐渐加重,慢性支气管炎慢性期以虚寒较多,急性发作期以痰热较多。

二、中医药治疗

(一)急性发作期的治疗

中医学理论认为,本病的发生,主要是六淫之邪侵袭卫表,侵犯于肺,久居肺系,肺失宣降,日久累及脾肾所致。根据"急则治其标,缓则治其本"原则,急性发作期主要以"祛邪化痰,止咳平喘"为主,辅以温化之法。

1.辨证论治

(1)痰湿蕴肺

主症:咳嗽日久,咳声重浊,鼻涕倒流,自汗出略畏寒,痰白灰色或淡黄,喘息痰鸣,痰多居胸或痰黄脓或咽略干或畏寒甚,舌体偏胖,质淡略黯,舌苔白滑,脉滑或沉。

治法:宣肺祛湿、化痰止咳。

方药:曲氏湿邪鼻肺咳方。辛夷、白芷、紫苏子、杏仁、桂枝、白芍、法夏、甘草各10g、细辛5g、五味子5g、黄芩20g、鱼腥草30g。诸药合用,共奏宣肺祛湿、化痰止咳之功。痰黄脓者加金荞麦、金银花各10g;咽略干者加射干、木蝴蝶各10g,畏寒甚者加干姜5g。

(2)湿热郁肺

主症:咳嗽气逆,喘促气短,时有胸闷痛,咳声重浊,痰黏难咳,痰居胸中或痰稠黄绿或发热或咽痛或口干苦、便干,舌质略红,舌苔薄黄或略黄腻,脉滑略数。

治法:清热祛湿、宣肺化痰。

方药:曲氏湿邪肺咳方。辛夷、紫苏叶、法夏、杏仁、苏子、枳壳、五味子、柴胡、白芍、三七(冲服)、甘草各10g,瓜蒌皮20g,鱼腥草、金荞麦各30g,黄芩15g。全方功可清热祛湿、宣肺化痰。痰稠黄绿者加败酱草、浙贝各10g;发热者柴胡加至20g;咽痛者加射干10g;口干苦、便干者加桑白皮10g。

(3)风热犯肺

主症:发热畏寒,头痛咽干,咳声重浊,咳痰黄黏,痰居胸中,胸闷不适或咽痛或便干,舌边尖红,苔黄,脉浮数。

治法:清热利咽、化痰止咳。

方药:曲氏肺咳方加减。炙麻黄、杏仁、法半夏、橘红、茯苓、瓜蒌皮、浙贝、木蝴蝶、金荞麦、生石膏、甘草各10g。全方功可清热利咽、宣肺化痰。咽痛者加射干10g,便干者去瓜蒌皮,加瓜蒌仁30g,大便稀薄者加葛根30g,痰中带血者加仙鹤草30g,高热不退者加柴胡、黄芩各10g。

以上方药,每日1剂,分两次温服。重者每日可服3次。

2.特色专方

(1)治咳嗽方:百部15g,远志12g,前胡9g,桔梗、川贝母、杏仁、五味子、海浮石(后下)、甘草各10g。水煎服,日一剂,每日早晚各服1次。本方功用宣肺化痰止咳。本方适合慢性支气管炎急性发作期,即感染期使用。

(2)麻杏射胆汤:净麻黄、红枳实各5g,大杏仁10g,制胆星、嫩射干、杜苏子、炒僵蚕、制半夏各9g,净蝉衣、广陈皮、玉桔梗、生甘草各4.5g,鹅管石12g水煎,分2次顿服。如小儿可分3、4次服,当天服完。本方源自国医大师董漱六先生治慢支名方,本方功用宣肺化痰,降气定喘。本方以射干麻黄汤、导痰汤加减而成,为急性支气管炎、慢性喘息性气管炎伴有肺气肿的有效方剂。若有口渴烦躁、痰黏、舌红苔黄者,可去半夏、陈皮、加石膏30g,知母、贝母各12g;如形寒肢冷无汗,淡白呈泡沫状者,舌苔白滑,可去蝉衣、僵蚕、桔梗。加桂枝4.5g,细辛3g,干姜2.4g;如咽红乳蛾肿痛、痰稠、舌红脉数者,去半夏、陈皮,加金银花、连翘各9g,炒牛蒡子12g,生麻黄改用炙麻黄5g;如溲黄便秘舌红者,可去桔梗、甘草,加黄芩9g,桑白皮12g,生麻黄改用蜜炙麻黄5g,制半夏改用竹沥半夏9g,广陈皮改用广橘络5g;如咳喘气逆,腹胀胁痛者,去桔梗、甘草,加莱菔子、白芥子各9g;如脘腹痞胀,口黏纳差,苔白腻者,去蝉衣、僵蚕,加厚朴4.5g,焦六曲12g;如头痛头胀,鼻塞多涕者,可去半夏、陈皮用9g,苍耳子9g。

(3)牛蒡汤:炙牛蒡、白前、紫菀、杭白芍、桑白皮、知母、贝母各9g,杏仁12g,射干、远志肉各4.5g,甘草3g,枇杷叶3片(去毛、包)。水煎服,日一剂。本方源自国医大师章次公先生治嗽名方,本方功用化痰宣肺止咳。本方适用于风热犯肺,肺气失宣之急性支气管炎。祛风用牛蒡子;清热用射干、知母;祛痰镇咳用白前、紫菀、桔梗、贝母、杏仁、桑皮、枇杷叶。对风寒袭肺、肺失宣肃之急性支气管炎(痰白而黏),拟麻芥汤:生麻黄12g,山慈姑片(研末分2次调入)、炙款冬花、炙紫菀、苏子、白芥子各9g,桔梗、白前、橘皮各6g,苍术、射干各3g,粉草2.4g,以燥湿豁痰,散寒止咳。若证属痰热蕴肺,肺气失宣,发于冬季干咳者,拟五麻汤:生麻黄6g、车前子、杏仁泥、白前、天竺子、旋覆花(包)、百部、桑白皮各9g,五味子、粉草各4.5g以宣肺止咳。

(4)地龙汤:炙麻黄、五味子、旋覆花、百部、冬花、广地龙、北沙参各9g,佛耳草15g,川贝6g,竹沥30g(冲)。水煎服,日服1剂。本方源自名医姜春华,功用宣肺降气,止咳平喘。本方适用于肺阴不足、痰热内蕴之支气管炎。故以炙麻黄、旋覆花、款冬花宣肺降气;地龙、川贝、百部止咳平喘;沙参益肺生津;竹沥清热化痰。

(5)三冬汤:冬瓜仁、竹茹各15g,苏子、前胡、桑白皮、紫菀、天冬、麦冬、花粉、玄参、杏仁、知母各9g,甘草3g。水煎服,日一剂。本方功用滋阴润肺,降气平喘。本方适用于阴虚燥热、痰气上逆之支气管炎。方以二冬、花粉、玄参滋肺养阴;杏仁、前胡、桑皮、苏子宣肺降气,冬瓜仁、竹茹清热化痰;紫菀止咳平喘;知母清热。

(6)麻杏汤:炙麻黄2.5g,清炙枇杷(包)、苏子、百部、杏仁各9g,生甘草4.5g,海蛤壳、炙紫菀各12g,炙白前、炙款冬花6g。水煎服,日一剂。本方源自近代名医黄文东,功用散寒宣肺,顺气化痰。本方适用于肺燥感寒、气失清肃之支气管炎。常用麻黄、杏仁、甘草、前胡、白前、百部、紫菀为基础方,然后加减运用:痰热者加黄芩、厚朴;宣肺通窍加苍耳子;理气化痰加半夏、陈皮;或配以地龙、鹅管石、海浮石、海蛤壳等化痰平喘之品。

(7)辛夷散合杏苏散加减方:前胡、法半夏、杏仁、苏子、射干、炙枇杷叶、黄芩、炙紫菀、苍耳子、枳壳各10g,薄荷3g,辛夷5g,桔梗、橘红各6g。水煎服,日一剂。本方源自有"当代御医"之称的李辅仁,功用疏风宣肺、止咳化痰。素有慢性支气管炎,复感外邪,又诱发慢性副鼻窦炎同时发病,辨证为外邪袭肺,肺失清肃,肺气失宣,则现清窍不利之症。此方用辛夷散、杏苏散加减,紫菀、半夏、陈皮、前胡、杏仁、苏子以宣肺降逆止咳,杏仁、桔梗、枳壳一升一降,宣降肺气,下气止咳排痰。射干、黄芩、橘红、枇杷叶用以肃肺利咽喉,咳嗽顿除,鼻塞亦获愈。

(8)加减止咳汤:苏叶、麦冬、天竺子各5～10g,生姜2片,半夏10～15g,杏仁10～20g,乌梅10～30g,甘草3～5g。本方不必久煎,可一日三四服。本方源自功用化痰止咳。本方适用于各类咳嗽,包括风寒、风热之咳嗽以及阴虚劳伤的干咳。本方系加减沈金鳌"一服煎"而制成,方以苏叶祛外感之寒邪,如无寒证,则可去苏叶而代以苏梗,取其与半夏之类相合、宽中化痰,兼能止呕。以咳甚多吐也;生姜配苏叶,发散寒邪,兼能化痰止呕。如寒邪颇甚或可去生姜,加以干姜,亦可生姜、干姜同用。以干姜温化寒饮也;半夏化痰,兼去湿邪;麦冬稍减半夏、生姜之燥性,兼能养胃益阴,以土生金也;天竺、杏仁止咳化痰,天竺且具较强之镇咳作用;乌梅酸敛而止咳。运用本方时,如系外感寒邪,可望用苏叶、生姜;如为寒饮,可去生姜,而代以干姜,亦可再加入细辛;如外感温邪,则去苏叶或代以苏梗,去生姜,加入银花。如为内伤而咳,以苏梗代苏叶,重用乌梅、天竺子。

3.中药成药

(1)消咳喘糖浆:止咳,祛痰,平喘。用于寒痰阻肺所致的咳嗽气喘、咳痰色白;慢性支气管炎等上述症候者。口服,一次10mL,一日3次,小儿酌减。

(2)炎立消胶囊:主要成分丁香叶。清热解毒,消炎。用于属于热证的细菌性痢疾、急性扁桃体炎、急慢性支气管炎、急性肠胃炎、急性乳腺炎等感染性疾病。口服,一次 2~3 粒,一日 3~4 次。

(3)杏仁止咳糖浆:由杏仁水、百部流浸膏、远志流浸膏、陈皮流浸膏、桔梗流浸膏、甘草流浸膏、蔗糖组成。口服,一次 15mL,一日 3~4 次。化痰止咳。用于痰浊阻肺,咳嗽痰多;急、慢性支气管炎见上述证候者。

(4)牛黄蛇胆川贝液:由人工牛黄、蛇胆汁、川贝母等药组成。口服,一次 10mL,一日 3 次,小儿酌减。清热、化痰、止咳。用于热痰、燥痰咳嗽,症见咳嗽、痰黄或干咳、咳痰不爽。恶寒发热者忌服。

(5)止咳祛痰颗粒:由桔梗、百部、苦杏仁、盐酸麻黄碱组成。润肺祛痰,止咳定喘。用于伤风咳嗽,气喘。温开水冲服,一次 10g,一日 3 次。

(6)止咳橘红丸:由化橘红,陈皮,法半夏,茯苓,甘草,紫苏子(炒),苦杏仁(去皮炒),紫菀,款冬花,麦冬,瓜蒌皮,知母,桔梗,地黄,石膏组成。清肺润燥,止嗽化痰。用于肺热燥咳,痰多气促,口苦咽干。口服,一次 2 丸,一日 2 次。

4.针灸疗法

以手太阴肺经腧穴和肺的俞穴、募穴为主。实证宜取肺俞、中府、列缺、太渊。虚证宜取脾俞、肾俞、复溜、命门等。随证取穴:痰湿加足三里、丰隆化痰止咳;痰热加内关、少商、商阳。咳嗽病变在肺,按俞募配穴法取肺俞、中府调理肺脏气机、宣肺化痰;列缺为手太阴络穴,配肺俞可宣通肺气;太渊为肺经原穴,配肺俞可宣肺化痰。丰隆是足阳明经之络穴具有健脾化痰、和胃降逆、开窍醒神的作用。内关穴属手厥阴心包经,是该经之络穴与三焦经相通,少商和商阳是临床常用"对穴"有清降肺胃、解郁开窍之功。

5.其他特色疗法

(1)鼻腔冲洗疗法:用双黄连冻干粉针 1.8g 加入 0.9％氯化钠注射液 500mL,鼻腔冲洗,每日 1 次,30~90d 为 1 疗程。治疗急、慢性鼻窦炎效佳。主症:鼻涕倒流,痰色白黏,日十口以上或打呼噜或张口睡或口干鼻臭,舌淡红,苔白腻,脉滑。

(2)穴位敷贴法(天灸):天灸疗法是根据《黄帝内经》"春夏养阳"的养生原则及充分体现中医特色的子午流注时间治疗学理论,特取每年夏季初、中、末三伏天,选取特定中药,在特定穴位敷贴,专门治疗某些疑难疾病的有效治疗方法。

主穴:肺俞、大椎、膈俞、肾俞、膻中、天突、定喘、足三里。

方法:基本沿用清代张璐在《张氏医通》书中所记载的处方,以白芥子、延胡索、甘遂、细辛、生姜、麝香作为基本方。生药粉和生姜汁的比例为 10g:10mL,可以根据各地气候因素和经验予以适当调整。贴敷时取生药粉用姜汁调成较干稠膏状,药物应在使用的当日制备或者置冰箱冷藏室备用。先将贴敷部位用 75％乙醇或碘伏常规消毒,然后取直径 1cm,高度 0.5cm 左右的药膏,将药物贴于穴位上,用 5cm×5cm(小儿患者可适当减小)的脱敏胶布固定。一般在每年夏季,农历三伏天的初、中、末伏的第一天进行贴敷治疗(如果中伏为 20d,间隔 10d 可加贴 1 次)。在三伏天期间也可进行贴敷,每两次贴敷之间间隔 7~10d。目前,有些单位尚在探索三九天或平时时间进行贴敷,以提高临床疗效。成人每次贴药时间为 2~6h,儿科患者贴药时间为 0.5~2h。连续贴敷 3 年为一疗程。疗程结束后,患者可以继续进行贴敷,以巩固或提高疗效。

（3）耳穴压贴法

主穴：选取肺气管、过敏点、脾、肾、平喘等穴。

方法：在患者单侧耳上取穴，用 75% 的酒精消毒后，选用剪成 5mm×5mm 大小的麝香壮骨膏，将王不留行籽逐一黏附压贴在上述穴位处，嘱患者每日按压 4～6 次，每次 10min 左右，5d 后取下，间隔 2d 后重复上述治疗，每次交替两耳治疗。以 1 个月为 1 疗程。

（4）拔罐加穴位注射

主穴：大椎、肺俞、肾俞。

方法：每次取两个穴位，肺俞和肾俞交替使用。患者采用俯卧位，先拔火罐，用闪火法，留罐 10～15min。取罐后抽取 4mL 核酪注射液，每穴 2mL，隔日 1 次，10 次为一疗程，两疗程间休息一周。主要用于慢性支气管炎急性发作。

（5）穴位注射

主穴：风门、肺俞、大杼、膻中、中府。配穴：大椎、内关、足三里。

药液：当归注射液、鱼腥草注射液、核酪注射液、丙酸睾丸素、混合注射液（系维生素 B_1 100mg/2mL、维生素 B_{12} 100mg/1mL 与 10% 葡萄糖注射液 5mL 三药混合而成。注射时，临时混合）。鱼腥草注射液用于慢性支气管炎急性发作时，混合注射液用于慢性喘息性支气管炎。余药任选一种，用于各种类型慢性支气管炎。

方法：每次选主穴 1～2 个，酌选配穴。选用胸背部穴时，可先寻找阳性结节，以肺俞及中府附近多见，为结节状或条索状物。注射时，宜将针头刺中阳性物或压之有酸麻的阳性反应点。得气后注入药液。如为急性发作，推药速度可稍快，一般宜缓缓注药。用药量：当归注射液，每穴 2mL，核酪注射液每穴 1mL，鱼腥草注射液每穴 0.5～1mL，混合注射液每穴 2mL。应用上药，均为隔日穴注 1 次，5～10 次为一疗程。疗程间隔 3～5d。丙酸睾丸素每次每穴 12.5 毫克，仅用于膻中穴，每周注射 1 次，10 次为一疗程，冬季和夏季各注射一疗程。

（6）穴位冷冻

主穴：中府、膻中、气舍、肺俞、定喘。

方法：每次取 2 穴（仅用 1 侧），轮流或据症选用。以电子冷冻增热针灸治疗仪治疗，针柄温度为 -10℃，留针 20min，每日 1 次，1 周为一疗程。本法治疗喘息性支气管炎 60 例，其止咳显效率为 92.0%，祛痰显效率为 77%，定喘显效率为 73.0%。多在治疗 2 次后见效。但冷冻针灸属近年来新出现的一种穴位刺激法，其确切疗效及适应证型还有待进一步观察。

（7）自体血穴位注射疗法

主穴：大椎、风门（双）、肺俞（双）；配穴：肾俞（双）、脾俞（双）。

方法：用 5mL 注射器抽取肘部静脉血 4mL，分别注入上述穴位中，其中大椎 0.5mL，风门 0.5～0.8mL，肺俞 0.5～0.8mL，肾俞 0.3mL，脾俞 0.3mL。每次主穴必取，配穴可根据脾虚、肾虚的不同选用，病程重者每周 2 次，病情轻者每周 1 次，1 个月为 1 疗程，共治 2 个疗程。西医学认为慢支与机体免疫功能有关，而且自血穴位注射临床中已证明有调整人体免疫功能的作用。

(8)刮痧疗法

主穴：大椎、风门、肺俞、身柱、膻中、中府。放痧穴：肺俞、太冲。

方法：泻法，太冲，肺俞可放痧。先刮颈部大椎，再刮背部风门、肺俞、身柱，然后刮胸部中府、膻中，最后刮足背部太冲。

大椎为诸阳经交会穴，可疏泄阳邪而退热；肺俞、中府相配可调补肺气，止咳化痰；风门主上气咳喘；膻中理气化痰，止咳平喘；太冲可泄肝火止咳；身柱配肺俞清热宣肺，治疗咳嗽喘疾。

(二)慢性迁延期和临床缓解期的治疗

患者有不同程度的咳、痰、喘症状，迁延不愈达1个月以上者。此期患者外邪大多已去，但内饮、痰浊留恋，阻遏肺气。仲景云："病痰饮者当以温药和之。"慢性迁延期多采用"祛痰化湿、温肺止咳"之法。临床缓解期的慢性支气管炎患者，外邪已去，痰浊大多消失，正气未复，无论其有无临床症状，都仍处于体质虚弱的状态，一般可进行补益肺气、健运脾土为主。

1.辨证论治

(1)肺脾气虚，余邪未尽

主症：晨起偶咳，偶有鼻涕倒流，痰少易咳，自汗出略畏寒，气短乏力，既往喘鸣，食少咽略干或偶有鼻血或皮肤瘙痒，舌体偏胖，舌质淡略黯，舌苔白滑，脉滑或沉。

治法：宣鼻利咽，补益脾肾。

方药：曲氏补鼻肺方。辛夷、白芷、木蝴蝶、炙黄芪、山萸肉、补骨脂、焦山楂、炙甘草各10g，鱼腥草5g，炒麦芽15g。全方功可宣鼻利咽，补益脾肾。偶有鼻血者加仙鹤草15g，皮肤瘙痒者加白蒺藜、蝉蜕各10g，全蝎5g。

(2)肺虚型

主症：偶咳无痰，畏风形寒，声音低怯，面色发白，易患感冒或有自汗或食少倦怠，舌淡，苔薄白，脉弱。

治法：调和营卫。

方药：桂枝汤加减。桂枝、白芍、甘草、大枣各10g，生姜两片。诸药合用，共奏调和营卫之功。自汗者加黄芪、白术、防风各10g；食少倦怠者加党参、炒麦芽各15g，鸡内金10g。

(3)脾虚型

主症：气短声低，痰少质稀，色白，自汗，畏风，常易感冒，倦怠无力，食少便溏或头晕无痰，舌质淡，苔白，脉细弱。

治法：健脾益气，补土生金。

代表方：六君子汤加减。党参、白术各15g，茯苓、法半夏、陈皮、甘草各10g。诸药合用，功可健脾益气，补土生金。头晕无痰者加补中益气汤。

以上方药，每日1剂，分两次温服。慢性迁延期可以服药至痰湿症状消失。为缓解期益气固表，健脾益肺打下基础。

2.特色专方

(1)宁肺止嗽汤：炙麻黄4~6g，苦杏仁、姜半夏各10g，生石膏15~20g，炙甘草7g，鱼腥草18~30g，白芥子、炙苏子各12g，炒葶苈子(包)7~9g。水煎服，不需久煎，以25min为度，1d服2次。本方源自名医薛萌，功用肃肺降气，镇咳祛痰。适用于急慢性支气管炎、肺气肿、肺炎,咳嗽咯吐稀白痰、哮喘、口渴等症。阴虚热咳者,加炙兜铃、南北沙参;阳虚寒咳者,加生黄芪、五味子、淡干姜;咯吐白色稀痰者,去石膏,加茯苓、生白术;黄稠痰,加鲜竹沥、瓜蒌皮;喘逆较甚者,加胡颓子叶、牡荆;津伤口渴,加天麦冬、天花粉;卫虚形寒,加淡附片、北细辛;老年性慢支哮喘,肾不纳气者,加紫石英、蛤蚧;素有心脑血管疾患及高血压患者,麻黄减量慎用或易以桂枝亦可。

(2)补气化痰汤:黄芪 45～60g,沙参 24g,桔梗、杏仁、紫菀、甘草各 9g,云苓 10g,百合、半夏各 12g。水煎服,1d 1 剂。本方源自名医李绍南,功用补气平喘、止咳化痰。本方取义于丹溪谓"善治痰者,不治痰而治气。气顺则一身津液随气而顺矣"。适用于慢性支气管炎、肺气肿、肺肾亏损、缠绵不愈者。若咳嗽痰稀,舌苔白滑,加白术 12g,桂枝 6g,橘红 9g。咳嗽痰稠而黄,如加苏子、前胡各 9g,蛤粉 15g,川贝母 6g;干咳无痰加枇杷叶 12g,百部 9g;憋轻喘重加枸杞子 25g,补骨脂 10g,五味子 9g,胡桃肉 30g;有时合苓桂术甘汤以化饮或合都气丸以纳气壮肾使子母均健,从而达到治肺之目的。

(3)加味苇茎汤:炙枇杷叶(包)、桃仁、杏仁各 10g,海浮石、炒薏苡仁、冬瓜仁各 12g,干芦根 20g,石韦 15g。水煎服,日一剂。本方源自名医陈亦人,功用清化痰热,肃肺定喘。适用于慢性支气管炎、喘息性支气管炎等属痰热蕴肺,肺失清肃者。本方为千金苇茎汤加杏仁、枇杷叶、海浮石、石韦而成。更增其清化痰热,肃降肺气之功。杏仁苦平泄降,专主泄降肺气,与枇杷叶相伍刚相得益彰,海浮石乃江海间细沙水沫凝日久结成。中医以为诸石皆沉惟此石独浮,其色白入肺,性味咸寒,故能清金降火,化老痰。石韦乃治淋浊要药。陈氏经验,以其配杏仁则清肺化痰,肃肺气之功卓著,临床每每配成药对使用,治疗痰热阻肺的病症。若因痰热久羁,肺阴损伤者,可伍入沙参、麦冬等以养其阴;亦可伍用大剂生芦根,以发挥其清热生津之效。痰热久伏、肺气耗伤,则又宜伍人生黄芪,一则补其不足之气,一则可冀其托邪外出。

(4)三子贞元饮:苏子、地骷髅各 10g,白芥子 9g,熟地黄、当归各 15g,莱菔子、炙甘草各 12g。水煎服,日一剂,每日早晚各服 2 次。本方源自名老中医魏长春,功用降气化痰,培本扶元,宽胸消胀。方以三子治肺,贞元饮(熟地、当归、甘草)补肾,加地骷髅(即汲完萝卜子的地下萝卜壳)宣肺利水,宽胸消胀。诸药合用,疏纳并用,肺肾同治,上下两图。偏于热者,咳嗽咽干,去白芥子,加牛蒡子 9g;偏于体质虚弱,又无食滞胀满者,去莱菔子加刀豆子 9g;兼有烦躁失眠者,去白芥子、莱菔子,加枸杞子 9g,五味子 3g。

(5)锄云止咳汤:荆芥、白前、桔梗、化橘红各 6g,杏仁、贝母、前胡、连翘、百部、紫菀各 9g,甘草 3g,芦根 24g。水煎服,日一剂。本方源自国医大师岳美中,功用止咳化痰。本方适用于伤风感冒,治不得法,肺气上逆,久咳不愈而成的慢性气管炎。故以荆芥疏散风寒余邪;杏仁、桔梗、前胡、贝母宣肺化痰;百部、白前、紫菀降气镇咳;连翘、芦根、甘草清泄肺热,本方实为止嗽散加味而成。

(6)麻参汤:净麻黄 4.5g,生石膏 24g(先煎),炙甘草 3g,党参、光杏仁、熟附子、炙苏子各 9g,开金锁、鱼腥草各 30g,防己 12g,泽漆 18g。水煎服,日一剂。本方源自中医学家蒲辅周,功用补益心气,清化痰热。本方适用于肺气不足、痰饮内停、正虚邪实、寒热夹杂之慢性支气管炎继发感染。张伯臾认为凡治痰饮久痰,必寻其本而标本兼治之。故以麻、杏、石、甘清化痰热之时,又用参、附补益心肺之阳气以顾标本。

3.中成药

(1)梨膏：由秋梨，萝卜，鲜藕，鲜姜，浙贝母，麦冬组成。每服 50g，开水冲服。清咽润喉止咳。适用于咳嗽痰喘，痰中带血，咽干口渴，声重音哑。

(2)强力枇杷露：由枇杷叶、桑白皮、桔梗、百部、白前、罂粟壳等药制成。本露镇咳作用较强，主要是其中罂粟壳收敛止咳作用强劲，对于久咳不止，干咳无痰及使用一般止咳药无效者，会考虑使用该药。

(3)安嗽片：由浙贝母、百部、前胡、桔梗、半夏（制）、陈皮、甘草组成。止咳，祛痰。用于咳嗽多痰。口服，一次 3~6 片，一日 3 次。

(4)二陈合剂、浓缩丸：陈皮、半夏（制）、茯苓、甘草。燥湿化痰，理气和胃。用于痰湿停滞导致的咳嗽痰多，胸脘胀闷，恶心呕吐。浓缩丸，1 次 12~16 丸；合剂，1 次 10~15mL，用时摇匀。口服，1d 3 次。

(5)京都念慈蓭蜜炼川贝枇杷膏：由川贝、枇杷叶、南沙参、茯苓、化橘红、桔梗、法半夏、五味子、瓜蒌子、款冬花、远志、苦杏仁、生姜、甘草、杏仁水、薄荷脑、蜂蜜、麦芽糖、糖浆组成。润肺化痰、止咳平喘、护喉利咽、生津补气、调心降火。适用于伤风咳嗽，痰稠痰多气喘，咽喉干痒及声音嘶哑。口服，每次一汤匙，成人每日三次，小儿减半。

(6)复方川贝止咳糖浆：由川贝母 7g，枇杷叶 38g，桔梗、化橘红、苦杏仁各 13g，麻黄、陈皮、桑白皮、薄荷各 3g，五指毛桃 49g，重楼、百合、百部、麦冬、甘草各 19g，薄荷脑 0.1g，紫苏子、天花粉各 6g 组成。镇咳祛痰，润肺定喘。用于伤风咳嗽，痰多，气喘。口服，一次 15mL，一日 4 次。

4.针灸疗法

取肺俞、脾俞补益肺脾之气，以增强肺之宣降，脾之运化功能；中脘、足三里健脾胃以化痰浊；尺泽泻肺以止咳，丰隆化痰以降气，诸穴共收健脾化痰止咳之效。

5.其他特色疗法

(1)鼻腔冲洗疗法：用双黄连冻干粉针 1.8g 加入 0.9％氯化钠注射液 500mL，鼻腔冲洗，每日 1 次，30~90d 为 1 疗程。治疗急、慢性鼻窦炎效佳。主症：鼻涕倒流，痰色白黏，日十口以上或打呼噜或张口睡或口干鼻臭，舌淡红，苔白腻，脉滑。

(2)穴位敷贴法（天灸）

①冷哮方（白芥子、细辛、延胡索、生甘遂、姜汁）制成药膏穴位贴敷治疗慢性支气管炎缓解期 110 例，总有效率为 65.45％。冷哮方减甘遂加芫花、正红花油等制成药膏，贴敷穴位治疗慢性支气管炎缓解期 48 例，结果总有效率达 85.42％。

平喘膏（蛤蚧 10g，麦冬 12g，紫菀、百合、瓜蒌各 9g，杏仁、麻黄、五味子、甘草各 6g）贴敷穴位肺俞、脾俞、胃俞、肾俞、中府、志室穴，治疗慢性喘息性支气管炎迁延期患者 42 例，设对照组 39 例（贴敷安慰剂），结果：治疗组有效率明显高于对照组（$P<0.01$）。

②三伏分期取穴：取穴肺俞、肾俞、脾俞、定喘、大椎，中药贴敷治疗慢性支气管炎。结果：有效率 81.8％，高于对照组（斯奇康肌内注射）的 66.3％，差异有统计学意义（$P<0.05$）。

穴位贴敷治疗慢性支气管炎 48 例，取穴肺俞、天突、膻中、肾俞、定喘、膏肓、足三里、太溪、气海，配合肺俞、足三里穴位注射核酪注射液治疗，结果：显效 30 例，好转 12 例，无效 6 例，总有效率 87.5%。

穴位贴敷治疗慢性支气管炎 500 例,分期取穴:初伏:大椎、肺俞、天突、心俞;中伏:大杼、身柱、膻中、肾俞;末伏:定喘、风门、璇玑、脾俞。结果:治愈 80 例,显效 245 例,好转 145 例,无效 30 例,总有效率 94%。

冷哮方加斑蝥,三伏灸治疗小儿慢性支气管炎 90 例,分期取穴,初伏:肺俞、中府、足三里;中伏:肾俞、定喘、神阙;末伏:脾俞、风门、关元。结果:治愈 70 例,占 78%,好转 15 例,占 17%,无效 5 例,总有效率为 95%。

(3)敷脐疗法:苍耳、苍术、细辛、白芥子各 5 份,公丁香、肉桂、半夏各 3 份,麻黄 10 份,麝香 1 份,细粉填满脐窝,胶布固定,每 2d 换药 1 次,10 次为一疗程。

(4)穴位针刺贴药法

主穴:风门、肺俞、定喘、心俞、肾俞(以上均双取)、天突、膻中、足三里。

方法:以白芥子、细辛、甘遂、洋金花各等份,焙干研细来过筛。生姜加工成姜泥,滤出姜汁备用。用时将药粉用生姜汁调成泥状,再加入少许麝香,研匀备用。操作方法:患者取前屈坐位,充分暴露背部,根据不同情况取上述穴位 2～4 对,常规消毒后,再用生姜片擦拭穴位,之后用华佗牌不锈钢针,针刺得气,背俞穴向内斜刺(局部产生酸麻、胀感。3 岁以下刺 3 分,成人刺 5～8 分)后不留针,用自制竹板将 2～3g 左右的药糊,置约 3cm×3cm 的橡皮膏中央贴敷在穴位上,2h 后自行取掉,个别病例可适当延长至 24h 取下。以局部微红或微微起水疱(水疱不需作任何处理,局部可自行吸收)一为最佳。治疗时间:我们集中在每年的第一、二、三伏的当天,每年共治疗 3 次,也可每年连续贴治。

(5)穴位冷冻

主穴:中府、膻中、气舍、肺俞、定喘。每次取 2 穴(仅用 1 侧),轮流或据症选用。

方法:以电子冷冻增热针灸治疗仪治疗,针柄温度为 −10℃,留针 20min,每日 1 次,1 周为一疗程。本法治疗喘息性支气管炎 60 例,其止咳显效率为 92.0%,祛痰显效率为 77%,定喘显效率为 73.0%。多在治疗 2 次后见效。但冷冻针灸属近年来新出现的一种穴位刺激法,其确切疗效及适应证型还有待进一步观察。

(6)穴位埋植

主穴:膻中、肺俞、天突。配穴:定喘、丰隆、足三里、身柱。主穴每次取 1～2 穴,配穴据症情酌配 2～3 穴。可采取主穴埋藏家兔脑垂体,主穴注入肠线。

方法:取体重 2 千克以上家兔的脑垂体(或小块脑组织),置于无菌液中。再将 0～1 号肠线剪成 1cm 左右长之小段,浸于 75% 酒精之中。嘱患者平卧,用 1% 普鲁卡因浸润麻醉,于主穴旁 1cm 处沿脊柱方向纵切开皮肤约 1cm,深达肌层,分离组织。然后,用刀柄或止血钳按摩深部,使患者有较明显的麻胀之感。再将备好之垂体或脑组织送入穴位深部,全层缝合,消毒切口后,外敷无菌敷料。一般埋植 3 次,第一、二次,间隔 50d;第二、三次,间隔 5 个月。辅穴可用带针芯之 12 号腰穿针,将肠线注入。亦可全部采用埋线针埋植。每次 2～4 穴,在穴位下方 0.6 寸处作为进针点,消毒局麻后,用埋线针将 1～2 号肠线埋入。注意勿使线头露出,针眼用消毒敷料包扎。埋线针埋植,可 20d 左右 1 次,3 次为一个疗程。

第九章　循环系统疾病中医诊治

第一节　高血压

高血压是一种以动脉压持续升高为特征的"心血管综合征"，是一种慢性病，动脉压的持续升高可导致靶器官如心脏、肾脏、脑和血管的损害。

高血压又分为原发性高血压（高血压病）和继发性高血压（症状性高血压）。

原发性高血压是以血压升高为主要临床表现。继发性高血压，又称症状性高血压，指由某些确定的疾病和原因引起的血压升高，高血压只是该种疾病的临床表现之一。高血压临床表现为血压升高或伴头疼、头晕、心悸、后颈部疼痛、后枕部或后颈部有波动感、耳鸣、健忘、注意力不集中、失眠、多梦、乏力、四肢麻木等症状。其发病是遗传和环境两方面因素共同作用的结果，病至后期阶段，病情反复不愈，血压持续升高可导致靶器官如心脏、肾脏、脑的损害，并伴有全身代谢性改变。大多数患者病情可经药物治疗和改变生活习惯得到控制。

高血压属于中医学"眩晕"范畴，又有"眩冒""眩""头眩""头眩风"等名称。

一、中医辨病诊断

（一）诊断依据

眩晕是由于阴虚风动、痰浊及瘀血等引起的清窍失养、脑髓不充，临症以头晕、眼花为主症的一类病症。轻者闭目即止，重者如坐车船，旋转不定，不能站立或伴恶心、呕吐、汗出、面色苍白等症，甚则突然晕倒。眩指眼花，晕指头晕，两者常并见，故称"眩晕"。

1.临床表现

患者自觉头晕目眩，眼前发黑，视物旋转动摇不定，轻者闭目可止，重者如坐车船，旋转不定，不能站立，严重者可突然扑倒，发作间歇长短不一。起病缓慢，逐渐加重或反复发作或为持续性，也可见急性起病者。

2.伴随症状

患者可伴有头痛、项强、恶心呕吐、眼球震颤、耳鸣耳聋、汗出、昏仆等症状。

3.病史

患者多有情志不遂，年高体虚，饮食不节，跌扑损伤等病史。本病常因情绪波动或饮食劳倦而诱发或加重。

（二）类证鉴别

1.中风

中风以猝然昏仆，不省人事，伴有口眼㖞斜、半身不遂、神志昏蒙、舌强语謇或失语、偏身麻木；或不经昏仆，仅以口眼㖞斜、半身不遂为特征。中风昏仆与眩晕昏仆相似，且眩晕多为中风前兆，但眩晕患者无半身不遂、昏仆不省人事、口眼㖞斜及舌强语謇等表现。

2.厥证

厥证以突然昏仆，不省人事或伴有四肢厥冷为特点，发作后一般在短时间内逐渐苏醒。

二、病因病机

（一）外邪侵袭

风邪为外感六淫之首。风邪客于肌表，循经上扰巅顶，邪遏清窍，导致清窍失养，而发为眩晕。风邪善行而数变，是故风邪致病的特点是数变而不定，性主动，故眩晕多突然发生，其症为脑转耳鸣。或由于体虚表弱，腠理不固，风邪乘虚入侵，上犯清窍，清气失和而致眩晕。

（二）情志不调

长期忧郁恼怒，肝气郁结，郁久化火，君相火旺，风阳升动，循经上冲，头目清窍不利以致眩晕。

（三）饮食不节

脾主运化水谷，又云"脾为生痰之源"。若嗜食肥甘厚味、辛辣刺激之物或饥饱无常或酒食太过，日久伤及于脾，使脾失去运化水谷之功能，脾失健运，则水谷不能化生为精微物质，水湿内生，聚湿生痰，痰浊中阻，以致清阳不升，浊气不降，蒙蔽清窍，从而发为眩晕。若痰浊日久不去，郁而化火，痰火上犯清窍，窍失清明，亦可使眩晕加重。

（四）久病劳倦

久病之后，气血耗伤或失血之后，虚而不复或久病伤肾，肾精虚少，均可导致气血两虚；或思虑劳倦、饮食不节，使脾胃虚弱而气血生化乏源，以致气血两虚。气虚则清阳不展，血虚则脑失充养，皆能导致眩晕。

（五）年老体虚

肾精不充，禀赋虚弱，而后天又失于调摄；或体虚久病，病后失养，损伤肾精，精虚髓减；或年老体虚，肾精失充，精失封藏，以致肾精亏耗，不能生髓充脑，脑失所养而发为眩晕。此外，肾精不足，肝失所养，肝阳上亢，上扰清空，发为眩晕；精血同室，血为气母，精亏亦可同时间接导致眩晕。

总之，眩晕病变与肝、脾、肾三脏关系密切，其中尤其以肝脏为主。本病多为本虚标实，实指风、火、痰、瘀之实；虚指气、血、阴、阳之虚。本证以内伤为主，其病因病机虽有肝阳上亢、风邪上扰、气血亏虚、肾精不足、痰浊中阻、瘀血阻窍之分，但相互之间往往相互转化、相互夹杂。如肾阴亏虚，日久阴损及阳，可转化为阴阳俱虚；痰浊中阻，初起多为痰湿偏盛，日久可痰郁化火，形成痰火为患；失血过多，则导致气随血脱，出现气血双亏等。

三、中成药选用

（一）心脉通片

1.药物组成

当归、丹参、三七、葛根、槐花、夏枯草、毛冬青、钩藤、决明子、牛膝。

2.功能作用

活血化瘀、通脉养心、降压降脂。临床用于高血压中医辨证属血瘀证,症见头痛、心悸、失眠、面唇紫暗等。还可以用于高脂血症。

3.用法用量

口服。一次 4 片,每日 3 次。或遵医嘱服药。

(二)天麻钩藤颗粒

1.药物组成

天麻、钩藤、栀子、牛膝、黄芩、杜仲(盐制)、石决明、桑寄生、首乌藤、益母草、茯苓。

2.功能作用

平肝息风,清热安神。临床用于高血压中医辨证属肝阳上亢所引起的头痛、眩晕、耳鸣、眼花、震颤、失眠等。

3.用法用量

开水冲服。一次 5 克,每日 3 次或遵医嘱。

(三)全天麻胶囊

1.药物组成

天麻。

2.功能作用

平肝、息风、止痉。临床用于治疗高血压中医辨证属肝风上扰所致的眩晕、头痛、肢体麻木、癫痫抽搐。

3.用法用量

口服。一次 2～6 粒,每日 3 次。

(四)养血清脑颗粒

1.药物组成

当归、熟地黄、白芍、鸡血藤、钩藤、珍珠母、决明子、夏枯草、细辛、延胡索、川芎。

2.功能作用

养血平肝,活血通络。用于高血压中医辨证属于血虚肝旺所致头痛、眩晕眼花、心烦易怒、失眠多梦等症状。

3.用法用量

口服。一次 4 克,每日 3 次。

(五)杞菊地黄丸

1.药物组成

枸杞子、菊花、熟地黄、山药、山茱萸、泽泻、茯苓、牡丹皮。

2.功能作用

滋补肝肾、填精益髓。用于高血压中医辨证属肾精不足兼肝阴亏虚之眩晕、目涩畏光、视物昏花,伴腰酸、耳鸣等症状。

3.用法用量

口服。每日 3 次,一次 8 丸。

四、单方验方

(1)和肝汤(方和谦方):当归、白芍、白术、柴胡、茯苓、生姜、薄荷、炙甘草、党参、香附、大枣,水煎服,每日2次,用于肝郁血虚型眩晕。

(2)赭决九味汤(邓铁涛方):黄芪、代赭石、党参、茯苓、陈皮、半夏、决明子、白术、甘草,水煎服,每日2次,用于气虚痰浊型眩晕。

(3)桑寄生茶适量,水煎,取汁,去渣,代茶饮,用于肾虚型眩晕。

(4)刘渡舟验方:夏枯草、龙胆草、甘草、益母草、白芍,水煎服,每日2次,用于治疗肝火上炎型高血压。

(5)二皮降压饮:桑白皮、地骨皮,水煎服,每日2次,用于阴虚火旺型眩晕。

(6)平肝潜阳止晕汤:钩藤、菊花、杜仲、决明子、槐花、夏枯草、白芍、栀子、牛膝、女贞子、山楂、珍珠母,水煎服,每日2次,用于治疗肝阳上亢型眩晕。

(7)清肝泻火止晕汤:龙胆草、石膏、栀子、菊花、钩藤、蔓荆子、牡丹皮、大黄,水煎服,每日2次,用于治疗肝火亢盛型眩晕。

(8)调补阴阳止晕汤:仙茅、淫羊藿、巴戟天、当归、女贞子、生地黄、合欢花、郁金、白芍、菊花、黄芪、肉苁蓉,水煎服,每日2次,用于治疗阴阳失调型眩晕。

(9)鹿茸,酒煎,去渣入麝香少许服用,每日1次,用于阳虚型眩晕。

(10)大黄一味,酒炒3遍,研末,茶调,每日2次,用于痰火型眩晕。

五、中医特色技术

(一)穴位贴敷

(1)药物组成:白芍、川芎、白芷、冰片,上药共研成细末,辅料为蜂蜜,调制而成。

用法:在头痛不适之时,调敷于大椎、风池、肝俞、足三里等穴,30min后去之,每日敷一次,7d为1个疗程。

(2)药物组成:桃仁、杏仁、夏枯草、水蛭、糯米、白胡椒。

用法:上药共研成细末,分为6d量,每晚睡前用鸡蛋清调成糊状,贴涌泉穴,左右交替贴药,以胶布固定,晨起去掉药糊,清水洗净,贴药处皮肤呈青紫色。连续6次为一个疗程。头痛、眩晕等症状缓解后,可再巩固治疗2个疗程。

(3)药物组成:钩藤、菊花、白蒺藜、川芎、冰片。

用法:将钩藤、菊花、白蒺藜、川芎经提取精制成浸膏,烘干,粉碎。冰片研细,过80目筛。将药物及冰片以75%的乙醇溶液溶解、搅匀,经冷冻再解冻制成药物,覆以背衬层及保护膜,分割成3cm×3cm大小即得。用时将贴片保护膜撕去,贴敷于神阙穴,每周贴敷2次,15d为一个疗程。

(二)针刺疗法

(1)治法:滋阴潜阳、平肝降压。

主穴:风池、曲池、足三里、三阴交。

配穴：肝阳上亢型可另加行间、太冲等穴位；气血亏虚型眩晕可另加脾俞、肾俞、关元、气海等穴位；肾精不足型眩晕可另加肝俞、肾俞等穴位；痰浊中阻型眩晕可另加内关、丰隆、解溪等穴位。

操作：每次用30～32号的毫针，选主穴3个，配穴1～2个。风池、曲池、行间、太冲、内关、丰隆、解溪穴用捻转泻法，足三里、三阴交穴用平补平泻法，脾俞、肾俞、关元、气海穴用补法。在肢体两侧同一穴位上实施补泻时，用双手左右对称操作。留针30min，其间运针2min。隔日针刺一次，5周为一个疗程。

方解：风池、曲池行毫针泻法，可以清肝泻火、平肝潜阳，而三阴交、足三里用平补平泻法以补气血。肝阳上亢型取风池、曲池、行间、太冲穴，行毫针泻法，以泻肝胆之火，平肝潜阳使眩晕诸证减轻，另加三阴交或足三里行毫针补法，以防泻实太过；对于肾精不足或气血亏虚型另加肾俞、脾俞补脾肾之气，关元补人之元气，气海补所需之气，综上补气生血，使诸证缓解；内关、丰隆、解溪等穴位可健脾化痰，与主穴配伍可治疗痰浊中阻型眩晕。

（2）治法：平肝潜阳、养血生精。

取穴：双侧太冲、足三里。

操作：取双侧太冲、足三里，以30～32号的毫针刺双侧太冲、足三里为主，用泻法，运针时频率要快，指下针感要强，反复运针8～10min，不留针，起针后不按压针孔，如出血用消毒棉球轻轻擦去；以刺双侧足三里为辅，用平补平泻法，留针30min，每个10min运针一次，连续15d为一个疗程。

方解：太冲属肝之原穴，足厥阴肝经所注为"输"，具有疏肝理气、平肝潜阳、泻火止痛之功，足三里乃是足阳明胃经之合穴，具有健脾、化痰、养血之效，为人体保健的要穴，太冲穴配足三里穴，一阴一阳，一泻一补，既可以平上亢之肝阳，又可以降上扰之妄火，还能祛痰、生气血、化阴精。

（3）治法：平肝潜阳、镇惊安神。

取穴：高血压上点（在两眉之间，即印堂穴）和高血压下点（在鼻尖的稍下方）。

操作：让患者坐位或仰卧位，取高血压上点（在两眉之间，即印堂穴）和高血压下点（在鼻尖的稍下方），常规消毒后，选用30～32号的毫针，以轻缓的手法捻转进针。鼻针一般要求以15°～20°角向下斜刺，唯高血压上、下点向上斜刺。针刺深度为1～2分，以不刺到软骨为度。行针得气，待患者有酸胀感为止，每隔10min捻转一次，留针30min。针刺前休息15min和起针后分别进行血压测量。每日一次，10d为一个疗程。

方解：高血压上、下点乃鼻部特定穴位。高血压上点（即印堂穴），虽然是经外奇穴，但位居督脉，具有平肝潜阳、镇惊安神之功效，主治头痛、失眠、高血压、神经性头痛、神经衰弱等。高血压下点作用与高血压上点相同。因肝脉与督脉会于巅顶，故针刺可以平息上亢之风阳。若针感上达巅顶，能立解头痛、头晕之苦。

（三）灸疗法

（1）治法：调整肝阳、平泻肝火。

取穴：神阙穴。

操作：先以温开水调面粉成圆圈状（长约12cm，粗约2cm），面圈的中间孔应与患者脐孔大小一致(直径约 1.5cm),备用。芪香散药末制作:黄芪、杜仲、益母草、桑寄生、夜交藤、茯神、栀子、黄芩、三七、五味子、牛膝、天麻、钩藤等,将药物混合,进行超微粉碎,取药末备用;麝香 1 克单用。令患者仰卧位,充分暴露脐部,用 75% 乙醇溶液在脐周常规消毒后,将面圈绕一周,取少许麝香(如小米粒大)置于脐内,然后取自制芪香散药末适量,填满脐周,用艾炷(直径约 2cm、高约 2cm)置于药末上,连续施灸 10 壮,约 2h。灸后用医用胶布封固脐中药末,2d 后自行揭下,并用温开水清洗脐部。每周治疗 2 次,连续治疗 1 个月为 1 个疗程。

方解:肚脐即神阙穴,为人体的重要腧穴。脐通五脏六腑,联络全身经脉,具有调节全身气血阴阳的作用。

(2)治法:平肝降逆、降压。

取穴:关元、足三里(双)、涌泉(双)。

操作:患者取仰卧位,于涌泉穴上分别涂少量凡士林,将高 0.5cm,底部直径 0.5cm 如麦粒大小的艾炷置于穴位上,用线香点燃艾炷,燃至患者感觉有灼烧热感后用镊子取下,换另一艾炷进行艾灸,每穴各灸 2 壮。关元穴、双足三里穴分别用高 1cm、底部直径 1cm 的艾炷直接置于穴位上,用线香点燃艾炷,余下如上法,每穴各灸 2 壮,每日行灸一次,10d 为一个疗程。

方解:关元穴为任脉与足三阴之交会穴,灸之可扶助元阳。足三里可补益气血。涌泉穴为肾经井穴,可激发肾气。

(四)熏洗疗法

(1)浴足方。

药物组成:牛膝、川芎、天麻、钩藤(后下)、夏枯草、吴茱萸、肉桂。

使用方法:上方加水 2000mL 煎煮,水沸后再煮 20min,取汁温热,倒进恒温浴足盆内浴足 30min,每日 2 次,浴足后卧床休息。调整人体气血阴阳,使上亢之虚阳,上逆之气血以下行,疏通经络气血,恢复阴平阳秘、气血调畅的生理状态。用于脏腑气血阴阳平衡失调,肝肾阴虚,肝阳上亢,气血上逆,上实下虚导致的高血压。

(2)降压汤。

药物组成:附子、吴茱萸、透骨草、罗布麻。

使用方法:上药水煎取汁 2500mL,晨泡 20min,晚泡 30min,一剂用 3d。引火下行,水煎泡足治疗高血压疗效显著。

(3)药物组成:钩藤、夏枯草、肉桂、川芎。

使用方法:将上述药物经筛选炮制成饮片,加冷水浸泡 30min,煎煮 2 次,每次超过 30min,滤过、定量、分装、低温灭菌得成品。以此类推,制成临床观察所需量。每次取用 100mL 药液,加温开水至 2000mL,每次浴足 30min,每日早、晚各一次,2 周为一个疗程,共使用一个疗程(连续 4 周)。

(4)药物组成:桑叶、钩藤、菊花、夏枯草。

使用方法:将以上药物加水 4000mL 煎煮取液,先熏脚后温洗双足,每日一次,一剂可用 2~3 次,10d 为一个疗程。

(5)药物组成:牛膝、杜仲、独活、乌药、磁石、丹参、当归、牡蛎。

使用方法:上述药物共为细末,用纱布包煎 30min,取药液 1000mL 左右,待温度适宜时浸泡双足,凉时可以加温,使之持续 30min,每日 1 次。

(五)其他方法

1.穴位注射法

(1)穴位:①足三里、内关;②合谷、三阴交;③太冲、曲池。操作方法:三组穴位可交替使用,每穴注射 0.25%盐酸普鲁卡因溶液 1mL,每日一次。

(2)穴位:合谷、太冲或内关、风池。

方法:每次取 2～3 穴,每穴注射 5%或 10%的葡萄糖注射液 3～5mL 或维生素 B₁₂注射液 0.5mL,2d 一次。

2.穴位埋线法

取穴:①曲池、足三里;②心俞、太冲。操作方法:每次埋线 1 组,埋 15～20d,2 组交替使用。

六、分证论治

1.肝阳上亢

证候:眩晕,耳鸣,头目胀痛,口苦,失眠多梦,遇烦劳郁怒而加重,甚则仆倒,颜面潮红,急躁易怒,肢麻震颤,舌红苔黄,脉弦或数。

治法:平肝潜阳,清火息风。

方药:天麻钩藤饮加减(天麻、钩藤、牛膝、杜仲、桑寄生、石决明、黄芩、栀子、益母草、茯神、夜交藤)。

加减:若肝火上炎,口苦目赤,烦躁易怒者,酌加龙胆草、丹皮、夏枯草;若肝肾阴虚较甚,目涩耳鸣,腰酸膝软,舌红少苔,脉弦细数者,可酌加枸杞子、何首乌、生地、麦冬、玄参;目赤便秘可加大黄、芒硝通腑泄热,手足麻木、震颤者,加羚羊角、生龙骨、生牡蛎、全蝎、蜈蚣等镇肝息风、清热止痉。

2.气血亏虚

证候:眩晕动则加剧,劳累即发,面色㿠白,神疲乏力,倦怠懒言,唇甲不华,发色不泽,心悸少寐,纳少腹胀,舌淡苔薄白,脉细弱。

治法:补益气血,调养心脾。

方药:归脾汤加减(党参、白术、黄芪、当归、龙眼肉、大枣、茯苓、酸枣仁、远志、木香)。

加减:若中气不足,清阳不升,兼见气短乏力,纳少神疲,便溏下坠,脉象无力者,可合用补中益气汤;若自汗时出,易于感冒,当重用黄芪,加防风、浮小麦益气固表敛汗;若脾虚湿盛,腹泻或便溏,腹胀纳呆,舌淡舌胖,边有齿痕,可酌加薏苡仁、炒扁豆、泽泻等。

3.肾精不足

证候:眩晕日久不愈,精神萎靡,腰酸膝软,少寐多梦,健忘,两目干涩,视力减退;或遗精滑泄,耳鸣齿摇;或颧红咽干,五心烦热,舌红少苔,脉细数;或面色㿠白,形寒肢冷,舌淡嫩,苔白,脉弱尺甚。

治法:滋养肝肾,益精填髓。

方药:左归丸加减(熟地、山萸肉、山药、龟甲胶、鹿角胶、枸杞子、菟丝子、牛膝)。

加减:若阴虚火旺,症见五心烦热,潮热颧红,舌红少苔,脉细数者,可选加鳖甲、龟板、知母、黄柏、丹皮、地骨皮等;若肾失封藏固摄,遗精滑泄者,可酌加芡实、莲须、桑螵蛸等;若兼失眠,多梦,健忘诸症,加阿胶、鸡子黄、酸枣仁、柏子仁等交通心肾,养心安神。若阴损及阳,肾阳虚明显,表现为四肢不温,形寒怕冷,精神萎靡,舌淡脉沉者或予右归丸温补肾阳,填精补髓。

4.痰湿中阻

证候:眩晕,头重昏蒙或伴视物旋转,胸闷恶心,呕吐痰涎,食少多寐,舌苔白腻,脉濡滑。

治法:化痰祛湿,健脾和胃。

方药:半夏白术天麻汤加减(半夏、天麻、白术、橘红、茯苓、甘草)。

加减:若眩晕较甚,呕吐频作,视物旋转,可酌加代赭石、竹茹、生姜、旋覆花以镇逆止呕;兼见耳鸣重听,酌加郁金、石菖蒲、葱白以通阳开窍;若痰郁化火,头痛头胀,心烦口苦,渴不欲饮,舌红苔黄腻,脉弦滑者,宜用黄连温胆汤清化痰热。

5.瘀血阻窍

证候:眩晕,头痛,兼见健忘,失眠,心悸,精神不振,耳鸣耳聋,面唇紫暗,舌暗有瘀斑,脉涩或细涩。

治法:祛瘀生新,活血通窍。

方药:通窍活血汤加减(川芎、赤芍、桃仁、红花、老葱、麝香)。

加减:若兼见神疲乏力,少气自汗等症,加入黄芪、党参益气行血;若兼畏寒肢冷,感寒加重,可加附子、桂枝温经活血。

第二节　心绞痛

心绞痛是由于暂时性心肌缺血引起的以胸痛为主要特征的临床综合征,是冠状动脉粥样硬化性心脏病(冠心病)的最常见表现。其特点为阵发性的前胸压榨性疼痛感觉,可伴有其他症状,疼痛主要位于胸骨后部,可放射至心前区与左上肢,常发生于劳动或情绪激动时,持续数分钟,休息或用硝酸酯类制剂后消失。本病多见于男性,多数患者在40岁以上,劳累、情绪激动、饱食、受寒、阴雨天气、急性循环衰竭等为常见的诱因。

心绞痛属于中医学"胸痹心痛"范畴,又有"卒心痛""厥心痛"等。

一、中医辨病诊断

(一)诊断依据

(1)左侧胸膺或膻中处突发憋闷而痛,疼痛性质为灼痛、绞痛、刺痛或隐痛、含糊不清的不适感等,疼痛常可窜及肩背、前臂、咽喉、胃脘部等,甚者可沿手少阴、手厥阴经循行部位窜至中指或小指,常兼心悸气短、自汗,甚则喘息不得卧。

(2)突然发病,时作时止,反复发作。持续时间短暂,一般几秒至数十分钟,经休息或服药后可迅速缓解。

(3)多见于中年以上,常因情志波动、气候变化、多饮暴食、劳累过度等而诱发。亦有无明显诱因或安静时发病者。

(4)心电图(包括动态心电图、标测心电图、运动试验心电图等)、心功能测定、心肌标记物、血清酶学、冠状动脉造影等检查有助于明确诊断。

(二)类证鉴别

1.胸痹与悬饮

悬饮、胸痹均有胸痛,但胸痹为当胸闷痛,并可向左肩或左臂内侧等部位放射,常因受寒、饱餐、情绪激动、劳累而突然发作,历时短暂,休息或用药后得以缓解。悬饮为胸胁胀痛,持续不解,多伴有咳唾,转侧、呼吸时疼痛加重,肋间饱满,并有咳嗽、咳痰等肺系证候。

2.胸痹与胃脘痛

胸痹心痛之不典型者,疼痛可在心下胃脘部,极易与胃脘痛相混淆。但胸痹心痛多为闷痛,与饱餐有关,常在休息、服药后得以缓解。胃脘痛以胀痛为主,局部有压痛,持续时间较长,常伴泛酸、嘈杂、嗳气、呃逆等胃部症状。

3.胸痹与真心痛

真心痛乃胸痹的进一步发展,症见心痛剧烈,甚则持续不解,伴有汗出、肢冷、面白、唇紫、脉微或结代等危重急症。

二、病因病机

(一)外邪侵袭

胸痹心痛与寒邪、热邪等外邪内犯心脉有较大关系。寒主收引,既可抑遏阳气,所谓暴寒折阳,又可使血行瘀滞,发为本病。《黄帝内经·素问·调经论》曰:"寒气积于胸中而不泻,不泻则温气去,寒独留,则血凝泣,凝则脉不通。"《诸病源候论》曰:"寒气客于五脏六腑,因虚而发,上冲胸间,则胸痹。"均说明了由于寒邪入侵,凝于脉中,心脉痹阻而发为胸痹心痛。

(二)饮食失调

饮食主要体现在过食肥甘厚味、饮食过饱、饥饱失常及五味偏嗜。恣食肥甘厚味,日久可损伤脾胃,聚湿成痰,痰浊壅盛,气机壅涩,脉道瘀窄,血气不畅,导致胸痹心痛的发生;饮食过饱或暴饮暴食不仅可损伤后天之本,导致气血亏虚,无以养心,更是直接诱发胸痹心痛的因素之一。饮食偏嗜对胸痹心痛病发病有重要影响。偏嗜咸食则脉涩,气血不通而发生心痛。过食肥甘,聚湿成痰,痰浊留恋日久,痰阻血瘀,亦成本病证。嗜烟酒而成癖,以致脾胃损伤,运化失健,聚湿生痰,上犯心胸清旷之区,阻遏心阳,胸阳失展,气机不畅,心脉闭阻,而成胸痹。

(三)情志失节

情志因素主要表现为中医七情(喜怒忧思悲恐惊)的异常。随着社会及生活节奏的加快,生存压力、工作环境、人际交往及家庭关系等多方面因素均可导致喜、怒、忧、思、悲、恐、惊等长期或突发的情绪失调表现,进而损伤脏腑。如思虑过重则气滞血凝,病生于心脉。忧思伤脾,脾运失健,津液不布,遂聚为痰。郁怒伤肝,肝失疏泄,肝郁气滞,甚则气郁化火,灼津成痰。无论气滞或痰阻,均可使血行失畅,脉络不利,而致气滞血瘀或痰瘀交阻,胸阳不运,心脉痹阻、不通则痛,而发胸痹。

(四)劳倦内伤

劳逸相宜,则经脉畅达,气血充盈;若少动贪逸,缺乏锻炼,则气血运行不畅,脾胃运化及受纳失调,气血不足,心失所养,导致胸闷、气短、心悸之症;过劳易致气耗血亏,久则伤肾,心脉失养,痹阻不畅则发为胸痹心痛。劳倦伤脾,脾虚转输失能,气血生化乏源,无以濡养心脉,拘急而痛。积劳伤阳,心肾阳微,鼓动无力,胸阳失展,阴寒内侵,血行涩滞,而发胸痹。

(五)年迈体虚

本病多见于中老年人,年老体衰,导致肾阳不足,命门火衰,无以温养心脉;加之肾阴不足,无以上滋,心阴不足,不荣而痛。年过半百,肾气自半,精血渐衰。如肾阳虚衰,则不能鼓舞五脏之阳,可致心气不足或心阳不振,血脉失于温运,痹阻不畅,发为胸痹;肾阴亏虚,则不能濡养五脏之阴,水不涵木,又不能上济于心,因而心肝火旺,心阴耗伤,心脉失于濡养,而致胸痹;心阴不足,心火燔炽,下及肾水,又可进一步耗伤肾阴;心肾阳虚,阴寒痰饮乘于阳位,阻滞心脉。凡此均可在本虚的基础上形成标实,导致寒凝、血瘀、气滞、痰浊,而使胸阳失运,心脉阻滞,发生胸痹。

(六)体质因素

体质因素主要表达为体弱、多病、肥胖三方面。体质决定着个体对某种致病因素或疾病的易感性,先天不足或者后天失养,均可导致体质虚弱,气血亏虚,血脉鼓动无力,心失所养,不荣则痛;既往多病,肝肾亏虚,多脏受伤,亦损及心脉,导致胸痹心痛发生。中医学认为,肥胖是嗜食肥甘、喜静少动、脾失健运、痰湿脂膏积聚导致形体发胖,并伴困倦乏力等临床表现的形体疾病,血液多处于"浓、黏、聚、凝"状态,痰瘀互结,容易痹阻心脉,心失所养,遂致胸痹。

胸痹心痛的发生多与寒邪内侵、饮食不节、情志失调、劳倦内伤、年迈体虚等因素有关。胸痹心痛的病机关键在于外感或内伤引起心脉痹阻,其病位在心,但与肝、脾、肾三脏功能的失调有密切的关系。其病性有虚实两方面,常为本虚标实,虚实夹杂,虚者多见气虚、阳虚、阴虚、血虚,尤以气虚、阳虚多见;实者不外气滞、寒凝、痰浊、血瘀,并可交互为患,其中又以血瘀、痰浊多见。但虚实两方面均以心脉痹阻不畅,不通则痛为病机关键。

三、中医论治

(一)诊治原则

该病病机为本虚标实,虚实夹杂,发作期以标实为主,缓解期以本虚为主的特点。其治疗原则应先治其标,后治其本,先从祛邪入手,然后再予扶正,必要时可根据虚实标本的主次,兼顾同治。

(二)辨证论治

1.心血瘀阻

症状:心胸疼痛,如刺如绞,痛有定处,入夜为甚,甚则心痛彻背,背痛彻心或痛引肩背,伴有胸闷,日久不愈,可因暴怒、劳累而加重,舌质紫暗,有瘀斑,苔薄,脉弦涩。

治法:活血化瘀,通脉止痛。

方药:血府逐瘀汤加减(川芎、桃仁、红花、赤芍、柴胡、桔梗、枳壳、牛膝、当归、生地、降香、郁金)。

2.气滞心胸

症状:心胸满闷,隐痛阵发,痛有定处,时欲太息,遇情志不遂时容易诱发或加重或兼有脘腹胀闷,得嗳气或矢气则舒,苔薄或薄腻,脉细弦。

治法:疏肝理气,活血通络。

方药:柴胡疏肝散加减(柴胡、枳壳、香附、陈皮、川芎、赤芍)。

3.痰浊闭阻

症状:胸闷重而心痛微,痰多气短,肢体沉重,形体肥胖,遇阴雨天而易发作或加重,伴有倦怠乏力,纳呆便溏,咯吐痰涎,舌体胖大且边有齿痕,苔白腻,脉滑。

治法:通阳泄浊,豁痰宣痹。

方药:瓜蒌薤白半夏汤合涤痰汤加减(瓜蒌、薤白、半夏、胆南星、竹茹、人参、茯苓、甘草、石菖蒲、陈皮、枳实)。

4.寒凝心脉

症状:卒然心痛如绞,心痛彻背,喘不得卧,多因气候骤冷或骤感风寒而发病或加重,伴形寒,甚则手足不温,冷汗自出,胸闷气短,心悸,面色苍白,苔薄白,脉沉紧或沉细。

治法:辛温散寒,宣通心阳。

方药:枳实薤白桂枝汤合当归四逆汤加减(桂枝、细辛、薤白、瓜蒌、当归、芍药、甘草、枳实、厚朴、大枣)。

5.气阴两虚

症状:心胸隐痛,时作时休,心悸气短,动则益甚,伴倦怠乏力,声息低微,面色㿠白,易汗出,舌质淡红,舌体胖且边有齿痕,苔薄白,脉虚细缓或结代。证机概要:心气不足,阴血亏耗,血行瘀滞。

治法:益气养阴,活血通脉。

方药:生脉散合人参养荣汤加减(人参、黄芪、炙甘草、肉桂、麦冬、玉竹、五味子、丹参、当归)。

6.心肾阴虚

症状:心痛憋闷,心悸盗汗,虚烦不寐,腰酸膝软,头晕耳鸣,口干便秘,舌红少津,苔薄或剥,脉细数或促代。

治法:滋阴清火,养心和络。

方药:天王补心丹合炙甘草汤加减(生地、玄参、天冬、麦冬、人参、炙甘草、茯苓、柏子仁、酸枣仁、五味子、远志、丹参、当归、芍药、阿胶)。

7.心肾阳虚

症状:心悸而痛,胸闷气短,动则更甚,自汗,面色㿠白,神倦怯寒,四肢欠温或肿胀,舌质淡胖,边有齿痕,苔白或腻,脉沉细迟。

治法:温补阳气,振奋心阳。

方药:参附汤合右归饮加减(人参、附子、肉桂、炙甘草、熟地、山萸肉、淫羊藿、补骨脂)。

（三）特色治疗

1.专方专药

（1）速效救心丸：川芎、冰片等。每日3次，每次4～6粒含服，急性发作时每次10～15粒。功效活血理气，增加冠脉流量，缓解心绞痛，治疗冠心病胸闷憋气，心前区疼痛。

（2）苏合香丸：每服1～4丸，疼痛时用，功效芳香温通，理气止痛，治疗胸痹心痛，寒凝气滞证。

（3）补心气口服液：黄芪、人参等。每次10mL，每日2次。功效补气养心止痛，用于胸痹心痛气虚明显者。

（4）滋心阴口服液：麦冬、沙参等。每次10mL，每日2次。功效养阴和血止痛，用于胸痹心痛阴虚明显者。

（5）麝香保心丸：麝香、人参。每次服1～2粒，芳香温通，益气强心。

（6）配合选用川芎嗪注射液、丹参注射液、生脉注射液静脉滴注。

2.针刺疗法

心绞痛发作时速取内关（按经选穴），配建里、膻中、心俞（腧募配穴），其中膻中穴沿皮向下透到鸠尾，可宽胸理气缓解气急、胸闷症状。气滞血瘀证者可加太冲、期门以疏肝行气，加血海、膈俞行气活血；痰浊痹阻者加丰隆以健脾气化痰浊；加三阴交健脾益气，气血亏虚者加足三里调气血，补虚损；心肾阳虚者加肾俞补肾气，关元以助命火，温肾阳。

3.推拿疗法

推拿疗法通过手法刺激，扩张血管，改善血液循环，增加心肌供氧量，有效治疗心绞痛。但治疗时尽量减少体位变化（以免加重心肌缺血缺氧）。如发作时为仰卧位，就先按揉膻中、神门、内关，反之先拨揉心俞、神堂，后点揉膻中，推拿每个穴位以得气为宜。常用手法为按揉法、拨揉法、点揉法等。

4.艾灸疗法

以艾条悬灸内关、膻中、心俞，心气虚加足三里，气阴两虚加三阴交或太溪，气虚血瘀加膈俞或足三里，气阴两虚兼血脉瘀阻加膈俞或三阴交。每次取一穴双侧灸20min，两穴交替，每日1次，每次10～15min。配合药物治疗。

5.耳针治疗

常用穴为心、交感，备用穴为神门、肾上腺。每次取2～3穴，酌加备用穴，每隔2d换贴1次，每次一耳，双耳交替，15次为一个疗程。

6.食疗

因辛辣香燥之品易导致大便秘结，排便困难过于用力，可能危及生命。饮食调养宜清淡，少食或避免高动物性脂肪、高胆固醇的食物，尽可能用植物油，食盐宜少，以素食及豆制品为主。

（1）韭白粥：韭白30g，粳米100g，韭白洗净，粳米淘净韭白、粳米放入锅内，加清水适量，用武火烧沸后，转用文火煮至米烂成粥，每日两次，早、晚餐食用。

（2）海藻黄豆汤：昆布、海藻各30g，黄豆150～200g，煮汤后加适量调味品服食，适用于冠心病并高脂血症、高血压者食用。

（3）菊花山楂饮：菊花、生山楂各 15～20g，水煎或开水冲浸，每日 1 剂，代茶饮用，每日服
2 次。

第三节　充血性心力衰竭

充血性心力衰竭（CHF）简称心衰，是由于心脏结构或功能性疾病导致心室充盈和射血能
力受损，心排血量不能满足机体组织代谢需要，以肺循环和（或）体循环瘀血，器官、组织血液灌
注不足为主要临床表现的一组临床综合征。主要表现为呼吸困难、体力活动受限和体液潴留。
冠状动脉疾病、高血压病、心肌病、瓣膜病、肺心病是老年人心力衰竭的主要原因，几乎所有的
心脏疾病最终都会发展为心力衰竭。本病早期若能及时治疗，可延缓病情进展。中后期病情
复杂难治，一般预后较差。

本病多属于"胸痹""心悸""喘证""水肿""虚劳"的范畴。

一、病理机制

心肌舒缩功能发生障碍时，最根本问题是心排血量下降，引起血流动力学障碍，维持心脏
功能的每一个代偿机制的代偿能力都是有限的，长期维持最终发生失代偿，即可引起心衰。

1.血流动力学改变

根据 Frank-Starling 定律，随着心室充盈压的升高，心肌纤维牵张，一定范围内心肌收缩
力增强，心排血量相应增加，心功能增强。随着心室充盈压的进一步增加，心室扩张，舒张末压
力增高，相应的心房压、静脉压也随之升高，待后者达到一定程度而失代偿时即出现肺或腔静
脉瘀血。

2.心肌肥厚

当心脏后负荷增高时常以心肌肥厚为主要代偿机制，心肌肥厚以心肌纤维增多为主，心肌
整体能源不足，继续发展至细胞死亡；心肌肥厚者，心肌顺行性差，舒张功能降低，心室舒张末
压升高，客观上已存在心功能障碍。

3.神经体液的代偿机制

当心排血量不足时，心房压力增高，神经体液机制进行代偿。①交感神经兴奋性增强：心
功能不全患者血中去甲肾上腺素（NE）水平升高，作用于心肌 β_1 肾上腺能受体，增强心肌收缩
力并提高心率，以提高心排血量。与此同时，周围血管收缩，心脏后负荷增加，心率加快，均使
心肌耗氧量增加，日久则导致心衰。②肾素-血管紧张素系统（RAS）激活：由于心排血量下降，
肾血流量减低，引起 RAS 激活。一方面使心肌收缩力增强，周围血管收缩，保证心脑血供，同
时促进醛固酮分泌，使水钠潴留，增加心脏前负荷，对心力衰竭起代偿作用。另一方面，心肌、
血管平滑肌、血管内皮细胞等细胞和组织的重塑，可加重心肌损伤和心功能恶化。③心房钠尿
肽（ANP）和脑钠肽（BNP）：ANP 主要存在于心房，具有扩张血管、利尿作用。BNP 主要储存
于心室肌内，作用与 ANP 类似。心力衰竭时，心室壁张力增加，ANP、BNP 分泌增加，降解很

快,生理效应明显减弱。④精氨酸加压素(AVP):由垂体分泌,具有抗利尿和收缩周围血管的生理作用,心力衰竭时血浆 AVP 升高,水潴留增加,周围血管的收缩使心脏后负荷增加,使心衰加重。⑤内皮素:具有很强的收缩血管作用,血浆内皮素水平与肺动脉压力升高相关,可致细胞肥大,参与心脏重塑。

4.心肌损害和心室重塑

原发性心肌损害和心脏负荷过重使心功能受损,导致心室扩大、心室肥厚等各种代偿变化。在此过程中,心肌细胞、胞外基质、胶原纤维网等均有相应变化,进一步激活神经内分泌细胞因子,形成恶性循环,促使疾病进展,最终导致心衰。

二、病因病机

本病多因宿患心悸、胸痹、咳喘、哮证等,病久及心或因年老心脏虚衰,血脉失主,血滞为瘀,水停为饮,害及五脏。外邪、劳倦、情志、服药不当等等常为诱发或加重因素。

本病病位在心,涉及肺、肝、脾、肾。基本病理以虚为本,多虚中夹实。虚以阳气虚衰为主,实多血瘀、水饮为患或夹寒、热、痰浊诸邪。正虚与邪实相互影响,形成心失所养、肾虚失纳、肺虚失肃、脾虚失健、气滞血瘀、脉络痹阻、水饮泛滥、凌心犯肺等多脏同病的虚实错杂证候,甚则发生心气衰竭、心阳欲脱的危象。

三、诊断

根据明确的心脏器质性病变,结合症状、体征、实验室及其他检查可做出诊断。一般将左心衰的呼吸困难,右心衰的颈静脉怒张、肝肿大、下垂性水肿作为诊断的重要依据。呼吸困难是老年人左心衰竭的最主要症状,表现为:①劳力性呼吸困难。②阵发性夜间呼吸困难。若伴有哮喘可称为心源性哮喘,是左心衰竭的早期典型表现。轻者坐起后数分钟可缓解,重者可伴阵咳、咯泡沫痰,甚至发生急性肺水肿。③端坐呼吸。肺瘀血达到一定的程度时表现为严重呼吸困难。右心衰继发于左心衰而形成全心衰时,右心排血量减少,因此阵发性呼吸困难等肺瘀血症状反而有所减轻。另外可伴随乏力、疲倦、头晕、心慌、食欲缺乏、恶心呕吐、腹胀、便秘及上腹疼痛等胃肠道症状,尿量减少、夜尿增多、蛋白尿和肾功能减退等肾脏症状,以及右上腹饱胀不适、肝区疼痛导其他症状,脑缺氧严重者可伴有嗜睡、神志错乱等精神症状,严重者可发生昏迷。

左心衰竭需与支气管哮喘、慢性支气管炎并发肺水肿、气管癌或支气管肺癌、代谢性酸中毒等鉴别,右心衰竭需与肾源性水肿、门脉性肝硬化、腔静脉综合征等鉴别。

四、中医论治

(一)论治原则

温阳益气,调补脏腑,活血化瘀,祛化痰饮,利水消肿。

(二)分证论治

1.气阴两虚

证候:心悸气短,倦怠乏力,面色苍白,动则汗出,头昏目眩,面颊暗红,夜寐不安,口干欲饮,舌质红或淡红,苔薄白,脉细数无力或结代。

治法:益气养阴。

处方:炙甘草汤合生脉散加减。

组成:炙甘草、阿胶、桂枝、人参、生地黄、麦门冬、麻仁、大枣、生姜、太子参、麦冬、五味子。

加减气虚甚者,西洋参易太子参;口干舌燥明显者,加石斛、沙参、玉竹、葛根等。

2.肾阳不足

证候:喘息不能平卧,颜面及肢体水肿或伴胸腔积液或腹水,脘腹胀满,形寒肢冷,大便溏泻,小便短少,舌体胖大,舌质淡,苔薄白,脉沉细无力或结代。

治法:温补心肾。

处方:金匮肾气丸。

组成:炮附子、桂枝、熟地、山萸肉、山药、茯苓、泽泻、熟地、丹皮。

加减:水肿重者加车前子、猪苓;喘促甚者加葶苈子、车前子、杏仁。

3.气虚血瘀

证候:心悸气短,面色晦暗,口唇青紫,颈脉怒张,胸胁胀闷,胁下痞块或痰中带血,舌有紫斑或瘀点,脉细涩或结代。

治法:益气活血。

处方:四君子汤合冠心二号方加减。

组成:人参、茯苓、白术、丹参、川芎、赤芍、红花、降香。

加减:气虚甚者加黄芪;瘀血重者加三七粉、血竭、益母草。

4.阳虚水泛

证候:喘促气急,痰涎上涌,咳嗽,咯粉红色泡沫痰,颜面灰白,口唇青紫,汗多肢冷,烦躁不安,舌质暗红,苔白腻,脉细促。

治法:温阳利水。

处方:真武汤合五苓散加减。

组成:附子、白芍、白术、茯苓、生姜、桂枝、泽泻、猪苓。

加减:水肿甚者加车前子,猪苓;喘甚者加葶苈子。

5.心阳虚脱

证候:心悸,烦躁,呼吸短促,不能平卧,喘促不宁,额汗不止,精神萎靡,颜面发绀,唇甲青紫,四肢厥冷,舌质淡,苔白,脉细微欲绝。

治法:回阳救逆。

处方:参附龙牡汤加减。

组成:红参、炮附子、生龙骨、生牡蛎、山萸肉、干姜。

加减:呼吸急促,面色苍白者,加黑锡丹;喘促甚,汗多,烦躁不安者,加黄芪、麦冬、五味子。

(三)中医特色治疗

1.专方专药

(1)芪苈强心胶囊:由黄芪、人参、附子、丹参、葶苈子、泽泻、玉竹、桂枝、红花、香加皮、陈皮等组成,功效:益气温阳,活血通络,利水消肿。主治冠心病、高血压病所致轻、中度充血性心力衰竭证属阳气虚乏,络瘀水停者,症见心慌气短,动则加剧,夜间不能平卧,下肢浮肿,倦怠乏力,小便短少,口唇青紫,畏寒肢冷,咳吐稀白痰等。服法:一日3次,一次4粒口服。

(2)强心胶囊:由附片、生晒参、桂枝、丹参、葶苈子、车前子等10余味药组成,功效:益气温阳,活血利水。主治心衰属阳气不足,水瘀互结者,症见:气短乏力,心悸喘促,唇指(趾)青紫,水肿等。

(3)保元强心汤:由红参、黄芪、麦冬、炙五味子、丹参、川芎、鹿角霜、三七粉、制附片、桂枝、泽泻、车前子、地龙、炙甘草组成。方中人参、黄芪补益元气;配鹿角霜、桂枝、附片温补心肾之阳;辅以麦冬、五味子益气复脉强心;心衰者,血脉瘀阻,心络以通为用,故加入丹参、川芎、地龙、三七以活血化瘀通络;心衰者阳虚水泛,方中桂枝、附片佐泽泻、车前子温阳利水;桂枝配炙甘草以助心阳,鼓舞气血运行。功效:补益心肾,活血通络,温化水饮。主治:心功能不全属心肾阳虚,血瘀水泛者。

(4)通脉饮:由桂枝、赤芍、桃仁、川芎、益母草、红花、丹参、麦冬、黄芪、甘草组成。方中桂枝通阳化气,是活血通络的要药,朱氏认为舌红若苔上有津,运用桂枝并无大碍;赤芍、桃仁、川芎、益母草、红花、丹参活血化瘀;麦冬养阴清心,可制其燥;黄芪益气,补胸中大气,大气壮旺,则气滞者行,血瘀者通,痰浊者化;甘草调和诸药,和中健脾。功效:活血化瘀,益气通脉。主治:慢性心衰或风湿性心脏病,属虚实相杂,血气瘀滞者。症见:胸闷气急,心悸咳嗽,颧红唇绀,舌质黯或有瘀斑,脉细弦带涩。

2.其他疗法

(1)针灸疗法:①针刺疗法:取足三里、后溪、虎边为主穴,神门、三阴交、内关为配穴,留针20min,每日一次,7次为1个疗程;②针灸疗法:针膻中、合谷、丰隆、足三里,强刺激。各穴针留针5min,拔针后加以艾柱施以灸法。

(2)推拿疗法:①按揉双侧心俞、肠俞、肺俞。治疗时宜先缓和按揉,以患者略感酸胀感为度,每穴按揉2min;②按摩内关、外关、神门、通里、膻中等穴按揉速度要均匀,力度宜由轻渐重,还可用手做胸部及心前区按摩,宜顺时针方向或自上而下进行;③指按双侧肾俞。胸闷甚者,加揉中府穴;有结代脉者,加揉足三里、内关。

(3)外治法:耳穴压豆法:选好耳穴,以酒精棉球轻擦消毒,左手手指托持耳郭,右手用镊子夹取割好的方块胶布,中心粘上准备好的王不留行籽,对准穴位紧贴压其上,并轻轻揉按1~2min。每次以贴压3~5穴为宜,每日按压3~5次,隔1~3d换1次。两耳交替或同时贴用。耳穴的选择:①缺血性心脏病导致的心衰,选心、交感、小肠、肾上腺、内分泌等穴;②高血压病导致的心衰取单侧耳降压沟、降压点、神门、内分泌、脑、耳后肾穴;③心衰水肿明显者选肾、肾俞、输尿管、膀胱、交感、肾上腺、神门、三焦、内分泌等穴;④喘促明显者选平喘、肺、肾上腺、气管、耳后耳迷根等穴。

(4)外敷法:穴位敷贴法:用附片、细辛、红花、桃仁、川芎、王不留行、苍术适量,磨成粉,用麻油调成糊状。选择好穴位后用75%酒精棉球对敷贴部位进行消毒,将药物用油纸或胶布固定在敷贴部位,敷贴时间一般为3~6h,10d重复一次。穴位的选择:①胸闷痛明显者,敷心俞、膻中、肺俞;②喘促甚者,敷肺俞、大椎、定喘等穴;③腹胀明显者,敷神阙、关元、脾俞、胃俞等,水肿明显者,敷足三里、三焦俞、气海等穴。

(5)食疗:①黑木耳、葱、蒜备适量做菜常吃,可以减轻动脉硬化,延缓血栓形成;②薏苡仁、大枣、糯米,加水适量,文火熬煮成粥内服,有健脾利尿的作用;③茯苓、车前子(布包)、粳米,加水适量,文火熬煮成粥内服,有健脾利尿、减轻心脏前负荷作用;④蛤蚧、人参、粳米,先将粳米淘洗净后加入人参和蛤蚧,用适量水煮成米粥,内服,具有益气强心之功;⑤人参、麦冬、五味子、银耳(干),洗净加水适量,煎汁,内服,有益气养阴的功效。

五、西医治疗

(一)一般治疗

1.去除诱发因素

需预防、识别与治疗能引起或加重心衰的特殊事件,如呼吸道感染、肺梗死、心律失常、电解质紊乱和酸碱失衡、贫血、肾功能损害等均可引起心衰恶化,应及时处理或纠正。

2.监测体重

每日测定体重以早期发现液体潴留。如在3d内体重突然增加2kg以上,应考虑患者已有钠、水潴留(隐性水肿),需加大利尿剂剂量。

3.调整生活方式

(1)限钠:钠盐摄入轻度心衰患者应控制在2~3g/d,中到重度心衰患者应<2g/d。

(2)限水:严重低钠血症(血钠<130mmol/L),液体摄入量应<2L/d。

(3)营养和饮食:宜低脂饮食,需戒烟。严重心衰伴明显消瘦(心脏恶病质)者,应给予营养支持。

(4)休息和适度运动:失代偿期需卧床休息。临床情况改善后应在不引起症状的情况下,进行体力活动,但要避免运动量大的运动。

4.心理和精神治疗

压抑、焦虑和孤独在心衰恶化中发挥重要作用,也是心衰患者死亡的主要预后因素。综合性情感干预包括心理疏导可改善心功能状态,必要时可考虑酌情应用抗抑郁药物。

5.避免使用的药物

非甾体类抗炎药和COX-2抑制剂;皮质激素;Ⅰ类抗心律失常药物;大多数CCB;心肌营养药等可加重心衰症状,应尽量避免使用。

6.氧气治疗

氧气用于治疗急性心衰。对心衰伴夜间睡眠呼吸障碍者,夜间给氧可减少低氧血症的发生。

(二)药物治疗

1.利尿剂

常用的利尿剂有襻利尿剂和噻嗪类利尿剂。襻利尿剂应作为首选。噻嗪类仅适用于轻度液体潴留、伴高血压和肾功能正常的心衰患者。通常从小剂量开始(氢氯噻嗪25mg/d,呋塞米20mg/d或托拉塞米10mg/d)逐渐加量。氢氯噻嗪100mg/d已达最大效应,呋塞米剂量不受限制(Ⅰ类,B级)。一旦病情控制(肺部啰音消失,水肿消退,体重稳定)即以最小有效量长期维持。

2.血管紧张素转换酶抑制剂

(1)适应证:所有慢性收缩性心衰患者。

(2)禁忌证:对 ACEI 曾有致命性不良反应,如曾有严重血管性水肿、无尿性肾功能衰竭的患者或妊娠妇女须绝对禁用。以下情况须慎用:①双侧肾动脉狭窄;②血肌酐水平显著升高[$>265.2\mu mol/L(3mg/dL)$]。③高血钾症($>5.5mmol/L$)。④低血压(收缩压$<90mmHg$),需经其他处理,待血流动力学稳定后再决定是否应用 ACEI。⑤左心室流出道梗阻,如主动脉瓣狭窄,梗阻性肥厚型心肌病等。

3.β-受体阻滞剂(Ⅰ类,A级)

(1)适应证:所有慢性收缩性心衰。

(2)禁忌证:①支气管痉挛性疾病、心动过缓(心率<60 次/min)、Ⅱ度及以上房室阻滞(除非已安装起搏器),均不能应用。②心衰患者有明显液体潴留,需大量利尿者,暂时不能应用,应先利尿,达到干体重后再开始应用。

(3)药物的选择:琥珀酸美托洛尔、比索洛尔或卡维地洛。

4.地高辛

地高辛适用于已在应用 ACEI(或 ARB)、β-受体阻滞剂和利尿剂治疗,而仍持续有症状的慢性收缩性心衰患者。目前多采用维持量疗法($0.125\sim0.25mg/d$),即自开始便使用固定的剂量,并继续维持;对于 70 岁以上或肾功能受损者,地高辛宜用小剂量 0.125mg 每日 1 次或隔日 1 次。

5.醛固酮受体拮抗剂

螺内酯起始剂量 10mg/d,最大剂量 20mg/d,必要时也可隔日给予。依普利酮(我国目前暂缺)国外推荐起始剂量为 25mg/d,逐渐加量至 50mg/d。

6.血管紧张素Ⅱ(ARB)受体拮抗剂

适应证:①对心衰高发危险的人群 ARB 有助于预防心衰的发生。②已有心脏结构异常但从无心衰临床表现者。③已有心衰症状但不能耐受 ACEI 的 LVEF 低下的患者。④对轻、中度心衰且 LVEF 低下者,因其他指征已用 ARB 者,ARB 可代替 ACEI 作为一线治疗。⑤常规治疗后心衰症状持续存在,且 LVEF 低下者,可考虑加用 ARB。

7.其他药物

(1)血管扩张剂。

(2)钙拮抗剂。

(3)正性肌力药物。

(4)抗凝和抗血小板药物。

(三)非药物治疗

(1)心脏再同步化治疗(CRT)。

(2)埋藏式心律转复除颤器。

(3)心脏移植:可作为终末期心衰的一种治疗方式,主要适用于无其他可选择治疗方法的重度心衰患者。

第十章　消化系统疾病中医诊治

第一节　慢性胃炎

一、概述

慢性胃炎是胃黏膜在各种致病因素作用下所发生的慢性炎症性病变或萎缩性病变。目前对其命名和分类尚缺乏统一认识,一般分为慢性非萎缩性胃炎和慢性萎缩性胃炎,慢性胃炎无典型及特异的临床症状,大多数患者表现为消化不良的症状,如进食后觉上腹部饱胀或疼痛、嗳气、泛酸等,尤其是萎缩性胃炎患者,主要表现为胃部似有物堵塞感,但按之虚软。本病属于中医学"胃脘痛""胃痞证"的范畴。

本病发病率极高,在各种胃病中居于首位,占接受胃镜检查患者的 80%～90%,男性多于女性,且其发病率有随年龄增长而有所升高的趋势。其病因迄今尚未完全明确。一般认为物理性、化学性及生物性有害因素持续反复作用于易感人体即可引起胃黏膜慢性炎症。已明确的病因包括胃黏膜损伤因子、Hp 感染、免疫因素、十二指肠液反流、胃窦内容物潴留、细菌病毒和其毒素、年龄因素和遗传因素。

二、病因病机

胃脘痛发生的常见原因有寒邪客胃、饮食伤胃、肝气犯胃和脾胃虚弱等。胃主受纳腐熟水谷,若寒邪客于胃中,寒凝不散,阻滞气机,可致胃气不和而疼痛;或因饮食不节,饥饱无度或过食肥甘,食滞不化,气机受阻,胃失和降引起胃脘痛;肝对脾胃有疏泄作用,如因恼怒抑郁,气郁伤肝,肝失条达,横逆犯胃,亦可发生胃脘痛;若劳倦内伤,久病脾胃虚弱或禀赋不足,中阳亏虚,胃失温养,内寒滋生,中焦虚寒而痛;亦有气郁日久,瘀血内结,气滞血瘀,阻碍中焦气机,而致胃脘痛发作。总之,胃脘痛发生的病机分为虚实两端,实证为气机阻滞,不通则痛;虚证为胃腑失于温煦或濡养,失养则痛。

（一）实证

主症:上腹胃脘部暴痛,痛势较剧,痛处拒按,饥时痛减,纳后痛增。

兼见胃脘痛暴作,脘腹得温痛减,遇寒则痛增,恶寒喜暖,口不渴,喜热饮或伴恶寒,苔薄白,脉弦紧者,为寒邪犯胃;胃脘胀满疼痛,嗳腐吞酸,嘈杂不舒,呕吐或矢气后痛减,大便不爽,苔厚腻,脉滑者,为饮食停滞;胃脘胀满,脘痛连胁,嗳气频频,吞酸,大便不畅,每因情志因素而诱发,心烦易怒,喜太息,苔薄白,脉弦者,为肝气犯胃;胃脘痛拒按,痛有定处,食后痛甚或有呕血便黑,舌质紫暗或有瘀斑,脉细涩者,为气滞血瘀。

(二)虚证

主症:上腹胃脘部疼痛隐隐,痛处喜按,空腹痛甚,纳后痛减。

兼见泛吐清水,喜暖,大便溏薄,神疲乏力或手足不温,舌淡苔薄,脉虚弱或迟缓,为脾胃虚寒;胃脘灼热隐痛,似饥而不欲食,咽干口燥,大便干结,舌红少津,脉弦细或细数,为胃阴不足。

三、治疗

(一)中医辨证分型治疗

1.胃气壅滞

症候特点:纳呆食少,嗳腐或有明显伤食病史或有感受外邪病史,并伴有风寒、风热、暑湿等表证。舌质淡,苔白厚腻或薄白或薄黄。滑脉多见或兼浮或浮数。

治则:理气和胃止痛

方药:香苏散加减(香附、苏叶、陈皮、甘草、柴胡、桂枝、防风、羌活)。

加减:若无外感之象,宜苏梗易苏叶,以加强理气降逆之力。若为伤食所致可加焦三仙、焦槟榔消食导滞,半夏、厚朴和胃消痞。若为风寒直中,胃痛如绞,可加高良姜散寒止痛,也可加荜茇、生姜增加散寒之力。若为风热所袭,可加薄荷、荆芥辛凉清热。若为暑湿伤困,可加藿香、佩兰等芳香化浊以和中。

2.胃中蕴热

症候特点:胃脘灼热,得凉则减,得热则重。口干喜冷饮或口臭不爽口舌生疮,甚至大便秘结,腑行不畅。舌质红,苔黄少津。脉滑数。

治则:清胃泻热,和中止痛。

方药:泻心汤合金铃子散。泻心汤:大黄、黄连、黄芩。金铃子散:金铃子、延胡索。

加减:邪热蕴久则可成毒,热毒伤胃,此时蒲公英、连翘、金银花、虎杖等药以清热解毒。若胃中灼痛,恶心呕吐,肠鸣便溏,舌红,苔薄黄腻,脉细滑者,为胃强脾弱,上热下寒者,当用半夏泻心汤加减以调和脾胃。若有面色少华,便溏或痢者,可用乌梅丸加减,在调和脾胃之中配以养肝之法。

3.瘀血阻滞

症候特点:胃脘疼痛,状如针刺或刀割,痛有定处而拒按。病程日久,胃痛反复发作而不愈;呕血、便血之后;面色晦暗无华,唇暗;女子月经、延期,色暗。舌暗有瘀斑。脉涩。

治则:理气活血,化瘀止痛。

方药:失笑散合丹参饮。失笑散:蒲黄、五灵脂。丹参饮:丹参、檀香、砂仁。

加减:若因气滞而致血瘀,气滞仍明显时,宜加理气之品,但忌香燥太过。若血瘀而兼血虚者,宜合四物汤等养血活血之味。若血瘀而兼脾胃虚弱者,宜加炙黄芪、党参等健脾益气以助血行。若瘀血日久,血不循常道而外溢出血者,应按吐血、便血处理。

若见积聚、鼓胀者,尤为吐血、便血之后,胃痛如刺,痛处固定、拒按,舌紫暗有瘀斑,脉弦细滑,可用血府逐瘀汤合失笑散以调肝理气,化瘀通络。

4.胃阴不足

症候特点:胃脘隐痛或隐隐灼痛。嘈杂似饥,饥不欲食,口干不思饮,咽干唇燥,大便干结或不畅。舌体瘦,质嫩红,少苔或无苔。脉细而数。

治则:养阴益胃,和中止痛。

方药:益胃汤合芍药甘草汤加减(沙参、玉竹、麦冬、生地、冰糖、芍药、甘草)。

加减:若气滞仍著时,宜加佛手、香橼皮、玫瑰花、代代花等轻清畅气而不伤阴之品;胃病较甚时与金铃子散合用,止痛而不化燥;津伤液亏明显时,可加芦根、天花粉、乌梅等以生津养液;大便干结者,加火麻仁、郁李仁、瓜蒌仁等润肠之品。若胃中隐隐灼痛,兼见虚烦少眠,头昏耳鸣,腰酸腿软,舌体红瘦少津,脉弦细者,可用一贯煎加减,滋养肝肾,益胃和中。

5.肝胃气滞

症候特点:胃脘胀痛,连及两胁,攻撑走窜,每因情志不遂而加重。喜太息,不思饮食,精神抑郁,夜寐不安。舌苔薄白。脉弦滑。

治则:疏肝和胃,理气止痛。

方药:柴胡疏肝散加减(柴胡、枳壳、芍药、川芎、香附、青皮、陈皮)。

加减:若疼痛严重时,宜加元胡以理气和血止痛。若气郁化热,宜加山栀、丹皮、蒲公英以疏气泻热。

6.肝胃郁热

症候特点:胃脘灼痛,痛势急迫。嘈杂泛酸,口干口苦,渴喜凉饮,烦躁易怒。舌质红,苔黄。脉弦滑数。

治则:清肝泻热,和胃止痛。

方药:化肝煎加减(贝母、白芍药、青皮、陈皮、丹皮、山栀)。

加减:若胃脘灼痛、口苦、咽干、恶心明显时,也可用小柴胡汤化裁而治。若肝热移肠,大便干结者,可加草决明、芦荟等清肝泻热通便之品。

7.脾胃虚寒

症候特点:胃脘隐痛,遇寒或饥时痛剧,得温熨或进食则缓,喜暖喜按。面色不华,神疲肢怠,四末不温,食少便溏或泛吐清水。舌质淡而胖,边有齿痕,苔薄白。脉沉细无力。

治则:温中健脾。

方药:黄芪建中汤加减(饴糖、桂枝、芍药、生姜、大枣、黄芪、炙甘草)。

加减:若阳虚内寒较重者,也可用大建中汤化裁或加附子、肉桂、荜茇、荜澄茄等温中散寒;兼泛酸者,可加黄连汁炒吴萸、煅瓦楞、海螵蛸等制酸之品;泛吐清水时,可与小半夏加茯苓汤为治。

若仅见脾胃虚弱,阳虚内寒不明显,可用香砂六君子汤调治;兼见血虚者,也可用归芪建中汤治之。若胃脘坠痛,症属中气下陷者,可用补中益气汤化裁为治。

(二)古今效验方治疗

1.温阳健胃汤

组方:潞党参15g,炒白术10g,白芍10g,炒枳壳10g,高良姜5g,陈皮6g,法半夏10g,川桂枝 3g,木香 5g,炙甘草 3g。

用法:每日一剂,水煎,分两次服。

功效:温运脾阳,健胃和中。主治胃脘痛属于中虚气滞型的浅表性胃炎、萎缩性胃炎及十二指肠球炎。

2.三黄胃炎汤

组方:黄芪 18～30g,黄精 12～15g,黄连 3～6g,桂枝 12g,白芍 12g,神曲 30g,生姜 3g,大枣 6g。

用法:水煎服,每日 1 剂,15 剂为一疗程。

功效:健脾益气,温中和胃。主治慢性胃炎等非溃疡性消化不良。

3.蒲连护胃汤

组方:蒲公英 10g,黄连 6g,党参 10g,干姜 3g,大贝母 10g,白及 12g,延胡索 12g,川楝子 6g,法半夏 10g,甘草 6g。

用法:凉水煎服,每日 1 剂,早晚 2 次服,将上药共研细末为散,每服 5g,一日 3 次饭后服,效果更佳。

功效:清热消瘀、降逆和胃、益脾护胃、激活化生之源、理气止痛。主治慢性浅表性胃炎、慢性萎缩性胃炎、胃与十二指肠溃疡、胃肠功能紊乱等。

(三)外治

1.针灸疗法

选穴:中脘、足三里、内关、胃俞、脾俞、肾俞。

操作:肝胃不和者,加肝俞、期门、膈俞、梁门、梁丘、阳陵泉,用泻法。饮食积滞者,加梁门、下脘、天枢、脾俞、支沟,用泻法、强刺激。脾胃虚弱者,加章门,用补法。

另外加灸脾俞、胃俞、下脘、气海、关元、天枢。胃阴不足者,加三阴交、太溪,用补法。胃热者,刺金津、玉液出血。胃寒者,主穴加灸。瘀血阻络者加肝俞、期门、三阴交。每天 1 次,10d 为 1 个疗程。

2.穴位埋线

选穴:中脘、上脘、脾俞、胃俞。

操作:常规消毒局部皮肤,可用 9 号注射针针头作套管,28 号 6cm(2 寸)长的毫针剪去针尖作针芯,将 00 号羊肠线 1～1.5cm 放入针头内埋入穴位。埋线一次为一疗程,每疗程间隔 10d。

3.推拿疗法

(1)按摩:患者取仰卧位,每日早、晚各一次,用手掌在胃脘部按顺时针方向按摩 200 次,以胃脘部发热舒适为度。

(2)按压:先用指端按压合谷、内关、足三里等穴位各 100 次;再按压膻中、中脘、中级、天枢等穴位各 100 次,每日 1 次。

(3)捶击:用健身捶捶击膈俞和至阳穴各 1～2min,取双侧穴位;用拳背第五指掌关节捶击足三里 1～2min,力量由轻到重,取双下肢穴位。

第二节　溃疡性结肠炎

一、概说

溃疡性结肠炎又称慢性非特异性溃疡性结肠炎或特发性溃疡性结肠炎,简称溃结(UC),是一种病因不明的慢性非特异性炎症性肠病,病变主要限于直肠、结肠黏膜及黏膜下层,呈连续性非节段性分布,且以溃疡为主,直肠和远端结肠受累多见,也可向近端扩展,甚至遍及整个结肠。临床主要表现为腹痛、腹泻、黏液脓血便、里急后重。部分患者有发热、贫血、体重减轻等全身表现。发病可缓渐或突然发生,多数患者反复发作,病程呈慢性经过,发作期与缓解期交替。本病病因与发病机制尚未完全明确,目前的研究认为是由环境、遗传和免疫等因素相互作用所致,精神、感染、过敏等因素可能是发病的诱因。本病可发生于任何年龄,男女发病率无明显差异。国内尚缺乏对本病流行病学方面的系统调查,一般认为发病率较国外低,总体上人群发病率 2/10 万～10/10 万。本病发病有种族差异,白人的发病率高于有色人种(约为4∶1),白人中的犹太人发病率较非犹太人高。据文献报道,发病年龄以 15～25 岁为多,也有认为 55～65 岁的发病率也高。

溃疡性结肠炎属于中医学"腹痛""泄泻""痢疾""肠风""脏毒"范畴。

二、病因病理

中医学认为,脾胃主管饮食的受纳、腐熟、消化与吸收;小肠则主管"分清别浊",吸收精微物质;大肠功专"传导糟粕",排出大便。溃结的病因为外感(风、湿、暑、热)之邪或脾胃素虚或饮食不节、饮食不洁或思虑劳倦过度或忧思恼怒,情志不遂,致湿邪蕴于大肠,气血与之相搏结,气机郁滞,肠道功能失职,脉络受损而发病。

1.外邪侵袭

外邪主要有风、热、暑、湿,其中以湿最常见。感受湿邪,脾失健运,湿热或寒湿蕴于大肠,气血与之相搏结,肠道传导失司,脉络受损,气血凝滞,化腐成脓而痢下赤白;伤及气分,则为白痢;伤及血分,则为赤痢;气血俱伤,则为赤白痢。

2.饮食不节

嗜食肥甘醇酒或辛辣之品,酿生湿热,湿热与气血相搏结,化为脓血;或素嗜生冷,中阳受损,湿从寒化,大肠气机受阻,气血与寒湿相搏,化为脓血,亦可致痢下赤白。

3.七情内伤

情志不遂或忧思恼怒,肝失疏泄,气机郁结,横逆犯脾,大肠传导失司,气滞血瘀,化腐成脓,故腹痛,里急后重,便脓血;脾失健运,气机升降失常,大肠传导失司,故腹泻与便秘交替。

4.脾肾素虚

先天禀赋不足或久病体虚,脾阳不足或肾阳亏虚不能温煦脾阳,以致脾肾阳虚,水谷清浊不分,下注大肠,故见大便溏薄甚至水样便,洞泄不止,缠绵难愈。

　　总之,溃结患者病位在脾胃与大小肠,与肾有关;脾虚湿胜是主要的病机;以脾虚、肾虚为本,湿、热、气滞、血瘀、寒等为标。发作期以标实为主或虚实相兼;缓解期则以本虚为主。溃结患者如以泄泻为主,久之则耗伤气阴,暴泻无度可成气阴两衰而最终成亡阴亡阳之变;如便脓血甚或利下鲜血,则可导致阴血亏虚,气随血脱成厥脱危候。

三、治疗

(一)论治原则
　　该病以扶正祛邪、标本兼顾为论治原则。

(二)分证论治
1.大肠湿热证

治法:清热燥湿,调气行血。

主方:白头翁汤(《伤寒论》)合葛根芩连汤(《伤寒论》)加减。

药物:白头翁、黄连、黄柏、秦皮、葛根、黄芩、当归、木香、芍药、甘草。

中成药:克痢痧胶囊、肠胃舒胶囊、雪胆素胶囊。

2.脾气虚弱证

治法:健脾益气,升阳除湿。

主方:参苓白术散(《太平惠民和剂局方》)加减。

药物:党参、茯苓、白术、山药、莲子肉、白扁豆、薏仁米、砂仁、桔梗、甘草。

中成药:固本益肠片、院内制剂健脾养肝丸。

3.脾肾阳虚证

治法:健脾补肾,温阳化湿。

主方:理中丸(《伤寒论》)和四神丸(《证治准绳》)加减。

药物:党参、干姜、白术、甘草、补骨脂、肉豆蔻、吴茱萸、五味子、益智仁、赤石脂。

中成药:固本益肠片、复方木香黄连素片及院内制剂培土扶正丸。

4.肝郁脾虚证

治法:疏肝理气,健脾和中。

主方:痛泻药方(《景岳全书》)和四逆散(《伤寒论》)加减。

药物:白术、白芍、陈皮、炒防风、柴胡、炒枳实、甘草。

中成药:痛泻宁颗粒及肠胃舒胶囊。

5.阴血亏虚证

治法:滋阴养血,益气健中。

主方:驻车丸(《备急千金要方》)。

药物:黄连、阿胶、北沙参、乌梅、石斛、当归、芍药、甘草。

中成药:固本益肠片及院内制剂灵芝益寿丸。

6.瘀阻肠络证

治法:活血化瘀,理肠通络。

主方:少腹逐瘀汤(《医林改错》)加减。

药物:小茴香、元胡、川芎、蒲黄、五灵脂、红花、生三七、乌药、肉桂、当归、赤芍。

中成药:固本益肠片及院内制剂健脾养肝丸。

(三)中医特色治疗

1.中药灌肠

中药灌肠是中医治疗本病的优势特色,灌肠方以健脾清肠汤为主,药物组成:酒制大黄30g,诃子15g,茯苓30g,白及15g,紫草10g,生三七粉8g,白芷30g,川椒15g,仙鹤草15g。

将上药浸泡30min,煎沸浓缩至100mL,以250mL玻璃输液瓶盛装,药液温度为38℃,插入肛管滴注灌肠。

该方法是利用灌肠器直接将药物浓汁缓慢注入患者肠腔,一方面可以使药物直达病所,作用于肠壁,充分接触病灶,改善局部血运,保护肠道溃疡面,能较好地促进炎症吸收和溃疡愈合;另一方面,直肠给药能有效避免药物被胃肠道酸碱和消化酶破坏及肝脏的解毒作用,和口服汤药配合起来往往疗效很好。许多医家在古方的基础上,再结合自身临床经验,总结出许多灌肠方,作用于临床效果较好。

2.其他中医综合疗法

(1)中医针灸疗法:是最常用的非药物疗法,对溃疡性结肠炎有一定的疗效,又可避免药物的毒性作用。可选针灸并用取关元、气海、天枢、上巨虚、足三里、阴陵泉、脾俞、胃俞、大肠俞穴位;也可隔药灸中脘、气海、足三里、大肠俞、天枢、上巨虚穴位,还可在足三里、脾俞、阳纲、意舍、大肠、天枢、大横、上巨虚、下巨虚、膏肓等穴位埋线治疗。

(2)穴位贴敷治疗:用穴位贴敷贴或腹泻灸贴于穴位,选用脾俞、肾俞、足三里、天枢、大肠俞,有调理胃肠功能、运化水谷、渗利除湿、和营统血、温补肾阳、健脾除湿、促进胃肠蠕动及消化吸收的作用,并促进溃疡愈合、提高机体各种特异及非特异性免疫功能等之功效。

(3)中药静脉滴注(选择合适的药物)、腹部中药热奄包外敷、艾炷灸(隔姜灸)、中药泡脚及微波照射穴位治疗等中医药综合治疗法也对本病治疗、康复有益。

3.药膳疗法

药膳是在中医药学理论指导下,采用天然药物与日常食物,尤其是具有药用价值的食物,按一定配伍规则合理配制,烹制成既美味可口,又有一定疗效和养生作用的特殊膳食。其药性、食性兼而取之,两者相辅相成地发挥着药物和食物综合作用,慢性浅表性胃炎临床上多有食欲缺乏、纳少等消化不良症状,且本病反复发作,长期服药又极易败伤胃气,因而施用药膳治疗本病尤为适宜,不仅可以祛病疗疾,而且可收"淡食以养胃"之功,一举两得。

(1)马齿苋绿豆汤

材料:绿豆50g,马齿苋50g,粳米50g。

做法:将马齿苋、绿豆、粳米同煮成粥。

药用:每天2次。

功效:对腹痛、便下脓血、赤白黏冻、小便黄短有疗效。

(2)萝卜姜汁糖茶

材料:姜汁15mL,蜜糖30g,萝卜汁50mL,浓红茶一杯。

做法：调匀，蒸热。

药用：每天 2 次。

功效：温化寒湿、行气导滞；对腹痛、舌淡、脉濡缓、里急后重、下痢白多赤少、纯白黏冻有疗效。

（3）大麦土豆粥

材料：大麦仁 100g，土豆 300g，精盐、葱花、植物油适量。

做法：土豆去皮，切小丁。大麦仁去杂，洗净。锅上火，放油烧热，放葱花煸香，加水，放入大麦仁烧至沸，加土豆丁煮成粥，加盐。

药用：每天早、晚分食。

功效：对溃疡性结肠炎有疗效。

（4）蜂蜜甘蔗汁

材料与制作方法：蜂蜜、甘蔗汁各 1 杯，拌匀，每日早晚空腹饮，适用于肠癖的热秘。

（5）黄芪玉竹煲兔肉

材料与制作方法：黄芪、玉竹各 30g，兔肉适量，加水煮熟，盐调味服食，适用于肠癖的气虚便秘。

（6）首乌红枣粥

材料：何首乌 30g，红枣 10 枚，冰糖适量，粳米 60g。

制作方法：先将何首乌水煎取药汁，再与红枣、粳米共煮成粥，粥成入冰糖，溶化后服食，适用于肠癖的血虚便虚。

（7）芝麻核桃粉

材料与制作方法：黑芝麻、核桃仁各等份，炒熟，研成细末，装于瓶内。每日 1 次，每次 30g，加蜂蜜适量，温水调服，适用于肠癖阳虚冷秘。

第三节　胃食管反流病

一、概说

胃食管反流病（GERD）是指胃内容物反流入食管，引起不适症状和（或）并发症的一种疾病。如酸（碱）反流导致的食管黏膜破损称为反流性食管炎（RE）。常见症状有胸骨后疼痛或烧灼感、反酸、烧心、恶心、呕吐、咽下困难，甚至吐血等。

本病经常和慢性胃炎，消化性溃疡或食管裂孔疝等病并存，但也可单独存在。广义上讲，凡能引起胃食管反流的情况，如进行性系统性硬化症、妊娠呕吐，以及任何原因引起的呕吐或长期放置胃管、三腔管等，均可导致胃食管反流，引起继发性反流性食管炎。长期反复不愈的食管炎可致食管疤痕形成、食管狭窄或裂孔疝、慢性局限性穿透性溃疡，甚至发生癌变。

2006 年中国胃食管反流病共识意见中提出 GERD 可分为非糜烂性反流病（NERD）、糜烂性食管炎（EE）和 Barrett 食管（BE）三种类型，也可称为 GERD 相关疾病。有人认为 GERD 的三种类型相对独立，相互之间不转化或很少转化，但有些学者则认为这三者之间可能有一定相关性。

NERD 系指存在反流相关的不适症状,但内镜下未见 BE 和食管黏膜破损。

EE 系指内镜下可见食管远段黏膜破损。

BE 系指食管远段的鳞状上皮被柱状上皮所取代。

在 GERD 的三种疾病形式中,NERD 最为常见,EE 可合并食管狭窄、溃疡和消化道出血,BE 有可能发展为食管腺癌。这三种疾病形式之间相互关联和进展的关系需作进一步研究。

蒙特利尔共识意见对 GERD 进行了分类,将 GERD 的表现分为食管综合征和食管外综合征,食管外综合征再分为明确相关和可能相关。食管综合征包括:①症状综合征:典型反流综合征,反流性胸痛综合征;②伴食管破损的综合征:反流性食管炎,反流性食管狭窄,Barrett 食管,食管腺癌。食管外综合征包括:①明确相关的:反流性咳嗽综合征,反流性喉炎综合征,反流性哮喘综合征,反流性牙侵蚀综合征;②可能相关的:咽炎,鼻窦炎,特发性肺纤维化,复发性中耳炎。广泛使用 GERD 蒙特利尔定义中公认的名词将会使 GERD 的研究更加全球化。

二、病因病理

胃食管反流病属于中医"吞酸""呕吐""噎嗝"等病范畴,中医认为胃食管反流病病位在食管,与胃、脾、肝关系密切。食管是胃腑受纳饮食之关,胃腑是食管吞咽食糜存留之所。两者相互连接,彼此影响,不可分割,共同完成受纳和消化以及气机升降的功能。中医认为脾主升,司运化,胃主降,司受纳,脾气健升,胃气和降,此属生理之常。脾失健运,胃失和降,此属病理之变;肝主疏泄,条畅气机,有助于脾胃运化,若肝气郁滞,克脾犯胃,则脾胃气机升降失常。胃食管反流病的病因有三,一是情志不畅,忧郁恼怒,气郁伤肝,肝失疏泄,横逆犯胃,以致胃气上逆;二是由于肝郁化火,火灼胃阴,胃火上炎,以致胃失润降;三是由于饮食不节,过食辛辣酸性刺激食物,过度吸烟饮酒,损伤脾胃,气机阻滞,胃失和降,因而胃气上逆。不论是哪种病因,均可导致胃气上逆,升降失司,从而产生烧心、反酸、呕逆、胸膈痞闷之证候。

脾胃升降功能失常,中焦气机阻滞不畅,是胃食管反流病发病机制的关键。若气机郁结日久,血行不畅,气滞血瘀,则可发生噎嗝,正如《证治汇补》所告诫的:"吞酸虽小疾,然未暂不可久,久而不愈,为噎嗝、反胃之渐。"

中医概括的这些病因病机,和西医对本病揭示的组织病理学以及动力学的改变亦相吻合。

在正常情况下,食管下端与胃交界线上 3～5cm 范围内,有一高压带(LES)构成一个压力屏障,能防止胃内容物反流入食管。当食管下端括约肌关闭不全时或食管黏膜防御功能破坏时,不能防止胃、十二指肠内容物反流到食管,以致胃酸、胃蛋白酶、胆盐和胰酶等损伤食管黏膜,均可促使发生胃食管反流病。其中尤以 LES 功能失调引起的反流性食管炎为主要机制。

三、治疗

(一)中医分型治疗

1.肝胃不和

治则:疏肝理气,和胃降逆。

方药:柴胡疏肝散加减(柴胡、白芍药、枳壳、陈皮、制香附、川芎)。

加减:泛酸者加乌贼骨、煅瓦楞子;嗳气频繁者加柿蒂;胸脘胀闷,咽中如堵咯吐黏痰者加厚朴、茯苓、苏梗。

2.肝胃郁热

治则:疏肝清热,和胃降逆。

方药:化肝煎合左金丸加减(青皮、陈皮、丹皮、白芍药、栀子、泽泻、浙贝、黄连、吴茱萸)。

加减:泛吐酸水者加煅瓦楞子、乌贼骨;嗳气频繁者加竹茹、枇杷叶;胃热偏盛者加生大黄;疼痛较重者加元胡、川楝子。

3.痰气郁阻

治则:益气和胃,降逆化痰。

方药:旋覆代赭汤(旋覆花、人参、生姜、代赭石、炙甘草、大枣、半夏)。

加减:如出现泛酸、烧心予左金丸、煅瓦楞子、乌贼骨,土贝母、煅牡蛎等制酸之品;腹胀者加枳壳、佛手、木香;嗳气痰多者加沉香、茯苓、白术。

4.脾胃虚寒

治则:温中健脾,和胃降逆。

方药:香砂六君子汤加减(党参、白术、茯苓、姜半夏、陈皮、砂仁、木香、炙甘草)。

加减:吞咽时胸骨后疼痛者加苏梗、厚朴、三棱;吞咽困难由食管狭窄引起者:加黄芪、莪术、丹参、三七。

5.胃阴不足

治则:滋阴益胃,和中降逆。

方药:麦门冬汤加味(麦门冬、半夏、太子参、甘草、粳米、大枣)。

加减:便秘者加枳实;咽痛者加桔梗、玉蝴蝶;反酸者加白及、浙贝;瘀血者加丹参。

(二)中成药治疗

1.开胸顺气丸

用于肝胃不和型,疏肝和胃,顺气降逆。每次6g,每日2次,温开水送服。

2.六味安消胶囊

用于肝胃郁热型,和胃健脾,疏肝导滞,行血止痛,每次3片,每日2次,温开水送服。

3.越鞠丸

用于痰气郁阻型,化痰顺气,每次1丸,每日2次,温开水送服。

4.香砂养胃片

用于脾胃虚寒型,温中驱寒,每次4片,每日2次,温开水送服。

5.胃力康颗粒

用于肝胃郁热型,1次1包,1d 3次。

(三)古今效验方治疗

1.丁香降气汤

组方:丁香6g,代赭石15g,柴胡12g,延胡索12g,枳壳12g,黄连3g,吴茱萸6g,太子参10g,甘草5g。

服法:每日1剂,水煎服。

功效:肝胃郁热,胃失和降的胃食管反流病者。

2.通降和胃方

组方:旋覆花12g,代赭石15g,黄连3g,吴茱萸3g,柴胡12g,枳壳12g,焦山栀12g,白芍药12g,甘草5g等。

服法:每日1剂,水煎,分早晚两次服用;8周为1个疗程。

功效:肝胃郁热,胃失和降的胃食管反流病者。

3.降逆启膈散汤

组方:苏梗10g,枳壳10g,丹参15g,茯苓15g,砂仁6g,浙贝母10g,郁金12g,荷叶10g,乌贼骨30g等。

加减:热郁者加黄连、黄芩;泄泻者加炒白术、党参、白扁豆;便秘者加苏子、枳实、生白术;腹胀者加苍术、香附、厚朴;嘈杂者加黄连、吴茱萸、煅瓦楞子;呃逆者加旋复花、半夏、陈皮。

服法:水煎服,每剂煎400mL,分2次早晚餐后口服。

功效:痰气交阻胸膈所致的多种病症。

(四)中医外治

1.针灸疗法

选穴:中脘、足三里、内关、胃俞、脾俞、肾俞。

操作:肝胃不和者,加肝俞、期门、膈俞、梁门、梁丘、阳陵泉,用泻法。痰气郁阻者,加梁门、下脘、天枢、脾俞、支沟,用泻法、强刺激。脾胃虚寒者,加章门,用补法。

另外加灸脾俞、胃俞、下脘、气海、关元、天枢。胃阴不足者,加三阴交、太溪,用补法。胃热者,刺金津、玉液出血。胃寒者,主穴加灸。每天1次,10d为1个疗程。

2.穴位埋线

选穴:中脘、上脘、双侧足三里、脾俞、胃俞。

操作:常规消毒局部皮肤,可用9号注射针针头作套管,28号6cm(2寸)长的毫针剪去针尖作针芯,将3号羊肠线1～1.5cm放入针头内埋入穴位。埋线一次为一疗程,每疗程间隔10d。

3.推拿疗法

(1)药穴指针疗法治疗:患者双手抱枕俯卧治疗床上,操作者每次沾少许药液(郁金24g,香附20g,丁香10g,黄连6g,吴茱萸10g,陈皮18g,半夏24g,旋覆花15g,厚朴24g,槟榔24g,生姜10g,上药用50度白酒1L浸制48h后取药液)涂敷患者双侧足太阳膀胱经的肝俞、胆俞、脾俞、胃俞、肾俞及督脉的灵台、至阳、命门、脊中等穴位上,依据症状不同做重点穴位点穴治疗,每次15min,每日2次,上下午各1次。连续治疗3周为1个疗程。

(2)按压:先用指端按压太冲、足三里等穴位各100次;再按压合谷、内关等穴位各100次,每日1次。

4.浮针疗法

①主穴:引气归元,中脘、下脘、气海、关元。②次穴:商曲(双穴)。③辅穴:气旁(双穴),气穴(双穴)。

第四节　消化性溃疡

一、概说

消化性溃疡或消化性溃疡病,指在各种致病因子的作用下,黏膜发生的炎症与坏死性病变,病变深达黏膜肌层,常发生于与胃酸分泌有关的消化道黏膜,其中以胃、十二指肠为最常见,即胃溃疡(GU)和十二指肠溃疡(DU),因溃疡形成与胃酸/胃蛋白酶的消化作用有关而得名。

一般认为人群中约有 10％在其一生中患过消化性溃疡病。但在不同国家、不同地区,其发病率有较大差异。消化性溃疡病在我国人群中的发病率尚无确切的流行病学调查资料,有资料报道占国内胃镜检查人群的 10.3％～32.6％。本病可见于任何年龄,以 20～50 岁居多,男性多于女性(2∶1～5∶1),临床上十二指肠溃疡多于胃溃疡,两者之比约为 3∶1。

幽门螺杆菌(Hp)感染和非甾体类抗炎药(NSAIDs)摄入,特别是前者,是消化性溃疡最主要的病因。另外,糖皮质激素药物、抗肿瘤药物和抗凝药的使用也可诱发消化性溃疡病,同时也是上消化道出血不可忽视的原因之一。吸烟、饮食因素、遗传、胃十二指肠运动异常、应激与心理因素等在消化性溃疡病的发生中也起一定作用。其发病机制主要与胃十二指肠黏膜的侵袭因素和黏膜自身防御/修复因素之间失平衡有关。GU 和 DU 在发病机制上有不同之处,前者主要是防御/修复因素减弱,后者主要是侵袭因素增强。

本病属中医学的胃脘痛范畴,有时表现为吞酸、嘈杂。

二、病因病理

脾胃素虚或长期饮食失调或精神情绪因素的刺激,寒邪犯胃,病情延久以及药物刺激是本病发生的主要病因。

1.脾胃素虚或长期饮食失调或寒邪犯胃

素禀脾胃薄弱,先天遗传,加之忧思劳倦伤脾或因外寒侵袭,过食生冷,饥饱无常,导致脾胃气虚,甚则及阳,以致脾阳亏虚,寒从内生,出现脾胃虚寒之证。进而使胃失温煦,脉络拘急失养,发生溃疡胃痛。

2.情志因素

如忧思恼怒,焦虑紧张,可使气郁伤肝,肝失疏泄,横逆犯胃,使胃失和降。或加本体脾虚,不能斡旋中气,以致气滞肝、胃、脾,不通则痛。若肝郁化火,郁火暗耗胃阴,可使胃痛变得顽固。

3.久病入络

胃病日久,久痛入络,气滞导致血瘀,气血失调,胃络失养,使胃痛持续难解,进一步损伤脾胃之气,甚或内生郁火,血瘀损伤胃络,以及气虚失于统摄,均可导致便血,吐血或溃疡反复。

4.药物刺激

如一些致溃疡药物辛可芬、组织胺、保泰松、利血平、水杨酸盐、消炎痛及肾上腺皮质激素等,刺激损害胃体,影响胃气通降及胃之脉络,诱发胃病或溃疡、出血。

5.饮食偏嗜或七情因素均可化热化火

或胆邪犯胃或湿热中阻或痰火内结,使邪热伤络,血败内腐,形成内痈。若加气虚血瘀,不能托毒生肌敛疮,则溃疡难愈,反复迁延。

上述共同的、也是基本的病机为气机不利、血脉瘀阻,气血不通,不通则痛。盖胃为多气多血之府也。但气血不通的原因很多,必先究其所因,伏其所主。此病病位虽在胃,但和肝(胆)、脾关系甚为密切。

三、中医治疗

(一)辨证论治

1.寒邪客胃证

症状:胃痛暴作,拘急冷痛,恶寒喜暖,得温痛减,口不渴,喜热饮,舌苔薄白,脉弦紧。

治法:温胃散寒,理气止痛。

方药:良附丸加减。

2.饮食伤胃证

症状:胃胀痛,嗳腐吞酸或呕吐不消化食物,其味腐臭,吐后痛减,不思饮食,大便不爽,得矢气及便后稍舒,舌苔厚腻,脉滑。

治法:消食导滞,和胃止痛。

方药:保和丸加减。

3.肝胃不和证

症状:胃胀痛或攻撑窜动,牵引背胁,每因情志刺激发作或加重,嗳气、矢气则痛舒,善太息,大便不畅,舌苔薄白,脉弦。

治法:疏肝理气,和胃止痛。

方药:柴胡疏肝散加减。

4.湿热中阻证

症状:胃脘灼痛,吐酸嘈杂,脘痞腹胀,纳呆恶心,口渴不欲饮水,小便黄,大便不畅,舌红,苔黄腻,脉滑数。

治法:清化湿热,理气和胃。

方药:清中汤加减。

5.瘀血停胃证

症状:胃脘刺痛,痛有定处,按之痛甚,食后加重,入夜尤甚,甚至出现黑便或呕血,舌质紫暗或有瘀斑,脉涩。

治法:化瘀通络,理气和胃。

方药:失笑散合丹参饮加减。

6.脾胃虚寒证

症状:胃脘隐痛,绵绵不休,空腹痛甚,得食则缓,喜温喜按,劳累后发作或加剧,泛吐清水,食少纳呆,大便溏薄,四肢不温,舌淡苔白,脉虚缓无力。

治法:温中健脾,和胃止痛。

方药:黄芪建中汤加减。

7.胃阴不足

症状:胃脘隐痛,有时嘈杂似饥或饥而不欲食,口干咽燥,大便干结,舌红少津,无苔,脉弦细无力。

治法:益阴养胃。

方药:益胃汤加减。

(二)常用中药制剂

1.胃可宁片功效

收敛,制酸,止痛。用于消化性溃疡。用法:饭前口服,每次 3~5 片,每日 3~4 次。

2.健胃愈疡片功效

疏肝健脾,解痉止痛,止血生肌。用于肝郁脾虚,肝胃不和型消化性溃疡活动期。用法:口服,每次 4~6 片,每日 4 次。

3.阴虚胃痛片功效

养阴益胃,缓中止痛。用于胃阴不足型消化性溃疡。用法:每次 6 片,每日 3 次。

4.小建中合剂功效

温中补虚,缓急止痛。用于脾胃虚寒型消化性溃疡。用法:口服,每次 20mL,每日 3 次。

5.元胡止痛片功效

理气,活血,止痛。用于气滞血瘀的胃痛。用法:口服,每次 1~1.5g,每日 3 次。

6.三九胃泰功效

清热燥湿,行气活血,柔肝止痛。用于湿热内蕴、气滞血瘀证。用法:口服,每次 2.5g,每日 2 次。

7.保和丸功效

消食,导滞,和胃。用于食积停滞,脘腹胀满,嗳腐吞酸,不欲饮食等症。用法:口服,每次 6~9g,每日 2 次。

第五节　原发性肝癌

一、病因病机

1.病因

肝癌的病理因素较多,中医各家都认为肝癌的发生与长期饮食不节、七情内伤、肝病久延、外邪侵袭及先天禀赋不足、脏腑虚弱有关。各种内外病因的影响及相互作用,引起机体的气血阴阳失衡,从而导致疾病的发生。

其外因之说,主要有寒邪、毒邪、外湿及火邪、食积之论。早在春秋时期的中医学著作《黄帝内经》即对肝癌发生的外因有了较深入的论述。《黄帝内经·灵枢·百病始生》中指出"积之始生,得寒乃生,厥乃成积",《伤寒论·辨阳明病脉证并治》强调外湿夹寒邪在黄疸发生中的重要地位,其言:"伤寒发汗已,身目为黄,所以然者,以寒湿在里不解故也。"《诸病源候论》强调"凡诸疸病,皆由饮食过度,醉酒劳伤,脾胃有湿热所致",《卫生宝鉴》说:"凡人脾胃虚弱或饮食过常或生冷过度,不能克化,致成积聚结块。"此处言及酒食不节对于"黄疸""积聚"的发病,是由酒热蓄积引起的胃肠湿热,从而由外及内,由脾及肝,终成肝病。

言其内因之一,《黄帝内经·灵枢·百病始生》曰:"壮人无积,虚则有之。"说明积聚之生,其正气亏虚是先决条件,是其内因之根本。在此基础上,经由寒、湿、食、毒等外因侵袭,引起机体或气机不调或血瘀不行或痰湿内阻或热毒深聚,经年累月,由外及内,由气及血,由无形及有形,渐成肝癌癥瘕之象。内因之二,张子和说:"积之所成也或因暴怒喜悲思恐之气",尤在泾说:"凡忧思郁怒,久不得解者,多成此疾",言明七情内伤致使肝气郁结,气滞则血瘀,瘀血居于胁下,终致积聚发生。论其病性,如《丹溪心法·积聚痞块》所言:"块乃有形之物,痰与食积死血而成也。"可见,肝癌乃有形之邪,其所生由乎正气不足,其所发因为外邪侵袭,其所成乃脏腑气血阴阳失调,毒邪盘踞而成,其病性虚实夹杂贯穿始终,不同阶段,虚实之著不同而已。

2.病机

原发性肝癌患者Ⅰ~Ⅳ期出现频率最多的都是气虚、气滞、血瘀、阴虚四个证型,只不过重点有所不同,且相互兼夹。

正气亏虚,脏腑失调是肝癌发病的内在基础。中医学认为只有在脏腑功能失调、正气亏虚时,邪气才有可乘之机,病变才会发生。正气虚弱则卫外之气无以化生,抗邪之力无以生长。一旦内外合邪,正气难以抗御,各种病理因素的相互作用则促使癌毒内生,凝于肝胆,形成肝癌。而病邪日久必耗精伤血,又会导致气血不足,并损及元气,致使形体消瘦,正气衰败。故而此病往往因虚致病,又因病致虚,形成一种恶性循环,以致缠绵不愈。

气滞血瘀是肝癌发病的基本病机。在正常生理情况下,气发挥其推动、温煦、气化、防御、固摄等功能,血在人体有营养、濡润脏腑和各种组织器官的作用。气血生成后,循环全身,并相互影响,共同维持着人体的生理活动和机体的健康。气血之间在病理上也相互影响,气病可以及血,血病也可以及气。一方面,"气行则血行,气滞则血瘀",气虚推动无力则气滞,气机不畅,可导致血运失调,从而出现气滞血瘀;另一方面,血瘀又会加重气滞,在内伤七情、外感六淫、饮食不节、肝病久延、正气亏虚等诸多因素作用下,肝气郁结,肝失疏泄,气机失调,气血运行不畅,气滞血瘀经久不散,凝积成瘤,因而形成肝癌。

湿聚痰凝、热毒等多因结合是肝癌的致病因素。痰、湿、热毒等既是致病因素,又是病理产物。痰是脏腑变生的病理产物,主要是由于肺、脾、肾功能失调,津液代谢紊乱,水湿停聚而成;同时,痰又可成为致病因素,随气流行,外至经络筋骨,内达五脏六腑,全身上下内外无处不到,从而可导致多种病变。湿也是津液代谢异常之产物,湿邪为病多重浊、黏腻,留滞于机体易阻遏气机,出现气滞、气郁、经络痹阻等证;湿蕴于内,久而不去酿成湿热、湿毒;痰湿滞留,气血不畅,则气滞血瘀。

总之,肝癌的病位在肝,涉及脾胃、胆及肾。正气亏虚、脏腑失调是肝癌发病的内在基础,气滞血瘀是此病的基本病机,在气虚、阴亏、气滞、血瘀、热毒、痰湿等多种病理因素相互作用下形成肝癌。

二、治疗

(一)中医辨证分型治疗

1.辨病辨证要点

原发性肝癌早期可无任何症状,中医辨证有一定的困难,晚期出现明显症状和体征,可按脏腑结合病机辨证分型。

(1)辨病证:肝癌临床表现复杂,如以肝区疼痛为主者可按疼痛论治,以上腹部肿块为主者可按肝积、积证论治,以腹水而见腹部胀大为主者以鼓胀论治,以黄疸为主者则以黄疸论治。

(2)辨纲目:

①辨虚实:肝癌初起正气尚可,以标实为主,多为气、血、痰、湿、热互结;后期正气虚衰,以本虚为主,表现气血亏虚、津液枯槁、脏气衰弱。

②辨标本缓急:本病可由实转虚,因虚致实或虚实夹杂,故在辨证上,应进一步分清标本缓急。正虚为本,而正虚以肝脾肾不足为多。气滞、血瘀、痰凝、热郁为标。初起正虚未甚,辨证当以标实急;病中虚实夹杂,则多为正虚邪实之证;后期正气大虚,病邪未去,则以正虚为主,而病邪恋之,此时病多难治。

2.证候类别

由于肝癌病情发展复杂而多变,有主张不分型者,认为根据不同患者的不同病情进行辨证施治较为适宜。但大多数学者主张辨证分型,认为有利于观察并找出规律性的东西,以便进一步深入研究。归纳国内主要的辨证分型情况,可分为以下4型:

(1)气滞血瘀:

症候特点:两胁胀痛或刺痛,脘腹胀闷,嗳气泛酸,纳呆倦怠,胁下或上腹肿块,质硬不平,固定不移,舌像正常或舌质紫暗边有瘀斑,苔薄白,脉弦或弦涩。

治则:疏肝理气,活血化瘀。

方药:小柴胡汤合大黄䗪虫丸加减(柴胡、法半夏、黄芩、生姜、人参、甘草、大枣、大黄,土鳖虫(炒)、水蛭(制)、虻虫(去翅足,炒)、蛴螬(炒)、干漆(煅)、桃仁、苦杏仁(炒)、地黄、白芍药、甘草。加减:痛甚者加延胡索、郁金、川楝子;恶心、呕吐者加砂仁、竹茹;神疲倦怠者加黄芪、太子参。

(2)脾虚湿困:

症候特点:神疲乏力,纳差便溏,胁痛腹胀,肢浮足肿,胁下结块,固定难移或有腹水,舌质淡胖,苔白腻,脉弦滑或濡滑。

治则:益气健脾,化湿软坚。

方药:四君子汤合平胃散加减(党参、白术、茯苓、炙甘草、苍术、厚朴、陈皮)。

加减:可加法半夏加强行气祛湿,可加龟板、牡蛎、半边莲、石上柏软坚化湿。肿甚者,可加黄芪、汉防己、猪苓、大腹皮以益气利水消肿;食滞腹胀纳呆者,可加神曲、麦芽、山楂醒脾消食。

(3)肝胆湿热:

症候特点:黄疸发热,右胁症块疼痛,恶心纳差,口干口苦,大便干燥或溏稀,小便短赤,舌质红或红绛,苔黄腻,脉弦或弦滑数。

治则:清热化湿,疏肝利胆。

方药:茵陈蒿汤合膈下逐瘀汤加减(茵陈、栀子、大黄、五灵脂、当归、川芎、桃仁、丹皮、赤芍药、乌药、延胡索、甘草、番附、红花、枳壳)。

加减:发热者,可加半枝莲、半边莲、白花蛇舌草以清热解毒。

(4)肝肾阴虚:

症候特点:烦热口干,低热盗汗,形体消瘦,腰酸脚软,肌肉酸痛,腹大胀满,积块膨隆,大便干结,小便短赤,舌质红或红绛,少苔或光剥有裂纹,脉细弦滑或细涩。

治则:滋阴柔肝、养血软坚。

方药:滋水清肝饮加减(熟地、山茱萸、山药、丹皮、麦冬、枸杞子、柴胡、栀子)。

加减:加龟板、鳖甲以散结软坚,可加鸡血藤、玄参加强滋肾养血柔肝的作用。

中药与化疗、放疗合用时,以扶正、健脾、滋阴为主,可改善症状,调动机体免疫功能,减少不良反应,从而提高疗效。

(二)中成药治疗

1.艾迪注射液

由斑蝥、人参、黄芪、刺五加组成,属清热剂中解毒消癥类中药注射剂。每日1次,静脉滴注本品50～100mL,以氯化钠或葡萄糖注射液250～500mL稀释后使用,30d为1个疗程。该药尚有口服制剂,应遵医嘱服用。

2.鸦胆子油乳注射液

由精制鸦胆子油、大豆磷脂、甘油组成,具有清热解毒、散癥消结的药效。每天1次静脉滴注本品10～30mL。注意应用灭菌生理盐水250mL稀释后立即使用。一般3～4周为一疗程。

3.复方苦参注射液

由苦参、当归等组成,具有清热利湿、凉血解毒、散结止痛的功效。属清热剂中解毒消癥类中药注射剂。每日1次,静脉滴注本品10～30mL,以氯化钠或葡萄糖注射液250～500mL稀释后使用,30d为1个疗程。

4.复方斑蝥胶囊

由斑蝥、三棱、莪术、人参、黄芪、刺五加、山茱萸、女贞子、半枝莲、熊胆粉、甘草组成。本品有破血消癥、攻毒蚀疮之效。临床用于因瘀毒内阻兼气阴两虚所致的原发性肝癌。口服本品3粒,每日2次。

5.平消胶囊

由郁金、五灵脂、干漆(制)、枳壳(麸炒)、白矾、硝石、马钱子粉、仙鹤草组成。故本品有活血化瘀、散结消肿、解毒止痛之效,临床用于因淤毒内结所致肝癌。口服本品 4～8 粒,每日 3 次。

6.肝复乐片

由党参、鳖甲(醋制)、重楼、白术(炒)、黄芪、茯苓、薏苡仁、桃仁、土鳖虫、大黄、郁金、苏木、牡蛎、半枝莲、败酱草、陈皮、香附(制)、沉香、木通、茵陈、柴胡组成。本品有健脾理气、化瘀软坚、清热解毒之功,临床用于因肝郁脾虚所致原发性肝癌。一次口服 10 片(糖衣片)或 6 片(薄膜衣片),每日 3 次。

(三)古今效验方治疗

1.枳实消痞汤

组方:枳壳、厚朴、党参、白术、茯苓、神曲、炒谷麦芽各 15g,八月札、半枝莲、白花蛇舌草各 30g。

服法:水煎服。

功效:理气消痞,行气利水。

2.西黄丸

组方:由麝香、牛黄、炙乳香、炙没药组成。

服法:开水冲服。

功效:清热解毒,活血祛瘀,消坚散肿。

3.癌痛消胶囊

组方:膈下逐瘀汤加黄芪、山药、白花蛇舌草、半枝莲、三棱、莪术。

服法:口服。

功效:活血化瘀、清热解毒、健脾益气、行气止痛。

4.扶正抑瘤颗粒

组方:由红芪、当归、莪术、墓头回按 3∶1∶1∶3 组方。

功效:扶正祛邪、化瘀解毒。

(四)外治

1.膏药贴敷法

膏药是中药外用的膏药是中药外用的传统剂型,其贴敷于局部肿瘤相应的体表或痛处体表,利用药物作用,达到消肿止痛、抑癌缩瘤的目的。如肝癌止痛膏(白花蛇舌草 30g,夏枯草 20g,丹参 20g,延胡索 20g,龙葵 15g,重楼 12g,三棱 15g,莪术 15g,生乳没各 20g,血竭 5g,生川乌 5g,冰片 10g,砒霜 0.03g,黄白蜡各 10g,米醋 20mL,凡士林 10g);消痞止痛膏(穿山甲、血竭、儿茶、郁金、川乌、草乌、细辛、白芷、元胡、蟾酥、麻油);癌痛膏(昆布、海藻、灵芝、郁金、香附、白芥子、鳖甲各 200g,大戟、甘遂各 150g,马钱子 100g,蜈蚣 100 条,全蝎 120g,蟾酥 80g,鲜桃树叶 10000g,加水熬汁,再把药汁浓缩成膏状,密封保存)。

2.散剂贴敷膏

散剂是将药物粉碎,混合均匀,制成粉末状制剂,分内服与外用两类。散剂的特点是制作简便,吸收较快,节省药材,便于服用与携带。如双柏散(侧柏叶 2 份,大黄 2 份,泽兰 1 份,黄柏 1 份,薄荷 1 份配药后共研细末);肝癌止痛散(麝香 1.5g,冰片 10g,三七 20g,延胡索 20g,

乳香 30g,没药 30g,三棱 30g,莪术 30g)。

3.穴位贴敷法

肝癌疼痛穴位中药外治法是以一定的中药在相应的穴位上进行敷贴,以达到控制癌痛目的的一系列外治方法。这一方法发挥了穴位刺激和药物双重作用的疗效,集药物和经穴刺激于一体。如疏络膏(细辛、白芥子、元胡、麝香、甘遂、生姜汁)穴位外敷。穴位的选择:原发性肝癌及肝转移癌选择期门、肝俞、胆俞为主穴,足三里及脐周全息穴为配穴,穴位选择视病情有所增减。

4.酊剂外涂法

酊剂多为中药经酒精或白酒泡制而成,具有疏通经络、活血散瘀、利水消肿、镇静止痛之功效,吸收快,作用迅速。擦敷局部时,能立即消除轻度或部分中度疼痛。如冰红酊剂(1000mL 70%酒精加红花 60g,浸泡 7d,过滤后加冰片 90g,蟾酥 40g,浸 7d 后分装)。

5.针灸治疗

是我国的一种传统止痛方法,用针刺或艾灸穴位而达到止痛的目的。穴位是脏腑、经络、气血的汇集点,邪气的侵入点,疾病的反应点。针灸可以通过刺激穴位,入腠理,通经络,调脏腑,驱病邪,治其外而通其内。如留针治疗:采用齐刺留针法,独取天应穴,距天应穴左侧 30～40mm,胁肋部疼痛者平行于肋,肋下疼痛者平行于皮肤纹理,与皮肤成 15°夹角进针于皮下,进针长度 60mm,并排埋 3 根针,中间一根稍前 5mm,旁边两根针与中间一根针成夹角均约为 10°,3 根针横穿痛区,在远端成会合之势,但不相交,旁边进针点与中间进针点的距离均约 10mm,针柄用胶布固定于皮肤上,每晚针刺 1 次,留针 12h。水针治疗:以水针治疗癌痛,采用患处局部取穴和循经取穴相结合,以化瘀消积、通经止痛为原则。肝癌取期门、章门、肝俞、足三里、内关、阳陵泉,药物以利多卡因注射液 0.5～1mL、地塞米松注射液 2.5～5mg(0.5mL)、罗通定(颅痛定)注射液 30mg(1mL),混合后使用,起效时间在 30s 至 5min,持续时间 4～15h。按灸疗法(仰卧位取两乳横线的中点为长度,以同侧乳头为起点,斜趋痛胁下寻找最痛点为第 1 敏感穴,灸此处 30 壮,灸章门 7 壮,灸丘墟 3 壮,各穴在灸前先顺、逆时针各按 81 次,早、中、晚各灸 1 次)治疗。

(五)西医治疗

随着医学技术的进步以及人群体检的普及,早期肝癌和小肝癌的检出率和手术根治切除率逐年升高。早期肝癌应尽量手术切除,不能切除者应采取综合治疗模式。

1.手术治疗

手术切除仍是目前根治原发性肝癌的首选手段,凡有手术指征者均应争取手术切除。手术适应证为:①诊断明确,估计病变局限于一叶或半肝,未侵及第一、第二肝门和下腔静脉者;②肝功能代偿良好,凝血酶原时间不低于正常的 50%;③无明显黄疸、腹水及远处转移者;④心、肺、肾功能良好,能耐受手术者;⑤术后复发,病变局限于肝的一侧者;⑥经肝动脉栓塞化疗或肝动脉结扎、插管化疗后,病变明显缩小,估计有可能手术切除者。肝癌切除术后,复发率较高,术后 5 年累计复发率可达 61.5%～79.9%。故应密切随访,以便能早期发现复发,及时治疗。

2.局部治疗

(1)肝动脉化疗栓塞(TACE):为原发性肝癌不能手术治疗的首选方案,疗效好,可提高患者的3年生存率。TACE的主要步骤是经皮刺股动脉,在X线透视下将导管插入至肝固有动脉或其分支,注射抗肿瘤药或栓塞剂。常用栓塞剂有明胶海绵碎片和碘化油。碘化油能栓塞0.05mm口径血管,甚至可填塞肝血窦,可以持久地阻断血流。目前多采用碘化油混合化疗药,注入肝动脉,发挥持久的抗肿瘤作用。TACE应反复多次治疗,一般每4~6周重复1次,经2~5次治疗,许多肝癌明显缩小,可进行手术切除。另外,肝癌根治性切除术后TACE可进一步清除肝内可能残存的肝癌细胞,降低复发率。但对播散卫星灶和门静脉瘤栓的疗效有限,更难控制病灶的远处转移。

(2)无水乙醇注射疗法(PEI):PEI是在B超引导下,将无水乙醇直接注入肝癌组织内,使癌细胞脱水变性,产生凝固坏死,属于一种化学性治疗肝癌的方法。PEI对小肝癌可使肿瘤明显缩小,甚至可以达到肿瘤根治的程度,对晚期肝癌可以控制肿瘤生长的速度,延长患者的生存期。目前已被推荐为肿瘤直径<3cm结节在3个以内伴有肝硬化而不能手术治疗的主要治疗方法。

(3)物理疗法:局部高温治疗不仅可以使肿瘤细胞变性、坏死,而且还可以增强肿瘤细胞对放疗的敏感性,常见的方法有微波组织凝固技术、射频消融、高功率聚集超声治疗、激光等。另外,冷冻疗法和直流电疗法也可以达到杀伤肿瘤细胞的作用。

①射频消融治疗(RFA):射频技术的发展和射频电极的改进,使该技术成功地应用于肝癌的局部治疗,射频治疗可在超声引导下经皮治疗,也可经腹腔镜或开腹治疗。其主要适用于肿瘤直径在5cm以下,结节数量在3个以下的患者。有严重肝功能失代偿和凝血功能障碍的患者不适合该方法。该方法通常一次治疗可达到肿瘤的完全坏死,术后可利用动态增强CT或MRI检查判断肿瘤的坏死情况。随机对照研究的结果显示,射频消融治疗小肝癌的远期总的生存率类似于手术切除。例如,国内研究报道的随机对照研究结果显示,射频消融治疗后1、2、3、4年的生存率分别为95.8%、82.1%、71.4%、67.9%,而手术切除后的生存率为93.3%、82.3%、73.4%、64.0%、两者无显著差异。但一般认为,对于小肝癌仍应首选手术切除,不过对于位于肝实质内的小肝癌,特别是Child-Pugh B级的小肝癌,则更适合射频消融治疗。

②氩氦刀靶向冷冻损毁术:是近年来开展的冷冻治疗新技术。利用常温高压的氩气在超导刀尖端释放产生低温的原理治疗肿瘤。可在超声引导下经皮穿刺治疗,也可开腹术中治疗。经皮穿刺治疗主要适用于肿瘤直径在5cm以下,结节数量在3个以下的患者。对于较大体积的肿瘤,可在术中多刀组合治疗。

③经皮微波凝固治疗(MCT):在超声导引下将微波电极刺入肿瘤内,利用微波的能量使肿瘤发生凝固性坏死。其适应证类似于射频毁损治疗,有临床对照研究显示其安全性和远期疗效类似于射频毁损治疗。

3.放射治疗

由于放射源、放射设备和技术的进步,各种影像学检查的准确定位以及三维适形放射技术的应用,使放射治疗在肝癌治疗中地位有所提高。放射治疗主要适用于肝门区肝癌的局部放射治疗,也可用于门静脉瘤栓、下腔静脉瘤栓、肝门淋巴结或腹腔淋巴结转移、远处转移病灶的姑息性治疗。一些病灶较为局限、肝功能较好的早期病例,如能耐受 40Gy(4000rad)以上的放射剂量,疗效可显著提高。目前趋向于用放射治疗联合化疗、如同时结合中药或其他支持疗法,效果更好。

4.全身化疗

对肝癌较有效的药物以 CDDP 方案为首选,常用的化疗药物还有:多柔比星、5-FU、丝裂霉素等,一般认为单一药物疗效较差。全身化疗主要用于有远处转移的肝癌,并且患者一般情况好,KPS 评分在 80 分以上,一般情况差或者肝功能失代偿的患者不适合全身化疗。

5.生物和免疫治疗

近年来在肝癌的生物学特性和免疫治疗方面研究有所进展,如肝癌克隆起源、肝癌复发和转移相关的某些癌基因或酶的作用机制、糖蛋白研究、肝癌免疫逃避机制、肝癌的分化诱导、抑制肝癌复发和转移的治疗、抑制肝癌新生血管治疗、特异性的主动和被动免疫治疗等,这些研究为肝癌的治疗提供了新的前景。目前单克隆抗体(MAbs)和酪氨酸激酶抑制剂(TKI)类的各种靶向治疗药物等已被相继应用于临床。索拉非尼是一种针对血管内皮生长因子受体以及 Raf 激酶的多靶点药物,已开始应用于肝癌的治疗。基因治疗和肿瘤疫苗技术近年来也在研究之中。

6.综合治疗

由于患者个体差异和肿瘤生物学特性的不同,治疗过程要根据患者具有情况制定可行的治疗计划,合理地选择一种或多种治疗方法联合应用,尽可能去除肿瘤,修复机体的免疫功能,保护患者重要器官的功能。综合治疗目前已成为中晚期肝癌主要的治疗方法。

第十一章　泌尿系统疾病中医诊治

第一节　急性肾衰竭

急性肾衰竭(ARF),简称急性肾衰,是一组以肾小球滤过率迅速下降为特点的临床综合征。临床表现为体内代谢废物,水、电解质及酸碱平衡紊乱。近年来为强调对这一综合征早期诊断、早期治疗的重要性将急性肾衰改称为急性肾损伤(AKI)。AKI 定义为:48h 内血肌酐上升≥26.5μmol/L(0.3mg/dL)或较原先水平增高 50%和(或)尿量<0.5mL/(kg·h)×6h(排除梗阻性肾病和脱水状态)。

急性肾衰根据其临床表现,与中医学所论之"癃闭""关格""水肿"等病证类似。《伤寒论·平脉法》说:"寸口脉浮而大,浮为虚,大为实,在尺为关,在寸为格。关则不得小便,格则吐逆。"明确提出了少尿或无尿,并伴有呕吐是关格的主要表现。《景岳全书·癃闭》说:"小便不通是为癃闭,此最危最急症也。水道不通,则上侵脾胃而为胀,外侵肌肉而为肿,泛及中焦则为呕,再及上焦则为喘,数日不通,则奔迫难堪,必致危殆"。它指出了小便不通是癃闭的主要见证以及癃闭的严重伴随症状。病机方面《黄帝内经·素问·宣明五气论》说:"膀胱不利为癃,不约为遗溺"。《黄帝内经·灵枢·本输》:说:"三焦者,……实则闭癃。"《黄帝内经·素问·五常政大论》说:"其病癃闭,邪伤肾也。"这些都说明本病的病机以膀胱不利的实证多见,同时与肾气受损有关。而《证治汇补·癃闭》认为热结下焦、肺中伏热、津液枯耗、肝经忿怒、脾气虚弱是癃闭的常见病机。

对于治疗方面,历代中医多有论述。如《黄帝内经·灵枢·本输》提出了"闭癃则泻之"的治疗原则。《证治准绳》和《医门法律》均认为"关格"为难治之证,当急则治标,缓则治本,因势利导,不可过用攻下,以免伤正。《伤寒论》中根据小便不利创制的五苓散、猪苓汤等方剂目前仍是急性肾衰的常用方剂。

一、病因病机

1.病因

急性肾衰竭的病因多与外感六淫疫毒、饮食不当、意外伤害、失血失液、中毒虫咬等因素有关。

2.病机

病机主要为肾失气化、水湿浊瘀不能排出体外而发病。初期主要为火热、湿毒、瘀浊之邪壅滞三焦,水道不利,以实热居多;后期以脏腑虚损为主。病位在肾,涉及肺、脾(胃)、三焦、膀胱。

(1)六淫疫毒:外感六淫疫毒,邪热炽盛,肺热壅滞,膀胱湿热,入气入血,损伤肾络,气化失司,而见少尿,血尿或衄血。

(2)饮食不当:误食鱼胆、毒蕈等,致使邪毒入内,湿毒中阻,气机升降失常,内犯于肾,经络气血瘀阻,气化不行而见少尿或尿闭。

(3)意外伤害:失血失液,外科手术等导致阴血亏耗,水无化源而致尿闭不通。药物、虫毒意外伤肾,致使气血瘀滞,肾络损伤,气化失司,水液不行。

二、中医辨病辨证要点

根据患者临床主症,以尿少、恶心呕吐、水蓄膀胱为主症者,可辨为"关格"或"癃闭";以浮肿、尿少为主症者,可辨为"水肿"。

另外应区分少尿期和多尿期,少尿期以邪实为主,常见邪热、湿毒、血瘀等病理因素。病机主要为邪热、湿毒内蕴,瘀热阻滞三焦。热邪日久,耗伤气津,则可见津亏气脱。多尿期则余邪渐清,津气亏耗或肾气不足,固摄无权,尿多不禁。多尿期、恢复期以虚为主。

三、中医论治

(一)治疗原则

病变初期和少尿期以实证、热证居多,治疗以祛邪为主兼以扶正;中期及恢复期,正气受损,治疗以扶正为主兼以祛邪。注意攻伐之品不宜太过,调补脏腑气血也要顺应时机。

(二)分证论治

1.少尿(或无尿)期

实证居多,正虚邪实间或有之。其治则应立足于"急则治其标"。

(1)热毒壅滞,侵犯血营证。

证候:发热或高热,口渴,少尿或无尿,烦躁,谵语,肌肤发红斑,急性多部位出血(吐血、衄血、尿血、咯血),舌质红绛紫暗,舌苔黄焦,脉滑数或细数。

治法:清热解毒,凉血化瘀利水。

处方:清瘟败毒饮合猪苓汤加减。

方药:生石膏、生地黄、水牛角、赤白芍、知母、连翘、金银花、玄参、丹皮、甘草、鲜竹叶、生大黄、滑石、白茅根、泽泻、丹参等。

加减:若三焦火毒炽盛者,可加黄连、黄芩、黄柏、栀子;少尿无尿者,可加赤芍、泽兰、大腹皮、茯苓皮等。

(2)气虚瘀阻证。

证候:少尿或无尿,全身浮肿,食少纳呆,恶心呕吐,心悸气短,神疲体倦,面色苍白,舌质淡,舌苔白脉沉细。

治法:温阳利水,益气化瘀。

处方:参芪真武汤加减。

方药:人参、黄芪、白术、制附片、丹参、茯苓、川芎、猪苓、大黄、泽泻、益母草、刘寄奴、赤芍等。

加减:气虚较重者,可重用人参、黄芪之品,瘀血较重者,可加用桃仁、红花、丹参等药。

(3)阳明燥实证。

证候:少尿或无尿,恶心呕吐,大便秘结,口干舌燥,腹满胀痛,舌绛红苔黄燥,脉沉实。

治法:泻下通腑、生津润燥。

处方:增液承气汤加味。

方药:生大黄、芒硝、枳壳、厚朴、麦冬、玄参、生地、赤芍、桃仁、丹参等。

加减:若实热盛者,可加:牡丹皮、冬瓜仁、桃仁等;兼见水热互结之征,可加甘遂、芫花等。

(4)肾阴亏损证。

证候:舌红少津,口渴或汗出较多,舌质干燥或质红无苔,脉细数。

治法:滋阴补肾。

处方:六味地黄汤合生脉饮加减。

方药:生地、山药、山茱萸、茯苓、炒泽泻、牡丹皮、人参、麦冬、五味子等。

加减:兼见虚火上炎者,可加知母、黄柏;兼见阴虚烦躁者,可加麦冬、五味子等。

2.多尿期

病程进入多尿期,邪气渐退,正气亦衰,但亦有余邪留滞,湿热蕴结者,治宜攻补兼施,两者不可偏废。

(1)气阴两虚证。

证候:体困乏力,咽干思饮,尿多清长,舌红少津,脉细或细数。

治法:补益气阴。

处方:参芪地黄汤加减。

方药:西洋参、黄精、天麦冬、五味子、生熟地、生山药、玄参、茯苓等。

加减:若气虚重者,重用参芪等补气之品,兼见痰阻气滞者,可加用陈皮、半夏、砂仁、木香等;兼见阴虚火旺者,加用知母、黄柏、龟板等。

(2)肾阴亏损证。

证候:腰膝酸软,尿多不禁,口渴欲饮,舌质红苔少,脉细数。

治法:滋补肾阴。

处方:麦味地黄汤加味。

方药:麦冬、五味子、生熟地、山萸肉、生山药、丹皮、茯苓、知母、黄柏等。

加减:兼见视物模糊者,可加枸杞子、野菊花;兼见肝郁者,可加川楝子。

(3)湿热蕴结证。

证候:头晕心烦,纳呆恶心,口中黏腻,舌质红苔黄腻,脉沉实有力。

治法:清化湿热。

处方:黄连温胆汤加减。

方药：黄连、苍白术、半夏、陈皮、枳实、竹茹等。

加减：若湿重于热，则加用茯苓、泽泻、猪苓等；若热重于湿者，可加黄柏、龙胆草等；兼见胁痛明显者，可加用柴胡、川楝子等。

3.恢复期

此期多属脏腑虚损，气血亏耗。其治当"缓则治其本"，辨证培补，调理阴阳。

(1)气阴两虚证。

证候：身体虚弱，疲倦乏力，少气懒言，小便正常，舌红少苔或舌淡，脉细无力或涩。

治法：益气、养阴、补血。

处方：生脉散合人参养荣汤加减。

方药：黄芪、人参、麦冬、五味子、沙参、当归、白芍、生熟地、生山药、石斛、白术、茯苓、枸杞子、黄精、何首乌、百合等。

加减：若气虚重者，重用参芪等补气之品，兼见痰阻气滞者，可加用陈皮、半夏、砂仁、木香等；兼见阴虚火旺者，加用知母、黄柏、龟板等。

(2)脾肾两虚证。

证候：腰腿酸软，心悸气短，食少纳呆腹胀，小便清长，形体消瘦，舌质淡，脉沉细。

治法：益肾健脾。

处方：补中益气汤合金匮肾气汤加减。

方药：黄芪、党参、白术、麦冬、五味子、当归、山萸肉、枸杞子、丹皮、泽泻、杜仲、补骨脂、淫羊藿、巴戟天、桑螵蛸、百合等。

加减：若兼见脾虚气滞者，可加用陈皮、佛手等药；若肾阳虚重者，可加附子、肉桂、菟丝子等。

(三)中医特色治疗

(1)肾衰宁胶囊或尿毒清颗粒：具有益气健脾、活血化瘀、通腑泄浊的功效。

(2)生脉注射液：扶正固本，适用于急性肾衰竭休克阶段及多尿期的患者。

(3)中药辨证结肠透析治疗：某医院肾病科以基本方加减。常用药为：煅牡蛎、煅龙骨、大黄、牛膝。根据辨证加减。水煎至200mL，保留灌肠，每天1次，直至进入多尿期为止。

第二节　慢性肾衰竭

慢性肾衰竭(CRF)是指各种肾脏病导致肾功能渐进性不可逆性减退，直至功能丧失所出现的一系列临床症状和水、电解质、酸碱平衡紊乱、内分泌功能紊乱等一组综合征，简称慢性肾衰。尽管慢性肾脏病(CKD)发生的病因不同，但当疾病发展到最后阶段却是共同的，即肾小球硬化、肾小管萎缩、肾间质纤维化，直至肾衰竭而进入终末期肾病(ESRD)。慢性肾衰竭对人类危害极大，在21世纪已成为世界范围内继心脑血管疾病、肿瘤和糖尿病后严重威胁人类健康的一大公害。

自1980年以来，世界范围内需肾脏替代治疗的终末期肾病患者显著增加，不同国家、地区及人群的发生率不尽相同。中国目前尚无全国范围内的终末期肾病发病率的流行病学资料，依据南京地区 20 万人群的一项流行病学调查显示,终末期肾病发病率约为 568/100 万人,好发年龄为 50～60 岁。2007 年北京的一项流行病学调查显示,18 岁以上的人群中,慢性肾脏病患病率为 13.9％,GFR(肾小球滤过率)异常率为 8.7％。英国终末期肾病的新发病率为 80～100/100 万人。美国终末期肾病发病率更高,1999 年资料显示,终末期肾病的新发病率约为 315/100 万人。

古代中医文献中根据其临床以少尿或无尿、食欲缺乏、恶心呕吐、乏力、头昏或头痛、面色少华等为主要症状,多数患者可有水肿甚至全身浮肿,常将其归属于"癃闭""关格""肾风""溺毒"等范畴。《黄帝内经》最早将肾衰竭称为"癃"或"闭癃",并指出其病机以膀胱不利的实证多见。《黄帝内经·素问·六节藏象论》说"人迎与寸口俱盛四倍已上为关格,关格之脉赢,不能极于天地之精气,则死矣。"《伤寒论·平脉法》对其脉象及临床表现进行了补充"寸口脉浮而大,浮为虚,大为实,在尺为关,在寸为格。关则小便不通,格则吐逆。"《黄帝内经·素问·奇病论》所述"肾风"与肾衰竭及出现的神经系统表现有相似之处,"有病庞然如有水状,切其脉大紧,身无痛者,行不瘦,不能食,食少……病生在肾,名为肾风。肾风而不能食,善惊,惊已,心气痿者死。"《重订广温热论》提出了"溺毒上脑"的一系列临床表现"溺毒入血,血毒上脑之候,头痛而晕,视物朦胧,耳鸣耳聋,恶心呕吐,呼吸带有溺臭,间或猝发癫痫状,甚或神昏痉厥,不省人事,循衣撮空,舌苔起腐,间有黑点。"

一、病因病机

慢性肾衰竭由于是多种肾脏疾患转化而来,因其原发病的不同,病因病机也有差异,但因肾元虚衰、湿浊内蕴是其根本病机。感受外邪、饮食不当、劳倦过度、药毒伤肾常常是其诱发及加重因素。

1.久患肾病

久患肾病不愈,肾元亏虚,脾运失健,气化功能不足,开阖升降失司,则当升不升,当降不降,当藏不藏,当泄不泄,形成本虚标实之证。水液内停,泛溢肌肤而为肿,行于胸腹之间,而成胸腔积液、腹水。肾失固摄,精微下泄,而成蛋白尿、血尿;湿蕴成浊,升降失司,浊阴不降,则见少尿、恶心、呕吐。其病之本为脾肾虚衰,水湿、湿浊是其主要病理因素。但久病入络,可从虚致瘀,而见水瘀互结或络脉瘀阻。

2.感受外邪

感受外邪,特别是风寒、风热之邪是该病的主要诱发及加重因素。感受外邪,肺卫失和,肺失通调,水道不利,水湿、湿浊蕴结,更易伤败脾肾之气,使正愈虚,邪愈实。

3.饮食不当

饮食不节,膏粱厚味,脾胃更损,运化失健,聚湿成浊,水湿壅盛或可湿蕴化热而成湿热。

4.劳倦过度

烦劳过度可损伤心脾,而生育不节,房劳过度,可致肾精亏虚,肾气内伐。脾肾虚衰,则不能化气行水,升清降浊,水液内停,湿浊中阻,而成肾劳、关格之证。而肾精亏虚,肝木失养,阳亢风动,遂致肝风内扰。

总之,本病病位主要是在肾,涉及脾(胃)、肺、肝、心等脏腑,其基本病机是本虚标实,本虚以肾元亏虚为主;标实为水气、湿浊、湿热、溺毒、血瘀、肝风之证。

二、中医辨病辨证要点

慢性肾衰竭的中医辨证治疗以本虚为纲,标实为目。本虚证辨证重点在肾元不足,标实证重点从舌苔辨湿热、瘀血的程度,从大小便量辨湿浊、水气内蕴的程度来辨标实证。

三、中医论治

(一)治疗原则

慢性肾衰竭属于本虚标实之证,治疗上主要给予标本兼治,扶正祛邪。扶正治则有:益气健脾补肾、温肾健脾、滋补肝肾、补肾填髓、阴阳两补等。祛邪治则有:利水除湿、行气利水、通腑泻浊、活血化瘀、清热解毒等。

(二)分证论治

1.脾肾气虚证

证候:倦怠乏力,气短懒言,食少纳果,腰膝酸软,脘腹胀满,大便干结,口淡不渴,舌淡有齿痕,脉沉细。

治法:补气健脾益肾。

处方:六君子汤加减。

方药:党参、白术、薏苡仁、山药、茯苓、陈皮、菟丝子、川续断等。

加减:神疲肢倦加黄芪;口中黏腻无味加苍术、白豆蔻、藿香;口苦口干加黄芩、栀子;大便干结加大黄。

2.脾肾阳虚证

证候:疲乏倦怠,容易感冒,不思纳食,呕吐清水,口中尿臭,大便溏薄,小便清长,畏寒肢冷,面色㿠白或晦滞。舌偏淡体胖,有齿印,苔白而润,脉沉细或濡细。

治法:温补脾肾。

处方:济生肾气丸加减。

方药:熟附子、肉桂、干地黄、山萸肉、山药、泽泻、丹皮、茯苓、车前子、怀牛膝等。

加减:呕吐清水加桂枝、茯苓;口中尿臭加黄连、吴茱萸;不思纳食加鸡内金、神曲;大便溏薄加山药、薏苡仁。

3.肝肾阴虚证

证候:头晕,头痛,神疲乏力,腰膝酸软,动则气短,口干唇燥,手足心热,大便干燥,尿少色黄,面色少华。舌红,薄黄腻苔,脉沉细或弦细。

治法:滋肾平肝。

处方:杞菊地黄汤加减。

方药:熟地、山茱萸、枸杞子、菊花、山药、丹皮、潼蒺藜、怀牛膝等。

加减:神疲乏力加黄芪、党参;手足心热、午后潮热、口干唇燥加玄参、麦冬、石斛、龟板;大便干燥加火麻仁;尿少色黄加车前子、滑石。

4.阴阳两虚证

证候:浑身乏力,畏寒肢冷或手足心热,口干欲饮,腰膝酸软或腰部酸痛,大便稀溏或五更泄泻,小便黄赤或清长;舌胖润有齿痕,舌苔白,脉沉细。全身虚弱症状明显。

治法:温扶元阳,补益真阴。

处方:金匮肾气丸或全鹿丸加减。

方药:桂枝、附子、熟地、山茱萸、山药、茯苓、丹皮、泽泻、人参、白术、炙甘草、当归、黄芪、枸杞子、杜仲、牛膝、芡实、菟丝子、五味子、锁阳、肉苁蓉、补骨脂、巴戟天、胡芦巴、续断、覆盆子、川椒等。

加减:若服药后出现口干、手足心热明显加生地、地骨皮;便干加大黄;大便稀薄加炮姜炭、茯苓。

5.湿浊证

证候:恶心呕吐,胸闷纳呆或口淡黏腻,口有尿味。

治法:和中降逆,化湿泄浊。

处方:小半夏加茯苓汤加减。

方药:半夏、生姜、茯苓、陈皮、苏叶、姜竹茹等。

加减:若湿浊中阻,郁而化热加黄连。

6.湿热证

证候:中焦湿郁化热常见口干口苦,甚则口臭,恶心频频,舌苔黄腻;下焦湿热可见小溲黄赤或溲解不畅,尿频、尿急、尿痛等。

治法:中焦湿热宜清化和中;下焦湿热宜清利湿热。

处方:中焦湿热者以黄连温胆汤加减,下焦湿热以四妙丸加减。

方药:半夏、陈皮、茯苓、甘草、枳实、竹茹、黄连、大枣、苍术、黄柏、牛膝、薏苡仁等。

加减:湿热下注,小便黄赤加石韦、白花蛇舌草。

7.水气证

证候:面、肢浮肿或全身浮肿,甚则有胸腔积液、腹水。

治法:利水消肿。

处方:五皮饮或五苓散加减。

方药:桂枝、白术、桑白皮、陈皮、生姜皮、大腹皮、茯苓皮、猪苓、泽泻等。

加减:便溏泄泻加车前子、炒白术。

8.血瘀证

证候:面色晦暗或黧黑或口唇紫暗,腰痛固定或肢体麻木;舌紫暗或有瘀点瘀斑,脉涩或细涩。

治法:活血化瘀。

处方:桃红四物汤加减。

方药:桃仁、红花、当归、赤芍、熟地、川芎等。

加减:恶心呕吐加姜竹茹;不思饮食加鸡内金、神曲。

9.肝风证

证候:头痛头晕,手足蠕动,筋惕肉瞤,抽搐痉厥;舌淡红,苔白或腻或微黄,脉弦。

治法:镇肝息风。

处方:天麻钩藤饮加减。

方药:天麻、钩藤、生石决明、川牛膝、桑寄生、杜仲、山栀、黄芩、益母草、朱茯神、夜交藤等。

加减:浮肿尿少加泽泻。

(三)中医特色治疗

1.专方专药

(1)抗纤灵冲剂:本方由丹参、制大黄、桃仁、当归、牛膝等组成,能促进胶原降解,促进肾内胶原分解代谢,减少肾内的胶原含量,改善肾脏纤维化,延缓肾功能恶化。

(2)肾衰冲剂:本方由党参、丹参、黄连、附子、制大黄等组成,对 5/6 肾切除诱发的 CRF 动物能明显改善肾组织结构,增加肾小球数量,改善肾小管功能,延缓肾衰竭进展。

(3)肾康灵冲剂:本方由人参、黄芪、枸杞子、淫羊藿、丹参、益母草、大黄、石韦、车前子组成,可降低红细胞免疫复合物花环,改善红细胞免疫功能。

2.特色治疗

(1)肾区中药热熨法:选用益母草、川芎、红花、透骨草、白芷、丹参,将药用水浸潮,置布袋中,用蒸锅蒸后将药袋直接热敷于双肾区,外加热水袋保温。该方法通过温热之力使药力直达病所,可显著改善尿毒症患者腰痛、腰酸症状,使尿量明显增加。

(2)中药足浴发汗法:选用川椒、红花、苍术、细辛、防风、羌活、独活、麻黄、桂枝、艾叶,加水煮沸沐足,使药物渗入经穴,借助汗液排出部分毒素来达到治疗目的。

(3)隔药灸疗法:取补肾健脾、温肾壮阳、活血化瘀中药附子、肉桂、黄芪、当归、补骨脂、仙茅、生大黄、地龙等加工成粉,用摇饼模具按压成饼。取穴进行隔药灸,结合血液透析,在降低血肌酐方面起一定作用。

(4)保留灌肠法:经典灌肠方为大黄、煅牡蛎、蒲公英。一般多配合清热解毒、活血化瘀、行气导滞的中药。

(5)中药全结肠透析:应用全结肠透析机进行中药全结肠透析治疗慢性肾衰竭,疗效较传统中药保留灌肠疗效好,无明显不良反应。

第十二章 内分泌及代谢系统疾病中医诊治

第一节 甲状腺功能亢进症

甲状腺功能亢进症,简称"甲亢",归属于甲状腺毒症范畴,甲状腺毒症是指血循环中甲状腺激素过多,引起以神经、循环、消化等系统兴奋性增高和代谢亢进为主要表现的一组临床综合征。其中由于甲状腺腺体本身功能亢进,合成和分泌甲状腺激素增加所导致的甲状腺毒症称为甲状腺功能亢进症。临床表现以高代谢综合征、神经兴奋性增高、甲状腺弥散性肿大、不同程度的突眼为特征,是内分泌系统常见的一大类疾病。各年龄段均可发病,尤以 20～40 岁女性多发,据统计本病发病率为 0.5%～1%。随着我国经济的迅速增长,社会竞争激烈、家庭及工作压力的不断增大,以及饮食结构的改变,本病发病率呈日益上升趋势。

甲亢属于中医的瘿病范畴,但两者之间并不相等。临床上可根据相关突出症状将其归为"心悸"(伴甲亢性心脏病者)、"自汗"(伴泌汗功能异常者)、"消渴"(伴多饮、多食、形体消瘦者)等,更符合辨证论治的需要。甲亢病机复杂,临床表现多样,目前提倡采用中西医结合的治疗方法,取长补短,可收到较为满意的疗效。

一、病因病机

本病虽归于"瘿病"范畴,但中医的"瘿"是指甲状腺肿大。宋《三因方·瘿瘤证治》将"瘿"分为石、肉、筋、血、气五瘿。文中描述的五种瘿病形态既包括甲亢性甲状腺肿,也有其他颈部肿瘤,故治疗时应注意辨析。

历代医家多把"瘿病"责之于肝,强调气滞、痰浊、瘀血等邪实因素为瘿病的主要病机。近年来随着对甲亢的研究不断深入,越来越多的医家认为,先天禀赋不足,如素体阴亏,阴虚阳亢,加之情志刺激导致人体气血阴阳平衡紊乱为诱因,变生阴虚火旺、气阴两虚、阴损及阳等诸症,病程可夹杂痰瘀为患。其病位涉及肝、肾、心为主;初起多实,病久则由实致虚,尤以阴虚、气虚为主,以致成为虚实夹杂之证。

1.先天肝肾阴虚

先天禀赋不足、肝肾阴虚是甲亢发病的内在基础。由于先天肝肾不足,脏腑失养,故阴虚之人尤易徒生虚火,扰神动怒,日久便灼津成痰,从而痰凝气结血瘀,发为瘿病。甲亢中期随着病情的发展,肝郁化火或痰郁结火,阴伤阳亢;痰气、瘀血及火热之邪,与阴液耗伤互为因果,阴虚则痰火愈结愈炽,进一步耗伤阴液,形成恶性循环。如《证治汇补·惊悸怔忡》记载:"有阴气内虚,虚火妄动,心悸体瘦,五心烦热,面赤唇燥,左脉微弱或虚火无力者是也。"而妇人之所以好发,是以肝血为先天,若先天天癸亏虚,冲任失充,更兼妇人经、带、胎、产、乳等影响肝经气血,每遇情志不遂等诱因,更易发病。《临证指南医案》云:"女子以肝为先天,阴性凝结,易于怫郁。"现代西医研究证实,甲亢与甲状腺的自身免疫反应及遗传因素密切相关,与此甚为契合。

2.情志失调

甲亢的发生,其后天因素多由患者恼怒忧思,久郁不解或突受精神刺激,情志不遂,肝失疏泄,气郁痰凝;或肝气横逆犯脾,脾失健运,聚湿成痰,痰气交阻;而五志过极易化火伤阴,灼津成痰,气血不畅,则痰瘀互结,交阻颈前,渐起瘿肿。而甲亢病情进退又与情志变化密切相关。《诸病源候论·瘿候》言:"瘿者,由忧恚气结所生。"《圣济总录》言:"瘿病,妇人多有之,缘忧恚有甚于男子也。"由于女性容易受到情绪的影响,故其较男性更易罹患甲亢。

3.饮食水土失宜

长期嗜食肥甘厚味或偏嗜辛辣刺激之物,一则脾胃受损,聚湿生痰;二则辛辣之品,助生胃火,肝胃火盛,灼津成痰,终致瘿病发生。瘿病发生与水土因素也有极为密切的关系,对此古人亦有观察。《吕氏春秋·尽数篇》载曰:"轻水所,多秃与瘿人。"《诸病源候论·瘿候》曰:"诸山水黑土中,出泉流者,不可久居,常食令人作瘿气,动气增患。"以上各论均说明本病的发生与地理环境有一定关系。

4.失治误治,他病转化

甲亢也可由其他医源性因素导致,如过用益火伤阴药物,而致肝肾阴虚阳亢;或甲减治疗用药过度;也可因过用高碘中药或长期服用抗心律失常、慢性咽炎的高碘药物等而诱发。这在用药泛滥的当今社会并不少见,需加强关注。他病转化者,如甲状腺炎早期未得到正确治疗或甲减过度治疗等,均可导致甲亢。

二、治疗

(一)中医辨证分型治疗

1.气郁痰结

症候特点:精神抑郁,胸闷胁痛,手指震颤,颈前肿胀,眼突,舌质红,苔薄黄或黄腻,脉弦滑。

治则:疏肝理气,化痰散结。

方药:丹栀逍遥散合海藻玉壶汤加减(柴胡、当归、白芍药、白术、茯苓、丹皮、栀子、青皮、川芎、半夏、浙贝母、连翘、海藻、昆布、甘草)。

加减:若热象明显,可减少当归、白术用量,以防温燥。热扰心神,而见心悸失眠者,加生地黄、百合、夜交藤。

2.肝火旺盛

症候特点:烦躁易怒,怕热汗多,口苦口干,多食易饥,颜面烘热,手指震颤,眼突颈大。舌质红,苔黄,脉弦数。

治则:清肝泻火。

方药:龙胆泻肝汤加减(龙胆草、夏枯草、黄芩、栀子、生地黄、当归、柴胡、知母、白芍药、石斛、玉竹、甘草)。

加减:热扰心神者,重用生地黄,加酸枣仁、夜交藤、丹参;手指颤抖明显者加钩藤、石决明、白蒺藜;多汗甚加浮小麦、五味子;兼大便秘结者,酌用大黄或增液承气汤通腑泻热。

3.阴虚火旺

症候特点:五心烦热,心悸汗出,烦躁易怒,失眠多梦,多食易饥,眼突手颤,颈前肿大。舌红少苔,脉弦细数。

治则:滋阴清热,养心柔肝。

方药:天王补心丹加减(生地黄、玄参、麦门冬、天门冬、当归、丹参、太子参、茯苓、五味子、酸枣仁、柏子仁、远志、朱砂、桔梗、牡蛎)。

加减:肝阴虚明显者,加白芍药、枸杞子;阴虚内热,烦热汗多者,可加栀子、知母。胃阴不足,多食易饥明显者,可加玉竹、石斛。

4.气阴两虚

症候特点:心悸怔忡,汗出气短,手足心热,手指震颤,颈大眼突,饥不欲食,消瘦,神疲乏力,失眠,虚烦潮热或渴不欲饮,腹胀脘闷,大便溏薄或头晕耳鸣,腰酸齿摇或足跗水肿。舌质红或红绛或淡红,苔少。脉细而无力或细数无力或缓而无力或结代促。

治则:益气养阴。

方药:生脉散加味(太子参、麦门冬、五味子、黄芪、茯苓、陈皮、柴胡、甘草)。

加减:心气阴两虚明显者,可合归脾汤加减。脾虚为主者,可合四君子、补中益气汤加减;肾虚明显者可合六味地黄丸加减;足跗水肿者,可在益气养阴的基础上加用泽泻子、茯苓、猪苓、车前子等;瘀血明显者,可合桃红四物汤加减。

(二)中成药治疗

1.龙胆泻肝丸

清肝胆,利湿热。适用于肝火旺盛者,每次 6 克,每天 2 次。

2.丹栀逍遥胶囊

疏肝健脾,解郁清热,适用于气郁痰结者,每次 4 粒,每天 2 次。

3.天王补心丹

适用于阴虚火旺者,每次 8 丸,每天 2 次,口服。

4.生脉饮口服液

适用于气阴两虚者,每次 1 支,每天 3 次,口服。

(三)古今效验方治疗

十全流气饮(《外科正宗》)

组方:陈皮、赤茯苓、乌药、川芎、当归、白芍药各3g,香附2.4g,青皮1.8g,甘草1.5g,木香0.9g。

服法:上药加生姜 3 片,大枣 2 枚,用水 400mL,煎至 320mL,空腹时服。

主治:忧思抑郁,致生气瘿、肉瘤,皮色不变,日久渐大者。

（四）针灸疗法

1.针刺疗法

主穴：a.气瘿、三阴交、复溜；b.上天柱、风池。

配穴：a.痰热甚者，加丰隆、合谷、脾俞；阴虚火旺者，加间使、神门、太冲、太溪；气阴两虚者，加内关、足三里、关元、照海；阴阳两虚者，加命门、肾俞、关元、太溪。b.攒竹、丝竹空、阳白、鱼腰。

操作方法：①主穴和配穴之 a 组用于甲亢之高代谢症状。每次选用 3～4 穴，气瘿穴进针后，针体作倾斜 45°角，刺入腺体 1/2 以上，再在两侧各刺 1 针；四肢穴根据病情虚实需要决定提插补泻手法。②主穴和配穴之 b 组用于甲亢性突眼。刺入上天柱穴和风池穴，针尖向鼻尖作 70°内斜，进针 1.3～1.5 寸，用徐出徐入手法，使针感到达眼区；攒竹、丝竹空、阳白三针齐刺，透向鱼腰。以上各穴留针 15～30min，每日或隔日 1 次，50 次为一疗程。

（注：气瘿穴位置，相当于天突穴，视甲状腺肿大程度而稍有出入；上天柱穴位置，天柱穴直上 5 分。）

2.电针疗法

主穴取阿是穴（肿大甲状腺外侧），配穴随症加减。如心悸失眠者，配以太阳、内关、神门。针刺后针尾接上电脉冲理疗仪的电极板，以直流电 25V 对阿是穴行强刺激。各配穴予中等强度刺激。每次刺激时间为 30～40min。每日 1 次，18 次为一疗程，疗程间隔 7d。

3.穴位注射

针对甲亢性突眼治疗。可取双侧上天柱穴，用透明质酸酶 1500U 加醋酸可的松 25mg 为单次注射量，进针后逐步向前送针至 1～1.5 寸深，略加提插，待针感向同侧眼部或头部放射，缓慢推入药液。隔日 1 次，10 次为一疗程。停治 10d 后，再作下一疗程，一般用 1～3 个疗程。

4.艾灸疗法

主要是针对甲亢日久，阴损及阳，阴阳两虚者。艾灸可补阳益阴。取背部相应俞穴，如肝俞、肾俞等，以及命门、关元、气海等，施以艾条温和灸或隔附子饼灸，每次 5～7 壮。

5.埋线疗法

(1)简易埋线法：适于心肝火旺，偏实证的患者。

操作方法：取双侧肝俞、心俞穴。常规消毒后局麻，用 12 号腰椎穿刺针穿入羊肠线 1.5～2cm，刺入穴位得气后埋入羊肠线，以无菌干棉球按压片刻，外敷创可贴，两周 1 次，4 次后，间隔两个月再埋线 4 次。

(2)挑筋割脂埋线法：适于甲亢症状顽固，西药治疗疗效不佳或副反应明显者。

操作方法：主穴：阿是穴、喉 2、喉 3、喉 4、喉 6、喉 7、肝俞、鸠尾；配穴：心悸者加膻中、巨阙，消谷善饥者加中脘。（喉 2 点的位置：颈部正中线上，从甲状软骨结节上的凹陷正中至胸骨柄上切迹正中上 1 寸处的连线上 1/3 折点处。喉 3 点的位置：颈部正中线上，从甲状软骨结节上的凹陷正中至胸骨柄上切迹正中上 1 寸处的连线下 1/3 折点处。喉 4 点的位置：即胸骨柄上切迹正中上 1 寸处。喉 6 点的位置：人迎穴直下，与喉 2 点相平。喉 7 点的位置：人迎穴直下，与喉 3 点相平。）

6.挑筋法

患者仰卧,上述穴位常规消毒局麻后,用专用针具(如:Ⅰ型针挑针)横刺表皮,翘高针尖,抬高针体,左右摇摆,拉断挑起表皮,再挑出一些有黏性的皮下纤维,反复多次,直至把针口半径为 0.25cm 范围内的纤维挑完为止。操作完毕,创口涂上碘酊,外贴无菌小纱垫。

7.割脂埋线法

取鸠尾穴时患者仰卧,取肝俞穴时患者俯卧。穴位常规消毒后局麻,铺洞巾,先用手术刀于矢状方向切开皮肤长约 1cm,再用止血钳分离刀口周围皮下组织,范围 2～3cm,割去少许皮下脂肪;然后将准备好的 2 号羊肠线 4～5cm,打成小结放入穴位皮下,缝合刀口,消毒后外贴无菌纱块,5d 后拆线。

挑筋每次取 1～2 个主穴或配穴,开始每日挑 1 次,待常规点挑完后,可隔 3～5d 挑 1 次,10 次为一疗程,第一及第二疗程结束时,分别于鸠尾穴和肝俞穴做割脂埋线疗法 1 次。一疗程未改善者,休息 10d 再行下一疗程。

(五)推拿治疗

1.甲亢瘿肿治疗

(1)气郁痰阻型:点按肝俞、心俞,揉拿手三阳经,点按内关、合谷,分推胸胁,点按天突、天鼎、天容。

(2)痰瘀互结型:揉拿手三阴经,点按内关、神门,推脾运胃,点按天突、水突、天容,提拿足三阴经,点按三阴交、丰隆。

注:可采用逆经重按手法,达到泄热益阴,调节阴阳的目的。点按天突穴时,配合频咽唾液 3min。

2.甲亢伴周期性麻痹治疗

上肢拿肩井筋,揉捏臂臑、手三里、合谷部位肌筋,点臂臑、曲池等穴,搓揉臂肌来回数遍。下肢拿阴廉、承山、昆仑筋,揉捏伏兔、承扶、殷门部肌筋,点腰阳关、环跳、足三里、委中、解溪、内庭等穴,搓揉股肌来回数遍。(注:手法刚柔并济,以深透为主。每日一次,7d 为一疗程。)

3.甲亢足部推拿

(1)足底部反射区:头部(大脑)、脑垂体、小脑及脑干、三叉神经、颈项、眼、甲状腺、甲状旁腺、肝、心、脾、肾上腺、肾、输尿管、膀胱、胃、胰、十二指肠、盲肠(阑尾)、回盲瓣、升结肠、横结肠、降结肠、乙状结肠及直肠、小肠、肛门、生殖腺。可用拇指指端点法、示指指间关节点法、钳法、拇指关节刮法、示指关节刮法、双指关节刮法、拳刮法、拇指推法、擦法、拍法、拳面叩击法等手法刺激。

(2)足内侧反射区:颈椎、尿道及阴道。可用拇指推法、示指外侧缘刮法等手法刺激。

(3)足外侧反射区:生殖腺。可用示指外侧缘刮法、拇指推法、叩击法等手法刺激。

足背部反射区:上身淋巴结、下身淋巴结、胸部淋巴结(胸腺)、扁桃体。可用拇指指端点法、示指指间关节点法、示指推法等手法刺激。

(六)中药外治法

1.湿敷法

针对瘿病痰瘀互结者,热毒较盛者,本方有活血化瘀,清热散结之功。药用:黄药子 30g,

生大黄 30g,全蝎 10g,僵蚕 10g,土鳖虫 10g,重楼 15g,明矾 5g,蜈蚣 5 条。上药共研细末,备用。用时以醋、酒拌敷于患处,保持湿润,每 3d 换药 1 次,7 次为一疗程。

2.膏贴法

针对瘿肿硬结,顽固不消者,本方有温经通络,活血散结之功。药用川乌 60g,草乌 50g,乳香 60g,没药 60g,急性子 160g,三七 30g,麻黄 30g,肉桂 30g(后下),全蝎 30g,白芷 60g,川芎 30g,生马钱子 30g,丁香 30g,紫草 30g。将上药置于 3600mL 芝麻油中煎至药枯,滤净,加热至 240℃ 撤火,兑入加热之章丹 1200g,搅匀,凝结后放入冷水中浸 15～20d,每日换水一次。用时加温摊纸或布上,大者 5～6g,小者 2～3g,做成膏药,外贴,5～7d 换药一次。

第二节　甲状腺功能减退症

甲状腺功能减退症(简称甲减)是由各种原因导致的低甲状腺激素血症或甲状腺激素抵抗而引起的全身低代谢综合征,其病理特征是黏多糖在组织和皮肤堆积,表现为黏液性水肿。普通人群的患病率为 0.8%～1.0%。

本症有两种分类方法。一种是根据病变部位分类:由于甲状腺腺体本身病变引起的甲减称原发性甲状腺功能减退症;由于下丘脑和垂体疾病引起的促甲状腺激素释放激素(TRH)或促甲状腺激素(TSH)分泌减少,称为中枢性甲状腺功能减退症,其中由于下丘脑疾病引起的,称为三发性甲状腺功能减退症;由于甲状腺激素在外周组织发挥作用缺失,称为甲状腺激素抵抗综合征。另一种分类方法是根据病变的原因分类,例如药物性甲减、[131]I 治疗后甲减、手术后甲减和特发性甲减等。

本病在中医无专有病名,根据临床表现,一般归属于"虚劳"范畴,但根据其并发症的不同,又可归属于"水肿""五迟"等范畴。

一、病因病机

1.先天不足

肾为先天之本,主骨生髓。在胎儿期,因母体体弱多病,气血亏虚,胎儿失养;或其母进食有毒食物,影响了胎儿的发育,以致先天肾气不足,致五脏形体失养,脑髓失充,故见形体发育迟缓,智能发育迟滞,发展为呆小症。

2.饮食不当

由于饮食不洁、饥饱失常或过食生冷,损伤脾胃,中气不足,运化失常,饮食水谷不得运化,痰饮内生;痰湿壅盛,阻碍气机,损伤脾阳。脾为后天之本,脾阳虚弱,久则肾失滋养,以致脾肾双亏,而见食欲缺乏、畏寒肢冷、嗜睡懒动、全身水肿等症状。

3.情志刺激

由于精神刺激,致肝气郁结,而见精神抑郁、沉默懒言。若肝郁脾虚,运化失常,内生痰湿;或脾虚气弱,正气亏虚,气虚无力,致气虚血瘀,痰瘀互结,经隧被阻,血水不利,则见水肿、闭经等症状。

4.烦劳过度

过度劳累,房室不节,纵情色欲,损伤肾气,肾阳不足,命门火衰,则气化无力,开阖不利,水湿内停,肾虚水泛,水气凌心,则出现心阳虚衰,故见气促、心悸、胸闷胸痛,神情淡漠、痴呆等症。

5.手术创伤或药物中毒

由于施行瘿病切除手术或服用某些有毒药物,损伤人体正气,导致脏腑失养,功能衰退,可表现为一派虚损症候。

本病的病理关键为阳气虚衰。盖肾为先天之本,且为真阳所居,人身五脏诸阳皆赖肾中元阳以生发。呆小症及发于胎儿者,乃系肾虚之由。真阳虚微以致形寒神疲,可见命门火衰之象。但甲状腺激素之不足是基本病因,激素是属阴精,故其病理尚涉及肾精不足,阳虚之象是"无阴则阳无以生"的病理表现,是阴病及阳所致。部分患者有皮肤干燥、粗糙、大便秘结、舌红苔少等症,也是阴精不足之象,甚则出现肾阴阳两虚之候。此外,肾阳虚衰,不能温暖脾土,则脾阳亦衰,肌肉失之荣养,而见肌肉无力或有肢体肌痛。且脾主统血,脾虚则血失统藏,女性可见月经紊乱、崩漏等症,常伴有贫血。肾阳不足,心阳亦鼓动无力,而见心阳虚衰之候,以脉来沉迟或缓多见,至此全身温煦之功能更差,以致肢冷、体温下降,甚则津血失运,聚而成湿、成饮、成痰而见肌肤水肿。

总之,甲减之病,主要病机在于虚损。先天禀赋不足、后天失养、积劳内伤、久病失于调补是发病的主要原因。其主要病位在肾,涉及心、脾两脏。按病情发展演变可分为气血两虚、脾肾阳虚、心肾阳虚、阴阳两虚等。

二、治疗

历来认为,甲减的病机主要为阳虚,病位主要在肾,因此患者常常可出现肾阳虚所致的神疲、记忆力减退、嗜睡、毛发脱落、性功能减低等临床表现。临证之时,除明显阳虚见症外,甲减患者多见情绪低落、心烦失眠、颈前肿大等表现,说明甲减亦有肝郁气滞、兼夹痰瘀之病理存在。因此,在处理甲减本虚与标实的关系时,要把握肾虚为本、邪实为标的原则,视病因、病位、病性之不同而灵活论治。

(一)辨证论治

1.肾阳虚证

主症:腰膝酸软,神疲乏力,畏寒肢冷,动作迟缓,反应迟钝,毛发稀疏脱落,性欲减退,男子可见阳痿、滑精、早泄,女子可见宫寒不孕、白带清稀量多、月经不调,小便清长或遗尿,大便溏,舌淡苔白,脉沉细无力等。

治法:温肾助阳,益气驱寒。

方药:桂附八味丸化裁。黄芪15g,党参20g,熟附子9g,肉桂9g,肉苁蓉9g,熟地黄15g,山茱萸15g,山药15g,茯苓15g,泽泻15g。

化裁:若有血瘀征象,可加丹参、桃仁活血通脉;若有少许湿象,可加少许泽泻、车前子等。

2.脾肾阳虚证

主症:见形寒肢冷,腰腹冷痛,神疲乏力,少气懒言,嗜睡健忘,肢体浮肿,表情淡漠,反应迟钝,耳鸣耳聋,五更泄泻或完谷不化,舌淡胖有齿痕,苔白滑,脉沉细无力等。

治法:温中健脾,扶阳补肾。

方药:补中益气汤或香砂六君丸合四神丸加减。黄芪 15g,党参 10g,白术 12g,茯苓 15g,熟附子 9g,补骨脂 15g,吴茱萸 6g,升麻 6g,当归 10g,砂仁 3g(后下),陈皮 6g,干姜 4 片,红枣 4 枚。

化裁:临床应用如腹胀食滞者,可加大腹皮、焦三仙等;纳食减少,可加木香、砂仁;黏液性水肿患者脾肾阳虚证多见,此时可用茯苓、泽泻、车前子等,但需在补肾健脾的基础上应用,不可猛然攻逐水饮,可加白芷、柴胡;妇女月经过多,可加阿胶、三七。

3.心肾阳虚证

主症:神疲乏力,畏寒肢冷,胸闷气促,心悸心慌,朦胧昏睡或是失眠,肢体浮肿,腰膝酸软,小便不利,舌质淡,舌体胖大,苔白滑,脉沉细或脉迟缓等。

治法:温补心肾,强心复脉。

方药:真武汤合炙甘草汤加减。黄芪 15g,党参 12g,熟附子 9g,桂枝 9g,茯苓 15g,白芍药 15g,猪苓 15g,杜仲 12g,生地 10g,丹参 15g,生姜 30g,甘草 15g。

化裁:对心动过缓者,可酌加麻黄 6g、细辛 3g;若脉迟不复或用参附汤、生脉散,并酌加细辛用量。

4.阳虚湿盛

主症:除具有脾肾阳虚的证候外,又见周身负重,双下肢为甚,小便量少,胸腹满闷、周身沉重、酸软乏力,舌体胖大而淡嫩,苔白腻,脉沉迟无力。

治法:温阳益气,化气行水。

方药:真武汤合五苓散化裁。党参 15g,黄芪 60g,白术 15g,茯苓 30g,茯苓皮 30g,猪苓 30g,陈皮 9g,厚朴 9g,车前子 30g(包煎),干姜 10g,桂枝 10g,熟附子 12g,淫羊藿 15g,白芍 12g,炙甘草 6g。

化裁:小便不利,全身肿甚,气喘烦闷,可加葶苈子、川椒目、泽兰;如腰膝酸软,神疲乏力,可合用济生肾气丸。

5.阴阳两虚

主症:畏寒肢冷,眩晕耳鸣,视物模糊,皮肤粗糙,小便清长或遗尿,大便秘结,口干咽燥,但喜热饮,男子阳痿,女子不孕。舌淡苔少,脉沉细。

治法:温润滋阴,调补阴阳。

方药:以六味地黄丸、左归丸等化裁。熟地黄 15g,山药 15g,山萸肉 12g,黄精 20g,菟丝子 9g,淫羊藿 9g,肉苁蓉 9g,何首乌 15g,枸杞子 12g,女贞子 12g,茯苓 15g,泽泻 15g。

化裁:若大量滋阴药物使用后,大便仍干结难下者,可酌加火麻仁、枳实;若阳虚明显者,可加附子、肉桂;阴虚明显者,加生地黄、生脉散等;本方阴柔滋腻之品较多,久服恐易滞碍脾胃,故宜加入陈皮、砂仁。

(二)特色专方

1.加味肾气汤

肉桂 3g,制附片 10g,熟地 10g,山萸肉 10g,淮山药 10g,云苓 15g,丹皮 10g,泽泻 10g,当归10g,川芎10g,每日1剂,水煎,早晚2次温服。此方可通过调整原发性甲状腺功能减退症肾阳亏虚证患者的免疫功能,纠正异常的甲状腺激素水平,改善内分泌代谢紊乱的病理状态,从而改善临床症状,取得较满意疗效。

2.温肾补阳方

肉苁蓉20g,淫羊藿15g,补骨脂20g,黄芪20g,炒白术15g,女贞子15g,墨旱莲12g,熟地30g,甘草10g等。辨证加减:倦怠乏力重者加党参15g;面部浮肿较盛者加茯苓20g,薏苡仁30g,车前子15g;下肢肿甚者加泽兰30g,泽泻30g。上药加水泡0.5h,然后煎两次取汁200mL,1剂/天,早晚分温服。临床研究表明温肾补阳方联合小剂量优甲乐,在减少甲状腺激素服用量的同时,能够显著改善患者症状及体征,降低血清中TSH含量,值得临床推广。

3.右归丸加减

(制)附子9g(先煎),肉桂3g(后下),熟地黄12g,山茱萸12g,枸杞子12g,山药15g,黄芪30g,党参15g,肉苁蓉15g,丹参15g,炙甘草6g。苔腻去熟地黄;下肢浮肿加牛膝、车前子、葶苈子;脘痞纳呆加茯苓、白术、生姜;胸闷心悸加瓜蒌皮、薤白、半夏;长期便秘加当归、枳壳、升麻;记忆减退加菟丝子、鹿角胶、(制)何首乌。每天1剂,水煎分2次温服。两组均治疗3个月。临床研究提示运用中医温补肾阳法联合小剂量甲状腺素治疗老年甲减,在临床症状及实验室指标方面的改善效果均优于单纯小剂量甲状腺素,可供临床借鉴。

4.温阳益气活血方

黄芪30g,熟附子12g(先煎),白术15g,茯苓15g,山药15g,淫羊藿15g,肉苁蓉12g,熟地24g,枸杞子12g,丹参18g,川芎15g,炙甘草6g,水煎300mL,分早晚饭后30min温服。治疗2个月为1个疗程。临床观察表明温阳益气活血方在改善患者临床症状、体征及甲状腺功能等方面均有良好的疗效,优于单用西药的效果,且无明显毒副作用。

5.补肾填精方

制何首乌50g,黄芪30g,熟地黄25g,淫羊藿10g,菟丝子10g,仙茅10g,肉桂10g,党参20g。若阳虚畏寒明显者,加附子10g;若性功能衰退者,可加巴戟天10g,阳起石10g;若脾虚泄泻者,加补骨脂15g,白术15g;兼有浮肿者,可酌加泽泻15g,茯苓15g;兼大便秘结者,则配肉苁蓉10g,并以生地黄易熟地滋阴润下;若颈部有瘿瘤者,可加牡蛎、浙贝母、玄参各20g。临床上应用总有效率可达97.6%,值得参考。

6.九味暖肾汤

熟地30g,淮山药30g,山萸肉10g,补骨脂10~15g,肉桂6~9g,泽泻10g,肉豆蔻10g,鹿角片10g,吴茱萸10g。用此方治疗56例甲减患者,并设对照组以甲状腺素片治疗42例;结果显示,西药激素替代治疗疗效与中药九味暖肾汤疗效比较无显著性差异,但中药疗程短,疗效稳定,症状完全消失者停药后随访2年未复发。

7.益气温阳消瘿煎剂

黄芪30g,人参10g,五味子15g,麦冬15g,巴戟天10g,补骨脂10g,桂枝8g,干姜5g,三棱5g,莪术5g,大枣4枚,炙甘草5g,每天1剂,分早晚服用。3个月为1个疗程,连续2个疗程。此方对内分泌腺体功能可起促进调节作用,可改善残存甲状腺分泌功能,使甲状腺激素分泌量增加而减少外源性甲状腺素的用量。临床观察表明,益气温阳消瘿煎剂联合左甲状腺素钠片治疗原发性甲减的临床疗效确切,可为临床医师用药提供参考。

8.参芪附桂汤

黄芪 40～60g,党参 20～40g,肉桂粉 3～6g,附片 6～9g,熟地 20～30g,炙甘草 5～10g,腹胀便秘者加肉苁蓉、当归各 20g;嗜睡懒言者加升麻 10g;毛发稀疏脱落者加首乌 15g,枸杞子 20g;面浮肢肿者加茯苓 20g,生姜、白术各 10g。每日 1 剂,分 2 次温服,1 月为 1 疗程,一般 2～3 疗程。此方可补肾暖脾,益气消阴。能改善甲减患者的临床症状,调整激素水平。

9.补中益气汤加味

由补中益气原方(黄芪,人参、白术、甘草、当归、陈皮、升麻、柴胡)加入夏枯草、连翘、王不留行、莪术、浙贝母几味药,并重用黄芪之量而组成,此方临床应用多年,治疗甲减,收到良好的疗效,可供参考。

10.温阳化浊膏

人参 90g,黄芪 300g,制附子 60g(先煎),肉桂 30g,杜仲 150g,补骨脂 120g,淫羊藿 150g,菟丝子 150g,肉苁蓉 150g,巴戟天 150g,紫河车 90g,熟地黄 300g,枸杞子 150g,黄精 150g,当归 120g,白芥子 300g,石菖蒲 180g,青皮 90g,陈皮 120g,薏苡仁 150g,白术 150g,苍术 90g,茯苓 150g,川芎 150g,赤芍 150g,神曲 150g,红景天 60g,灵芝 90g,阿胶 180g,鹿角胶 150g。此方系山东知名内分泌专家何刚教授开创,方中药物除阿胶、鹿角胶外,其余药物加水煎煮 3 次,滤汁去渣,合并滤液,加热浓缩为清膏,再将阿胶、鹿角胶加适量黄酒浸泡后隔水炖烊,冲入清膏和匀,最后加蜂蜜 300g 收膏即成,每次 15～20g,每日 2 次,开水调服。若心阳虚证明显者,加桂枝、薤白等;脾阳虚证明显者加干姜、砂仁等;阴虚证明显者去附子、肉桂,加生地黄、山萸肉、麦冬、龟甲等;水湿证明显者加猪苓、泽泻、冬瓜皮等;痰浊证明显者去附子,加半夏、莱菔子等;血瘀证明显者加丹参、桃仁、红花等。临床上应用此方,初期可联合甲状腺激素使用,待甲状腺的分泌功能逐渐恢复稳定,可撤掉甲状腺激素,最后再以中药收功。

(三)中药成药

1.心脑血脉宁

此药以健脑宁心、益气养血通络为法则,从而改善脑疲劳,调节脑垂体功能。心脑血脉宁为纯中药制剂,主要由黄芪、丹参、茺蔚子、当归、川芎、赤芍、水蛭等组成,具有益气、养血、通络之功效,临床见效快且佳。

2.扶正消瘿合剂

主要由仙茅、淫羊藿、黄芪、柴胡、浙贝、当归、云苓、泽泻、杭芍、牛膝等药物组成。每次服用 20mL,每日 3 次。可温补肾阳,益气调肝,温通泄浊。

3.抑减胶囊

由仙茅、淫羊藿、泽泻、巴戟天、炙黄芪各 15g,夏枯草、茯苓各 30g 等药物组成,每次 3 粒,日 3 次。可补肾壮阳、活血化瘀,主要用于治疗肾阳虚型甲减。

4.金匮肾气丸

由干地黄、山药、山茱萸、泽泻、茯苓、丹皮、桂枝、炮附子所组成。功效温补肾阳。适用于甲状腺功能减退症之各种证型。用法:每次 10g,日 2 次,开水或淡盐汤送下。

5.右归丸

由熟地黄、附子(炮附片)、肉桂、山药、山茱萸(酒炙)、菟丝子、鹿角胶、枸杞子、当归、杜仲(盐炒)组成,可温补肾阳,填精止遗,适用于肾阳虚或脾肾阳虚型甲减患者。

6.金水宝

由冬虫夏草的人工发酵菌丝体制成。能补虚损、益精气,服用方法为每天 3 次,每次 3 片。适用于脾肾阳虚证甲减,可增加临床疗效。

7.参鹿片

由鹿角片 4.5g、淫羊藿 30g、党参 12g、锁阳 12g、枸杞子 9g 等组成,每日 3 次,每次 5 片,连续服用 3 个月为 1 个疗程。

8.温阳片

由制附子、干姜、肉桂、党参制成,适用于阳虚型甲减患者,经临床观察可提高甲状腺激素水平。

9.甲荣康片

由人参、淫羊藿、鹿角霜、肉桂、熟大黄、香附、当归、车前子、海藻、荷叶等组成,每次服用 5 片,每日 3 次,8 周为一个疗程。甲荣康片不仅可以有效地改善甲减患者的症状和体征,而且具有较好地提高甲减患者的基础代谢率(BMR)、升高血清 T_3、T_4、FT_3、FT_4,降低 TSH,降低血脂、改善血液流变学的作用,同时还具有改善皮质醇等其他内分泌激素紊乱的作用。临床研究结果显示甲荣康对甲减患者的临床总有效率为 83.3%。

(四)针灸疗法

1.传统针刺疗法

(1)体针针刺法:本病以肾脏虚损为其根本,主要累及脾、心、肝三脏,血瘀、痰湿是其病标。取穴:主穴取气海、脾俞、肾俞、心俞、足三里。畏寒、肢冷、乏力加灸大椎、命门、身柱;水肿、尿少加针刺关元、阴陵泉、丰隆、灸关元、神阙;腹胀、便秘加天枢、上巨虚、大肠俞;反应迟钝、智力低下加百会、四神聪、太溪;心律不齐、心动过缓加内关、神门;肌肉关节疼痛加合谷、阳陵泉、太冲、曲池;月经不调加三阴交、血海;性功能障碍加大敦、秩边、环跳;食欲减退加公孙、内关、中脘;郁闷、心烦加曲泽、膻中、肝俞;病久阴阳两虚者,加行间、太溪。取穴均为双侧,毫针补法为主。

(2)针刺人迎穴:针刺人迎穴,每周 3 次。手法选用迎随补泻和《神应经》中论述的"三飞一进"的补法,按下列方法操作:进针至人迎穴部位后,静候 5s;用指甲轻弹针柄 3 次;以喉头为中心,往喉头方向向上向内搓针三下(名为飞);再把针推进 0.5~1cm,将针向喉头方向拨一下(此为一进)。治疗本病需要得气,即患者甲状腺要有明显胀感。同时,注意针此部位,不能用呼吸补泻法,否则会因喉头上下起伏,导致刺破血管而形成血肿。此法可有效缓解临床症状。

2.艾灸疗法

(1)艾条灸大椎穴:准备艾灸条,将其一端用火点燃,待烟去尽,将燃烧端由远至近靠向大椎穴,直到患者感到热度适宜(一般距皮肤 1.5~3cm),固定在这一部位,来回轻轻摆动艾灸条(需充分暴露皮肤,并注意防止明火烫伤),每天 1 次,每次灸 15~20min(局部皮肤发红),15~30d 为一疗程,共治疗 2 个疗程,中间可休息数天。艾叶组成之艾条温灸大椎穴,能起温煦气血、透达经络、改善脏器功能,对提高机体免疫力,增加氧耗,促进代谢有明显作用。在药物治疗各种甲减症时,加用艾灸大椎穴能起到满意的协同作用。

(2)隔药粉艾炷灸:选用肾俞、脾俞、命门3穴,用二味温补肾阳的中药研粉,将药粉铺在穴位上,厚度为1cm左右,然后将直径约5cm的空心胶木圈放在药粉上,以大艾炷(艾炷底直径约为4cm)在药粉上施灸,温度以患者舒适为宜或自感有热气向肚腹内传导为度。每周灸治三次,每次灸三穴,每穴灸3~5壮,4个月为一疗程。此法不仅对原发性甲状腺功能低下者有效,而且对垂体功能低下所致甲状腺功能减退亦有良好效果。

3.中药内服配合穴位埋线疗法

取双侧肾俞、膀胱俞常规消毒局麻后,用12号腰椎穿刺针穿入羊肠线1~1.5cm,刺入穴位得气后埋入羊肠线,以无菌干棉球按压片刻,外敷创可贴。2周1次,6次为1疗程。同时口服抑减胶囊,每次3粒,每日3次;加衡片(左旋甲状腺素钠)每日晨服2片。45d后减为每日1片,以后根据甲状腺功能测定结果逐渐减量,直到停药。内服中药可温阳利水益气,并配合肾俞、膀胱俞埋入羊肠线,通过对穴位的长久刺激起到巩固疗效的目的。

4.耳针疗法

耳针疗法取穴取神门、交感、肾上腺、皮质醇下、内分泌、肾,均取双侧。以上穴位可分为两组,交替使用,留针30min,每隔10min运针1次。

5.五十营针刺合用穴位注射疗法

五十营针刺疗法:所有患者均采用五十营循环疗法针刺任脉中脘和关元穴,肺经太渊,大肠经合谷,胃经足三里,脾经三阴交,心经神门,心包经大陵,肾经太溪以及肝经太冲等穴位。针刺方法采用迎随补泻法,穴位顺序根据经气在十二经脉的循环流注按顺序依次进针,留针时间为3min。核酪注射液局部注射:治疗30min后取出毫针,以核酪注射液穴位注射双侧手三里和足三里。常规消毒皮肤后,选用一次性无菌注射器和长五号针头,采用提插法进针直刺手三里和足三里穴,每个穴位分别注射1mL。10次为1个疗程,隔日1次,连续治疗6~7个疗程。五十营针刺循环疗法配合核酪注射液穴位注射治疗,在调节机体免疫功能的同时,亦使甲状腺功能趋于正常,充分体现了中医辨证论治、标本兼顾、整体调理的特点。

6.针药并用疗法

中药基本方:黄芪30g,党参20g,附子(先煎)、肉桂各12g,仙茅9g,淫羊藿、薏苡仁各30g,枸杞子12g。随症加减,脾虚消化欠佳,加鸡内金9g。焦山楂、神曲各12g。陈皮6g。贫血加当归9g,红枣15g;便秘加瓜蒌、火麻仁各30g;浮肿加泽泻、茯苓、车前子(包)各15g;甲状腺肿大加鳖甲15g(先煎),龙骨20g,牡蛎25g;心率减慢加麻黄10g。同时配用小剂量甲状腺片,并辅以黄芪注射液穴位注射。取穴:人迎、大椎、肾俞、脾俞、太溪、足三里、关元、曲池等穴。随症加减:肾阳虚甚加命门、气海穴;浮肿少尿加阴陵泉、三阴交穴;甲状腺肿大加气舍、水突、阿是穴;痴呆加大钟、百会、心俞穴。每次选4个穴,常规消毒,每穴注入0.5mL药物,隔2d1次。此法可增强机体免疫力,活跃甲状腺功能。

第三节　糖尿病

一、病因病机

1.病因

本病主要由于素体阴虚、饮食不节，复因情志失调、劳欲过度所致。

(1)禀赋不足：早在春秋战国时中医学已经认识到先天禀赋不足是引起糖尿病消渴的重要内在因素。先天禀赋不足，五脏脆弱，则气血津液不得以藏，致燥热内生而为消渴。《黄帝内经·灵枢·五变》曰："五脏皆柔弱者，善病消瘅。"其中尤以阴虚体质最易罹患。

(2)饮食不节：长期过食肥甘、醇酒厚味、辛辣香燥，损伤脾胃，致脾胃运化失职，积热内蕴，化燥耗津，消谷耗液，发为消渴。《黄帝内经·素问·奇病论》曰："此肥美之所发也，此人必数食甘美而多肥也，肥者令人内热，甘者令人中满，故其气上溢，转为消渴。"《千金要方·卷二十一·消渴第一》指出："凡积久饮酒，未有不成消渴。"

(3)情志失调：长期过度的精神刺激，导致气机郁结，郁而化火、火热内燔，消灼津液，引发消渴。《黄帝内经·灵枢·五变》曰："……怒则气上逆，胸中蓄积，血气逆流，……转而为热，热则消肌肤，故为消瘅。"《临证指南·三消》曰："心境愁郁，内火自燃，乃消症大病。"

(4)劳欲过度、房室不节：劳欲过度，肾精亏损，虚火内生，上蒸肺、胃而发为消渴。

(5)过用温燥壮阳之品：长期大量使用温燥壮阳药物，致燥热内生，耗伤阴津，促成消渴。

2.病机

早在中医典籍《黄帝内经》中就有将消渴病分为脾瘅、消渴、消瘅3个阶段的记载。而今认为脾瘅、消渴、消瘅3个阶段很类似于糖尿病前期、糖尿病发病期和糖尿病并发症期。消渴的病机主要在于阴津亏损，燥热偏盛，消渴病变的脏腑主要在肺、胃、肾，尤以肾为关键。肺受燥热所伤，则不能敷布津液则口渴多饮；津液直趋下行，随小便而排出体外，故小便频数量多。脾胃受燥热所伤，胃火炽盛，脾阴不足，则多食易饥；脾气虚不能转输水谷精微，则水谷精微流注入小便，故小便味甘；水谷精微不能濡养肌肉，故形体日渐消瘦。肾阴亏虚则虚火内生，上燔心肺则烦渴多饮，中灼脾胃则胃热消谷而多食；肾失濡养，开阖固摄失权，则水谷精微直趋下泄，随小便排出体外，故尿多味甜。消渴病虽有在肺、胃、肾的不同，但常常相互影响，如肺燥胃伤，津液失于敷布，则脾胃不得濡养，肾精不得滋助；脾胃燥热偏盛，上可灼伤肺津，下可耗伤肾阴；肾阴不足则阴虚火旺，亦可上灼肺胃，终致肺燥胃热肾虚，故"三多"之证常可相互并见。阴虚内热，耗津灼液而成瘀血或阴损及阳、阳虚寒凝而致血瘀，出现心脉痹阻、肢体麻木、视物模糊等症。消渴日久不愈，常可累及五脏，如肺失滋润，日久可并发肺痨。肾阴不足，肝失濡养，目无所养，则可并发白内障、雀盲、耳聋。营阴被灼，内结郁热，壅毒成脓，发为疮疖、痈疽。阴虚燥热，炼液成痰，痰阻经络或蒙蔽心窍则发为中风偏瘫。肾阴不足，阴损及阳，脾肾阳衰，水湿泛滥，则发为水肿。阴液极度耗损，导致阴竭阳亡，而见神志不清，皮肤干燥，四肢厥冷，脉微细欲绝等危候。

对病机的认识,除传统的阴虚燥热、"肺、胃、肾三消"病机学说外,近年还发展了脏腑病机论(包括脾虚、脾气下脱、脾阴下流、脾阴虚、肾气亏虚、肾阴不足、肝郁、肝火、肝虚),气血津液病机论(包括阴虚为本论、气虚为本论、气阴两虚论、血瘀论),痰、湿、毒病机论(包括痰浊论、湿邪论、毒邪论)。吕仁和更在血瘀论基础上提出了"微型癥瘕"学说,认为糖尿病微血管并发症实质上是消渴病治不得法,伤阴耗气,痰郁热瘀壅阻互结脉络而形成"微型癥瘕"过程。

二、中医(消渴)的类病鉴别

凡以口渴、多饮、多食易饥、尿频量多、形体消瘦或尿有甜味为临床特征者,需与以下疾病相鉴别:

1.瘿气

多食善饥,形体消瘦,烦躁易怒,畏热多汗,心悸脉数为主症,可见眼突、颈部肿大等。一般无多饮、多尿及尿甜症状,且尿糖、血糖均正常。

2.尿崩

以尿多如崩、尿清如水、烦渴多饮为主症,无多食及尿甜症状,血糖正常。

3.发作性多食

无多饮、多尿、体重减轻等症,且尿糖阴性,血糖正常。

4.口渴症

指口渴饮水的一个临床症状,可出现于多种疾病过程中,尤以外感热病为多见。但这类口渴不伴有多食、多尿、尿甜、消瘦等消渴病的特点。

三、中医治疗

(一)中医辨证分型治疗

1.燥热阴伤

症候特点:口干舌燥,喜冷饮,多食易饥,急躁易怒,怕热心烦,溲赤量多,大便秘结,身体渐瘦,舌质红,苔黄,脉弦数或滑数。

治则:清热养阴。

方药:白虎加人参汤合玉液汤(石膏、知母、人参、甘草、粳米、黄芪、葛根、花粉、五味子、生地黄、鸡内金)。

加减:以燥热为重者,宜白虎加人参汤为主治疗;津伤甚者,宜用玉液汤;若燥热内炎,热毒为患,口舌生疮者,可加黄连清热解毒;若烦渴甚者,重用天花粉;大便秘结可加大黄以通腑泻热。

2.阴精亏虚

症候特点:尿频尿多,混浊如膏脂或尿甜,腰膝酸软,乏力,头晕耳鸣失眠,口干唇燥,皮肤干燥、瘙痒。舌质红,舌苔少或薄白,脉细或细数。

治则:滋补阴精,润燥止渴。

方药:六味地黄丸加减(熟地黄、山茱萸、山药、茯苓、泽泻、牡丹皮)。

加减:阴虚火旺,见五心烦热,骨蒸潮热,遗精,失眠盗汗者,可加知母、黄柏;尿多而混浊者,可酌加益智仁、桑螵蛸、五味子;遗精可加芡实、金樱子;失眠可加夜交藤、酸枣仁、女贞子、旱莲草;盗汗可加糯稻根、麻黄根。

3.气阴两虚

症候特点:倦怠乏力,自汗盗汗,气短懒言,口渴喜饮,五心烦热,心悸失眠,溲赤便秘,舌红少津,苔薄或花剥,脉细数。

治则:益气养阴。

方药:生脉散合六味地黄丸加减(党参、麦门冬、五味子、生地黄、山茱萸、山药、茯苓、泽泻、牡丹皮、黄芪)。

加减:纳差加鸡内金、砂仁;便溏加苍术、薏苡仁、炒扁豆;失眠加夜交藤、茯神、酸枣仁;自汗盗汗明显者,可酌加麻黄根、糯稻根、浮小麦、煅牡蛎等敛汗之品。

4.阴阳两虚

症候特点:面色无华,腰膝酸软,畏寒,四肢欠温,时有潮热盗汗,咽干口燥,大便溏薄,小便清长或淋漓不尽,阳痿遗精早泄。舌质淡,舌体胖嫩,苔白或白腻,脉沉细无力。

治则:益肾健脾,滋阴温阳。

方药:金匮肾气丸加减(附子、肉桂、熟地黄、山茱萸、山药、茯苓、泽泻、牡丹皮)。

加减:虽肾阴不足但阴寒不甚者,可用巴戟天、淫羊藿、肉苁蓉等易附子、肉桂;自汗重用黄芪,加浮小麦、濡稻根、麻黄根;多尿、尿浊加益智仁、菟丝子、白果;少尿水肿重用黄芪、白术,加防己、益母草;五更泻加四神丸;阳事不举者,酌加巴戟天、淫羊藿、肉苁蓉等;早泄者,可加金樱子、桑螵蛸、覆盆子等。

5.血瘀阻络

症候特点:面色晦暗,消瘦乏力,胸中闷痛,肢体麻木或刺痛,夜间加重。唇紫不华,舌暗或有瘀斑或舌下青筋紫暗怒张,苔薄白或少苔,脉弦或沉涩。

治则:活血祛瘀。

方药:血府逐瘀汤加减(桃仁、红花、川芎、赤芍药、牛膝、枳壳、柴胡、桔梗、甘草、当归、地黄、丹参、蒲黄、田七)。

加减:临床上若并见津伤燥热或阴精不足或气阴两虚或阴阳两虚症候者,宜视瘀血及兼夹之证孰轻孰重,结合前述各证之治则方药化裁为治。

糖尿病到中晚期所发生的各种慢性并发症,多属本虚标实之证。以气阴两虚、脾肾阳虚、阴精亏损、阴阳两虚为本,瘀血阻络、痰浊不化、水湿泛滥为标。治疗则标本兼顾。

(二)中成药治疗

1.玉泉丸或颗粒

清热润燥。适于燥热伤津者

2.消渴丸

益气养阴,生津止渴。适用于气阴两虚者,每次 10 粒,每天 2 次,口服。

3.金芪降糖片

清热益气。适用于气虚内热证,每次 4 粒,每天 3 次,口服。

4.参芪降糖胶囊

益气养阴,适用于气阴两虚者,每次 3～5 片,每天 3 次。

5.糖脉康颗粒

益气养阴。适用于气阴两虚者,每次 1 袋,每天 3～4 次。

6.振源胶囊

滋补强壮。适用于气血虚弱,每次 1～2 粒,每天 3 次,口服。

7.六味地黄丸

滋阴补肾。适用于肾精亏虚者,每次 10 粒,每天 2 次,口服。

(三)古今效验方治疗

1.增液汤合生脉散、玉锁丹

组方:苍术 15g,元参 20g,生黄芪 30g,山药 15g,生地黄 10g,熟地黄 10g,党参 10g,麦门冬 9g,五味子 9g,生龙骨(生牡蛎代)30g,茯苓 15g。

服法:水煎服。

功效:养阴清热,益气生津,敛气固精。

2.增液汤合生脉散

组方:苍术 15g,元参 20g,生黄芪 30g,山药 15g,生地黄 10g,党参 10g,麦门冬 9g,五味子 9g。

服法:水煎服。

功效:滋阴清热,益气健脾。

3.降糖益阴汤

组方:川石斛 15g,麦门冬 12g,生地黄 15～30g,玄参 15～30g,花粉 15g,山药 30g,黄芪 30g,苍术 10g,知母 10g,黄柏 10g。

服法:水煎服。

功效:补阴生津,清热泻火。

4."消三多"方

组方:人参 7g(用党参倍量),知母 15g,生石膏 30g,黄连 9g,阿胶 9g,白芍药 15g,山药 15g,黄精 15g,地骨皮 9g,蒸首乌 15g,麦门冬 9g,鸡子黄 2 枚。

服法:水煎服。

功效:清热润燥,滋阴补肾。

5.柴胡桂枝干姜汤

组方:柴胡 10g,干姜 6g,桂枝 10g,花粉 15g,黄芩 10g,牡蛎 10g,甘草 6g,元参 15g。

服法:水煎服。

功效:和解散寒,生津敛阴

6.肺肾两滋汤

组方:生地黄 30g,山药 20g,山茱萸 12g,枸杞子 12g,泽泻 9g,地骨皮 9g,石斛 12g,麦门冬 12g,沙参 15g,玉竹 12g,丹参 30g,川楝子 5g。

服法:水煎服。

功效:滋养肺肾之阴。

(四)外治

1.针灸疗法

(1)针灸在治疗糖尿病的应用和一些常用穴位介绍:在传统的中医理论中,糖尿病属于"消渴"范畴,中医认为其主要病机为阴虚燥热,多为三焦同病。治疗也主要是围绕滋阴降火,活血化瘀等方面入手。依据经脉脏腑相关理论,消渴为三焦同病,而主要又在肝脾肾三脏,中医认为"胃火旺盛,则消谷善饥""肾水不足,则虚火上炎;肾气不足,则不能化水涩精,故小便甘而频数""肝木不调,克伐脾土"等理论;同时依据临床症状,选用三焦经穴位。选穴多如脾经的太白穴、三阴交穴;胃经的足三里穴、内庭穴;三焦经的阳池穴、外关、天井穴;肝经的太冲穴;肾经的太溪穴、复溜穴;另外背俞穴,如胰俞穴、脾俞穴、胃俞穴、肝俞穴、肾俞穴等。

(2)具体方法

①中国中医药学会消渴病专业委员会制定的消渴病中医分期辨证标准将其分为3期针灸治疗。

Ⅰ期(糖尿病隐匿期)病机特点以阴虚为主,常见阴虚肝旺、阴虚阳亢、气阴两虚三种证候。治则以益阴为主。处方及手法:胰俞、膈俞、肺俞、脾俞、肾俞、足三里、三阴交、地机、尺泽。方中三阴交、地机、尺泽穴均用补法,得气后留针30min以上;其他各腧穴均用平补平泻法,得气为度,留针15～30min。

Ⅱ期(糖尿病期)阴虚化热为主,常见胃肠结热、湿热困脾、肝郁化热、燥热伤阴、气阴两虚等五种证候。治则以益阴泄热为主。处方及手法:胰俞、膈俞、肺俞、脾俞、肾俞、足三里、三阴交、地机、尺泽、外关、曲池、太溪、血海。各腧穴均用平补平泻之法,得气为度,留针15～30min。

Ⅲ期(糖尿病并发症期)由于个体差异,并发症的发生不完全相同,可单一出现,也可两种以上并见。常见的并发症有肢体疼痛或麻木、雀目或白内障、半身不遂、泄泻、阳痿、劳咳等。病机特点:气血阴阳俱虚,痰湿瘀郁互结。治则:益气温阳。处方:胰俞、膈俞、气海、中脘、足三里、照海、列缺、三阴交、关元、命门。诸穴均用平补平泻之法,得气后留针30min以上。关元、命门用灸法。

②以阴虚热盛、气阴两虚、阴阳两虚型辨证取穴治疗糖尿病。

阴虚热盛型:采用阳经穴方即膈俞、脾俞和足三里,均针刺双侧,得气后施泻法。

气阴两虚型:采用阴经穴方即双侧尺泽、地机和三阴交及中脘、气海,针刺施平补平泻法,留针20min,隔10min行针1次。

阴阳两虚型:采用阴经穴方针刺尺泽、地机、三阴交用补法,中脘、气海隔姜灸各3壮。各组均每日治疗1次,10次为1个疗程,间隔3d进行下一疗程,最多治疗4个疗程。治疗后显效14例,有效12例,总有效率76.48%,无效8例,血糖、尿糖降低,症状明显改善。

③主穴加减针刺治疗糖尿病:取穴以脾俞、膈俞、足三里为主,辨证酌加穴位。如多饮、烦渴、口干加肺俞、意舍、承浆;多食、易饥、便结加胃俞、丰隆;多尿、腰痛、耳鸣、心烦、潮热、盗汗加肾俞、关元、复溜;神倦乏力、少气懒言、腹泻头胀、肢体困重加胃俞、三阴交、阴陵泉等。手法平补平泻加指压,以针刺得气为度,待患者对针刺有较强反应时,留针15min,出针后重复运针

一次再指压。每日针刺一次,12 次为 1 个疗程。每疗程间隔 3d,共治疗 3 个疗程。共治疗 26 例,经针刺治疗后,(血糖降至正常范围,症状、体征基本消失,尿糖持续阴性者)显效 15 例 (57.7%);(血糖较治疗前下降 100mg/dL 以上,症状、体征明显好转,尿糖显著减少)良效者 3 例(11.5%);(血糖较治疗前下降 50～100mg/dL,症状有所改善,尿糖减少)改善者 3 例 (11.5%);(症状、体征无改善或有所改善但血糖下降在 50mg/dL 以下或治疗后血糖又回升到 治前水平)无效者 5 例(19.2%),总有效率 80.7%。有降血糖,促进胰岛素分泌,改善口服葡萄 糖耐量试验和胰岛素释放试验指标等作用。

④按上、中、下三消辨证取穴治疗:烦渴多饮、口干舌燥、小便频多、舌边尖红、苔薄黄、脉数 属上消,治宜清热泻火,生津止渴,取手太阴、手阳明经穴及背俞穴为主,中刺激,选肺俞、少商、 鱼际、合谷、膈俞为主,配胃俞、水泉、列缺、内庭穴;消谷善饥、形体消瘦、大便秘结、舌苔黄燥、 脉象滑实有力属中消,宜清胃泻火,取穴以足阳明胃经为主,中刺激,选脾俞、胃俞、足三里、内 庭、合谷,配三阴交、中脘、曲池、隐白穴;小便频数、尿如脂膏或尿甜、口干舌红、脉象沉细而数 为下消,宜滋阴固肾,取足少阴经穴为主,弱刺激,以太溪、肾俞、三阴交、关元为主穴,配肝俞、 足三里、气海、然谷穴。

⑤艾炷隔姜灸治疗:第一组取穴足三里、中脘。第二组取穴命门、身柱、脾俞。每三组取穴 气海、命门。第四组取穴脊中、肾俞。第五组取穴华盖、梁门。第六组取穴大椎、肝俞。第七组 取穴行间、中极、腹哀。第八组取穴肺俞、膈俞、肾俞。方法:以上八组穴每次用一组,轮换使 用。鲜姜片 3～4mm,直径 2cm;艾炷直径 1.5cm,高 2cm,重 0.5g。每穴灸 10～30 壮,隔日 1 次,50d 为 1 个疗程。治疗 13 例患者,经 2 个疗程治疗后血糖由(9.76±1.5)mmol/L 降为 (7.27±0.88)mmol/L,平均下降(2.49±0.8)mmol/L,症状消失或改善。

⑥温和灸:第一组取穴气海、关元、列缺、照海、水道。第二组取穴命门、肾俞、会阴、脊中、 委阳。方法:两组穴交换使用,每次每穴灸 15～30min。隔日 1 次,10 次为 1 个疗程。

⑦耳穴治疗:选取耳穴胰、内分泌、肺、渴点、饥点、胃、肾、膀胱等穴,每次选 3～4 个穴点, 常规消毒后针刺,中等或轻刺激,留针 20～30min,取针后耳穴贴压王不留行子,隔日 1 次。

2.穴位埋线

选穴:肾俞、胰俞、脾俞、肺俞、内关、足三里、关元、三阴交;胃俞、肝俞、命门、三焦俞、腰俞、 气海、下脘、中膂俞。

操作:常规消毒局部皮肤,可用 9 号注射针针头作套管,28 号 2 寸长的毫针剪去针尖作针 芯,将 27 号羊肠线 1～1.5cm 放入针头内,刺入穴位,可直刺 2～2.5cm。胰俞穴向椎体方向呈 35°～45°角刺入,不可深刺。推线进针,外盖敷料埋入穴位。两组穴位交替应用,每周埋线一 次,6 次为一疗程。

3.推拿按摩疗法

(1)按摩:患者取仰卧位,先摩腹 3～5min 后,自鸠尾沿任脉到曲骨行一指禅推法,重点推 中脘、关元、气海,再以一指禅推胃经梁门、天枢。在上腹部行掌振法 1～2min。下肢推柔足三 里、三阴交、血海。患者取俯卧位,沿两侧膀胱经行滚法 3～5 遍,一指禅推重点穴位肺俞、胰 俞、脾俞、胃俞、肾俞、命门,再以胰俞为中心行擦法,擦热为度。每日一次,每次 40min,15 次为 1 疗程。

　　(2)按压:推按中脘、关元、气海,下肢推揉三阴交、血海、足三里,背部按压肺俞、胰俞、脾俞、胃俞、肾俞、命门。每日 1 次。

参考文献

[1]黄启福.病理学[M].4 版.北京:科学出版社,2019.

[2]陈杰.临床病理科诊断常规[M].北京:中国医药科技出版社,2019.

[3]步宏,李一雷.病理学[M].9 版.北京:人民卫生出版社,2018.

[4]王国平,李娜萍,吴焕明.临床病理诊断指南[M].2 版.北京:科学出版社,2018.

[5]赵岳,杨惠玲.高级病理生理学[M].北京:人民卫生出版社,2018.

[6]黄玉芳,王世军.病理学[M].上海:上海科学技术出版社,2018.

[7]王阳.人体病理生理学研究[M].北京:中国纺织出版社,2018.

[8]张根葆.病理生理学[M].2 版.合肥:中国科学技术大学出版社,2017.

[9]陈平圣,冯振卿,刘慧.病理学[M].2 版.南京:东南大学出版社,2017.

[10]田新霞,柳剑英.病理学实习指南[M].2 版.北京:北京大学医学出版社,2017.

[11]步宏.病理学与病理生理学[M].4 版.北京:人民卫生出版社,2017.

[12]黄晓红,谢新民.病理检验技术[M].北京:人民卫生出版社,2017.

[13]丁运良,丁凤云.病理学与病理生理学[M].南京:江苏凤凰科学技术出版社,2018.

[14]王谦.病理学基础[M].北京:中国中医药出版社,2016.

[15]钱睿哲,何志巍.病理生理学[M].北京:中国医药科技出版社,2016.

[16]马跃荣,苏宁.病理学[M].北京:人民卫生出版社,2016.

[17]庞庆丰,李英.病理学与病理生理学[M].北京:化学工业出版社,2016.

[18]黄玉芳,刘春英.病理学[M].北京:中国中医药出版社,2016.

[19]陈杰,周桥.病理学[M].北京:人民卫生出版社,2015.

[20]贾丛伟,张婷婷.病理学要点速记[M].北京:北京大学医学出版社,2015.

[21]王建枝,钱睿哲.病理生理学[M].3 版.北京:人民卫生出版社,2015.

[22]倪青,王祥生.实用现代中医内科学[M].北京:中国科学技术出版社,2019.

[23]王蕾.肝胆病辨证[M].北京:中国中医药出版社,2019.

[24]赵永康.中医康复学[M].北京:科学出版社,2018.

[25]冯先波.中医内科鉴别诊断要点[M].北京:中国中医药出版社,2018.

[26]唐强,王玲姝.中医康复辨治思路与方法[M].北京:科学出版社,2018.

[27]范恒.中医学(第3版)[M].北京:科学出版社,2017.

[28]杨旸.实用中医诊疗手册(第3版)[M].郑州:河南科学技术出版社,2017.

[29]陆付耳.中医临床诊疗指南[M].北京:科学出版社,2016.